Expert Physiotherapy

エキスパート理学療法 3

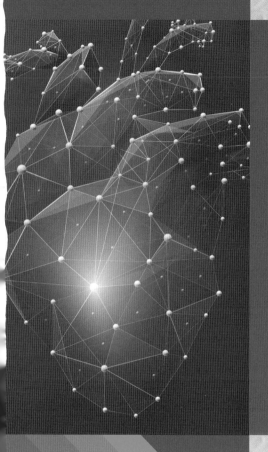

# PDCA理論で学ぶ内部障害理学療法
―心血管疾患・内分泌代謝疾患・腎疾患編

シリーズ監修　福井 勉　山田英司　森沢知之　野村卓生

責任編集　森沢知之　野村卓生

HUMAN PRESS

**責任編集**

森沢知之
（兵庫医療大学 リハビリテーション学部 理学療法学科）

野村卓生
（関西福祉科学大学 保健医療学部 リハビリテーション学科）


**シリーズ監修**

福井　勉
（文京学院大学大学院 保健医療科学研究科）

山田英司
（岡山専門職大学 設置準備室）

森沢知之
（兵庫医療大学 リハビリテーション学部 理学療法学科）

野村卓生
（関西福祉科学大学 保健医療学部 リハビリテーション学科）

# 編集にあたって

　呼吸器疾患・循環器疾患・代謝系疾患などの内部障害を有する患者が年々増加傾向にあり，今後もさらに増加することが予測されています．循環器疾患・代謝系疾患においては，特に心不全患者や腎不全患者，糖尿病患者の増加率が著しく，臨床現場においてなんらかの循環器疾患・代謝系疾患を有する患者の割合が増加しているものと推測されます．

　近年，循環器・代謝系疾患における理学療法のエビデンスも徐々に構築され，各疾患の診療ガイドラインには，評価指標や治療内容などが具体的かつ詳細に示されるようになり，理学療法を実施するうえでも重要な指針であることには間違いありません．しかし，疾病の重症化や重複障害を有する患者が増加する現在において，ガイドラインでは対応できない患者も多く存在します．これまでに示されているエビデンスやガイドラインでは対応できない患者に対し，テーラーメード（患者の個人差に配慮して各個人に最適な医療を提供する）の理学療法介入が必要な患者が確実に増加しています．

　これまで内部障害の理学療法に関する書籍の多くは，エビデンスや診療ガイドラインを中心にまとめられているものが多くありましたが，本書においては各疾患の病態，エビデンスや診療ガイドラインの紹介は最小限にとどめ，内部障害患者および内部障害を合併した理学療法対象患者を診るうえでのクリニカルリーズニング（臨床推論）のポイントについて，内部障害専門の理学療法士の「頭の中（極意）」を具体的に解説した内容としています．

　また，その一連の流れをPDCAサイクル〔P（計画）・D（実行）・C（評価・検証）・A（改善・再計画）〕に整理した点は他書にない新たな切り口で，読者が手順を追って修得できるように構成したことが，本書の最大の特徴であります．

　執筆者は，いずれも循環器疾患，代謝系疾患における臨床のエキスパートです．実際の症例を通じて，循環器疾患，代謝系疾患のエキスパートがどのように臨床推論を立て，どのように理学療法を実践するか，まとめていただきました．初学者のみならず，臨床経験の豊富な理学療法士の更なるブラッシュアップのための専門書となることを願っています．

　最後に無理難題なお願いにもかかわらず御執筆いただきました先生方に深謝するとともに，ヒューマン・プレスの濱田亮宏氏に敬意と感謝を表します．

2018年12月吉日

森沢知之・野村卓生

# 目　次

## 第 I 章　　内部障害専門の理学療法を考える

1. 心血管疾患・内分泌代謝疾患・腎疾患の現状 ...................... 野村卓生　2

2. クリニカルリーズニングと PDCA サイクル ...................... 森沢知之　6

## 第 II 章　　PDCA 理論で学ぶ心血管疾患理学療法

1. 運動療法・リハビリテーションのエビデンス ...................... 森沢知之　14

### 【よく遭遇するスタンダード症例の攻略】

1. 急性心筋梗塞後の理学療法 ...................... 松木良介・大浦啓輔　22

2. 心臓外科手術前後の理学療法 ...................... 澁川武志・平岩康之　38

### 【よく迷い苦しむ難渋症例の攻略】

1. 慢性腎臓病を合併した心不全症例 ...................... 堀健太郎・齊藤正和　54

2. 有意狭窄のある冠動脈疾患症例 ...................... 舟見敬成　72

3. フレイルを有する心疾患症例 ...................... 濱崎伸明・神谷健太郎　86

4. 呼吸困難感の強い心疾患症例 ...................... 田屋雅信　98

5. 心疾患をかかえる在宅理学療法の症例 ...................... 竹村　仁　111

# 第 III 章　PDCA理論で学ぶ内分泌代謝疾患・腎疾患理学療法

1. 身体活動・運動のエビデンス .................................................... 野村卓生　122

## 【よく遭遇するスタンダード症例の攻略】

1. 2型糖尿病の教育入院における理学療法 ................................ 溝口　桂　125

2. 肥満症に対する理学療法 .................................................... 森本信三　138

## 【よく迷い苦しむ難渋症例の攻略】

1. 血糖変動の著しい1型糖尿病症例 ........................................ 浅田史成　149

2. 糖尿病足病変リスクの高い脳卒中片麻痺症例 ........................ 河辺信秀　161

3. 運動行動が定着しないプラダー・ウィリー症候群症例 .................. 永嶋道浩　176

4. 下肢救済後, 歩行再獲得を目指した末梢動脈疾患症例 ...... 林　久恵・伊藤沙夜香　186

5. 安全限界のみえない慢性腎臓病症例 .................................... 平木幸治　199

第 **I** 章

# 内部障害専門の
# 理学療法を考える

# 心血管疾患・内分泌代謝疾患・腎疾患の現状

◆野村卓生[*1]

## はじめに

　内部障害とは，世界保健機関（WHO：World Health Organization）により提唱された国際障害分類試案の機能障害の一つに属し，心臓，呼吸，腎尿路，消化など内部機能障害の総称と定義される[1]．日本では，身体障害者福祉法により「視覚障害」「聴覚又は平衡機能の障害」「音声機能，言語機能又はそしゃく機能の障害」および「肢体不自由」とは別に「心臓，じん臓若しくは呼吸器又はぼうこう若しくは直腸，小腸，ヒト免疫不全ウイルスによる免疫若しくは肝臓の機能の障害」と分類される[2]．また内部障害は，身体障害者障害程度等級表により「心身機能障害」「じん臓機能障害」「呼吸器機能障害」「ぼうこう又は直腸の機能障害」「小腸機能障害」「ヒト免疫不全ウイルスによる免疫機能障害」および「肝臓機能障害」の7つに分類されている．平成28年版障害者白書によると，身障害児・者数は393.7万人（在宅者386.4万人，施設入所者数7.3万人）である[3]．年齢階級別に障害者数の推移をみると，1970年から2011年にかけて身体障害児・者（在宅者）は，全体で140.8万人から約2.7倍に増加している．うち65歳以上に限れば，1970〜2011年にかけて6.0倍の増加を認めている[3]．

　2016年10月現在，日本の人口は1億2,693万人であり，65歳以上人口は3,459万人，総人口に占める割合は26.7％となった[4]．日本の将来推計人口（2012年1月推計）では，人口は減少の一途をたどり，2065年には8,808万人（2016年と比較すると3,885万人の減少）となり，人口に占める65歳以上の割合は38.4％になると予測されている[5]．これらは65歳以上人口の増加とともに，身体障害者数についてもさらなる増加が予測される事実である．2016年の厚生労働省の調査では，3種類以上の障害を重複して有する人は全身体障害児・者の17.4％，視覚障害，聴覚・言語障害あるいは肢体不自由のいずれかに加えて，内部障害の障害を有する人は全体の39.0％となっており[3]，障害を重複して有する人の増加も予測される．このような現状のなか，理学療法士養成のカリキュラムにおいても，内部障害に対する理学療法に関して教育されるようになり，臨床の現場でも内部障害患者および内部障害を有するリハビリテーション対象患者を担当する機会が増えてきた．

---

[*1] Takuo Nomura/関西福祉科学大学 保健医療学部

**表1　心大血管リハビリテーション料の対象となる患者**

1. 急性心筋梗塞，狭心症発作その他の急性発症した心大血管疾患またはその手術後の患者
2. 慢性心不全，末梢動脈閉塞性疾患、その他の慢性の心大血管疾患により，一定程度以上の呼吸循環機能の低下および日常生活能力の低下をきたしている患者

**表2　高度腎機能障害患者指導加算の算定要件**

1. 推算糸球体濾過量（eGFR；mL/分/1.73 $m^2$）が45未満の患者
2. 専任の医師が，当該患者の腎機能を維持する観点から必要と考えられる運動について，その種類，頻度，強度，時間，留意すべき点などについて指導した場合
3. すでに運動を開始している患者については，その状況を確認し，必要に応じて更なる指導を行った場合

注：指導については，日本腎臓リハビリテーション学会「保存期CKD患者に対する腎臓リハビリテーションの手引き」を参考とする

　内部障害に限ることではなく，現代社会において理学療法の活動領域の広がりに応じた，科学的根拠に基づく理学療法の確立が強く求められている[6]．専門分化した学術的な発展に合わせて，2013年度より分科学会と部門が日本理学療法士協会の下部組織として設置され，内部障害領域としては，日本呼吸理学療法学会，日本心血管理学療法学会および日本糖尿病理学療法学会の3学会が設立されている．

## 心血管疾患・腎疾患

　循環器（心血管）の病気は，主に心臓や血管に由来する疾患のことを指し，脳血管疾患や腎疾患を含む場合があり，その範囲は広い．2018年度疾患別リハビリテーション料においては，「心大血管リハビリテーション料」として，厚生労働大臣が定める患者が本診療報酬の算定対象となる（表1）．腎不全患者においては，糖尿病透析予防指導管理料の高度腎機能障害患者指導（旧名称：腎不全期患者指導）加算が認められている（表2）．

### 1．代表的疾患の疫学

　心血管疾患の中でも，心筋梗塞，労作性狭心症などの虚血性心疾患，慢性心不全は理学療法士が担当する機会が多い．虚血性心疾患とは，冠動脈が動脈硬化などの原因で狭窄，あるいは閉塞することで心筋虚血により起こる病気である[7]．日本における急性心筋梗塞の初発発症は，1990～2000年の調査により，男性で30～60/10万人・年（標準人口），女性で10～20人/10万人・年（標準人口）である[8]．2010年の急性心筋梗塞の死亡率は人口10万対で，男性38.2，女性29.5，男女で33.7であり，心疾患の42％を占めている[8]．慢性心不全については，米国での疫学統計を引用し換算すると，有病者が250万人，有症候者の有病率が人口10万人あたり900人程度と推定する報告がある[9]．一方，腎疾患への理学療法士の関わりは，理学療法士全体からみると非常に少ないのが現状である[10]．慢性腎臓病（CKD：chronic kidney disease）は，20歳以上の日本人の13％が相当すると報告されている[11]．

2016年の新規の透析導入患者総数は39,344人であり，2016年末の透析患者総数は299,331人である[12]．2016年末における患者の原疾患の第一位は糖尿病性腎症，第二位は慢性糸球体腎炎であり，それぞれ38.8％，28.8％である．透析に至る最も主要な疾患である糖尿病については，その重症化予防が重要であり，日本理学療法士協会および日本糖尿病理学療法学会としては糖尿病対策の推進を重要視している[13]．

## 内分泌代謝疾患

　内分泌代謝の病気は，日本内分泌学会では脳視床下部・下垂体（低身長症，先端巨大症，乳汁漏出症など），甲状腺（バセドウ病，甲状腺機能低下症など），副甲状腺（高カルシウム血症，骨粗鬆症など），膵臓（糖尿病など），副腎（高血圧症，低血圧症など），卵巣・精巣（インポテンツ，無月経，不妊など），心臓（心不全など），肝臓（糖代謝異常など），腎臓（貧血など），脂肪（肥満症，糖脂質異常など）に分類して紹介している[14]．2018年度疾患別リハビリテーション料においては，患者数が多い代表的な内分泌代謝疾患である糖尿病や脂質異常症のみの診断名では，診療報酬の算定対象とはならない．

### 1．代表的疾患の疫学

　リハビリテーションでは，糖尿病や脂質異常症を合併する患者を担当する機会が多い．糖尿病とは，インスリン作用不足による慢性の高血糖状態を主とする代謝疾患群である[15]．糖尿病は世界的に増加の一途をたどっており，糖尿病有病者の割合は，男性で15.5％，女性で9.8％であることが発表されている[16]．脂質異常症については，高脂血症の総患者数は206.2万人と推計され，女性は男性の2.5倍多いと発表されている[17]．メタボリックシンドローム（metabolic syndrome）は，ウエスト周囲長によりスクリーニングし，脂質，血圧や血糖値の異常の有無を踏まえて判定する[18]．40～74歳においては，男性の2人に1人，女性の5人に1人がメタボリックシンドロームを強く疑われ，その予備群と推定されている[19]．

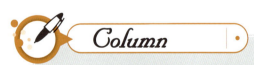

### 認定・専門理学療法士制度

　認定・専門理学療法士制度とは，新人教育プログラム修了者を対象に，自らの専門性を高め，良質なサービスを提供する臨床能力を備え，理学療法の学問的発展に寄与する研究能力を高めていくことを目的とするものである（日本理学療法士協会）．新人教育プログラム修了者は7専門分野（基礎理学療法，神経理学療法，運動器理学療法，内部障害理学療法，生活環境支援理学療法，物理療法，教育・管理理学療法）のいずれか一つ以上の専門分野に登録し，認定理学療法士・専門理学療法士を目指す．2016年4月1日現在，専門理学療法士取得者数（実数）は1,792名であり，うち内部障害の専門理学療法士取得者は363名である[20]．

## まとめ

　本稿では，内部障害理学療法に関連する総論を述べた．次項では，PDCA サイクルに基づいた本書の狙いを解説する．それ以降の各章では、循環器疾患および内分泌代謝疾患・腎疾患別に，各分野のエキスパートから執筆いただく．

## 文　献

1) 日本リハビリテーション医学会：内部障害のリハビリテーション（http://www.jarm.or.jp/nii/civic/civic-case11-naibu.htm）2018 年 4 月 27 日閲覧
2) 障害者福祉（http://www.mhlw.go.jp/stf/seisakunitsuite/bunya/hukushi_kaigo/shougaishahukushi/index.html）2018 年 4 月 27 日閲覧
3) 平成 28 年版障害者白書（http://www8.cao.go.jp/shougai/whitepaper/h28hakusho/zenbun/index-w.html）2018 年 9 月 12 日閲覧
4) 平成 29 年版高齢者白書（http://www8.cao.go.jp/kourei/whitepaper/w-2017/html/zenbun/index.html）2018 年 8 月 21 日閲覧
5) 国立社会保障・人口問題研究所：日本の将来推計人口（平成 29 年推計；http://http://www.ipss.go.jp/pp-zenkoku/j/zenkoku2017/pp29_reportall.pdf）2018 年 8 月 21 日閲覧
6) 日本理学療法士学会：学会について（http://jspt.japanpt.or.jp/about/jspt/）2018 年 4 月 27 日閲覧
7) 日本心臓財団：心臓病の知識（http://www.jhf.or.jp/check/）2018 年 4 月 27 日閲覧
8) 日本循環器学会，他：虚血性心疾患の一次予防ガイドライン（2012 年改訂版；http://www.j-circ.or.jp/guideline/pdf/JCS2012_shimamoto_h.pdf）2018 年 4 月 27 日閲覧
9) 和泉　徹：慢性心不全の臨床像と疫学．第 122 回日本医学会シンポジウム（http://jams.med.or.jp/symposium/full/122006.pdf）2018 年 4 月 27 日閲覧
10) 日本糖尿病理学療法学会：糖尿病足病変・糖尿病腎症患者における理学療法士の関わりの実態調査報告書—平成 28 年度職能に資するエビデンス研究（http://www.japanpt.or.jp/upload/japanpt/obj/files/chosa/tounyou_houkokusyo_2016.pdf）2018 年 9 月 20 日閲覧
11) 山縣邦弘，他：慢性腎臓病最新の進歩．疫学．日本内科学会雑誌　101：1243-1252, 2012
12) 日本透析医学会：2016 年末の慢性透析患者に関する集計—慢性透析療法の現況（http://docs.jsdt.or.jp/overview/pdf2017/p002.pdf）2018 年 9 月 20 日閲覧
13) 野村卓生：日本糖尿病対策推進会議．PT ジャーナル　50：1125, 2016
14) 日本内分泌学会：内分泌代謝疾患とは（http://square.umin.ac.jp/endocrine/ippan/contents/01_endocrine.html）2018 年 4 月 27 日閲覧
15) 日本糖尿病学会（編著）：糖尿病治療ガイド 2016-2017．文光堂，2016
16) 平成 26 年国民健康・栄養調査の結果（http://www.mhlw.go.jp/stf/houdou/0000106405.html）2018 年 4 月 27 日閲覧
17) 平成 26 年患者調査の概況（http://www.mhlw.go.jp/toukei/saikin/hw/kanja/14/index.html）2018 年 4 月 27 日閲覧
18) 山田信博：メタボリックシンドロームの診断基準．日本医師会雑誌　134：1056-1057，2005
19) メタボリックシンドローム該当者・予備群の状況（http://www.mhlw.go.jp/bunya/kenkou/seikatsu/06.html）2018 年 4 月 27 日閲覧
20) 日本理学療法士協会：認定・専門理学療法士制度（http://www.japanpt.or.jp/members/lifelonglearning/system/about/）2018 年 9 月 10 日閲覧

# 2 クリニカルリーズニングと PDCA サイクル

◆森沢知之[*1]

## クリニカルリーズニングとは？

　クリニカルリーズニング（clinical reasoning）は，臨床推論と邦訳される．reason（リーズン）には理由，わけ，根拠，推理などの意味があり，reasoning（リーズニング）は「根拠をもって理由づけること」という意味をもつ．reasoning と類似する英語に speculation（スペキュレーション）という言葉があり「不確実な情報に基づく憶測」とされ，両者のもつ意味には大きな乖離がある．すなわち，クリニカルリーズニングとは正確な情報に基づく科学的な解釈による鑑別と判断の一連の過程を示し，「対象者の訴えや症状から病態を推測し，仮説に基づき適切な検査法を選択して，対象者に最も適した介入を決定していく一連の心理的過程」を指す[1]．内山[2] はクリニカルリーズニングの概念を，対象者の問題解決を目的とした医療者と対象者の行動を決定するための目標指向的な思考過程であり，また同時に一般的な理論や情報を個別の対象者へ適用する実践課程であると述べている（表1）．

　わが国では 2000 年初頭より，理学療法領域におけるクリニカルリーズニングが重要視されるようになった．現在，理学療法士においてクリニカルリーズニングは専門職としての自律性の根幹をなすものであり，臨床における重要な思考過程と認識されている．

## 内部障害理学療法とクリニカルリーズニング

　呼吸器疾患，心疾患，代謝性疾患に対する理学療法の効果は明確である．今後，高齢化が

**表1　クリニカルリーズニングの概念**（文献2）より転載）

1. 問題解決，目的指向的な思考
   対象者中心的思考
2. 一般的理論を個別の対象者へ適用する実践活動
   情報→解釈→仮説の生成と修正
3. 認知的過程
   意思決定，判断の流れ（decision tree）

[*1] Tomoyuki Morisawa/兵庫医療大学 リハビリテーション学部

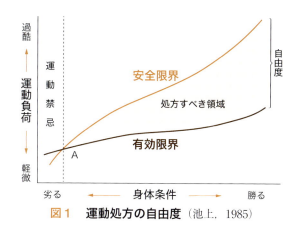

図1　運動処方の自由度（池上, 1985）

進み，重複障害を抱える対象者がますます増加することを考えると，内部障害理学療法のクリニカルリーズニングの重要性は必然的に高くなる．

　理学療法を実施する内部障害患者の中には重症患者も多く，厳重なリスク管理と連続的なモニタリングが必要な場合もある．しかし，リスク管理に慎重になりすぎるあまり十分な運動負荷をかけれなければ，理学療法の効果は見込めない．図1は運動処方の自由度を示す．これ以上の運動には，危険性が伴うという運動強度や運動量の上限を「安全限界」，これ以下では運動による効果が見込めないという下限を「有効限界」という．安全限界と有効限界の間が処方すべき運動領域（処方の自由度）であり，運動耐容能が低下していたり，全身状態が悪い患者ほど許容される自由度は狭くなるため，厳密な運動強度・運動量の設定が必要になる．内部障害理学療法においては，常にこの安全限界と有効限界を意識し，安全で効果的な理学療法を実施する責務がある．

## 内部障害理学療法のクリニカルリーズニングの進め方

　西山ら[3]が示した内部障害理学療法のクリニカルリーズニングのモデルを図2に示す．内部障害理学療法のクリニカルリーズニングでは，リハビリテーション処方箋（疾患名，障害名，リスク管理，処方内容など）を確認した後，理学療法に必要と考えられる各種の初期情報を診療録などから収集する．まずは現在の病態を把握し，現在行われている治療内容を理解することから始まる．内部障害理学療法の対象者は，運動器疾患や中枢神経疾患と異なり，外見上，障害の有無や程度がわかりづらい．したがって，他の疾患と比べて，病態把握および現在行われている治療の理解がきわめて重要といえる．

### 病態の把握と治療の理解

　診療録などをもとに，以下に示す基本情報や医学的情報を収集し，病態把握（病態は緩解に向かっているのか，徐々に進行しているか，安定しているか，など）と治療内容を理解する．診療録のほかにもカンファレンスに参加し，必要な情報を収集するとともに患者（家

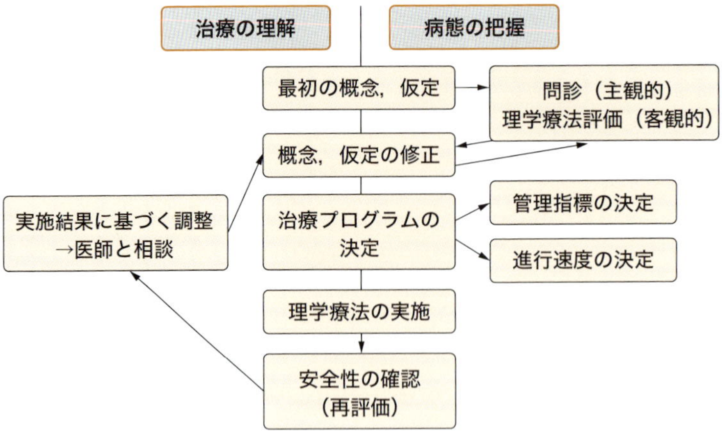

第 I 章　内部障害専門の理学療法を考える

治療の理解　　　　病態の把握

最初の概念，仮定　→　問診（主観的）
　　　　　　　　　　　理学療法評価（客観的）

概念，仮定の修正

実施結果に基づく調整
→医師と相談　　　　治療プログラムの決定　→　管理指標の決定

　　　　　　　　　　　　　　　　　　　　　進行速度の決定

理学療法の実施

安全性の確認
（再評価）

**図2　内部障害理学療法のクリニカルリーズニングのモデル**（文献3）より転載）

族）や他の医療従事者（主治医，看護師など）から以下にあげる必要な情報を収集する．

①**基本情報**：年齢，性別，身体計測（身長，体重，BMI，体組成など），既往歴，現病歴，入院前 ADL，身体活動，社会的情報，入院前の運動習慣など．

②**医学的情報**：診断名，既往歴，各種臨床検査データ，各種画像所見（胸部 X 線，CT，MRI，造影検査），肺機能検査，心臓超音波検査など．

③**投薬情報**：気管支拡張薬，$\beta$ 遮断薬，降圧剤，ACE 阻害薬，利尿薬，強心薬，血糖降下薬など．

④**治療経過と治療内容**：これまでどのような治療がなされているか（外科的治療であれば手術情報の確認），治療開始後の病態は安定や改善しているか，もしくは悪化しているかなど．

## 初期概念の形成と仮説の立案

　診療録などから得られた情報をもとに初期概念を形成し，疾患の重症度やリスクなどを整理し，現在の状態に関して仮説を立てる．

## 理学療法評価

　これまでの情報から理学療法上，必要と考えられる理学療法検査・測定を行い，先に立てた仮説との間に乖離がないか，確認を行う．内部障害理学療法に必要な主な検査・測定項目を表2に示す．身体機能や運動耐容能の評価はもちろんのこと，呼吸・循環・代謝の各指標の検査・測定を行い，対象者の問題点を明らかにしていく．

## 理学療法プログラムの決定と理学療法の実施

　これまでの医学的情報や理学療法評価の結果を統合・解釈し，必要に応じて初期概念や仮定の修正を行う．そして，対象者の安全限界と有効限界を明確にし，理学療法プログラムを決定していく．理学療法プログラムが決定すれば，プログラムに沿って理学療法を実施する．

## 表2 内部障害理学療法の代表的な検査測定項目

| | 検査・測定項目 |
|---|---|
| 身体計測・栄養状態 | 身長，体重，BMI，体組成（骨格筋量，体脂肪量など），周径，%IBW（% ideal body weight）など |
| 意識レベル | JCS（Japan Coma Scale），GCS（Glasgow Coma Scale） |
| バイタルサイン | 血圧，心拍数（脈拍数），呼吸数，体温 |
| パルスオキシメーター，心電図 | 経皮的酸素飽和度，心電図（心拍数，不整脈） |
| 身体所見 | 表情，チアノーゼ，発汗，頸静脈怒張，四肢冷感，浮腫，ばち指，るい痩，皮膚色，足部・足趾の変形，壊死・潰瘍など |
| 視診，触診，聴診，打診 | 脈診（脈圧，リズムなど），心音，呼吸音，呼吸様式，胸郭拡張性・柔軟性，呼吸補助筋の活動状況，打診（換気状態） |
| 自覚症状 | 動悸，息切れ，胸痛や胸部圧迫感，疲労感など，Borg scale または修正 Borg scale，MRC（medical research council）息切れスケールまたは修正 MRC 質問票，ベースライン呼吸困難指数（BDI），呼吸困難変化指数（TDI） |
| 身体機能 | 筋力（MMT，握力，呼吸筋，筋力測定機器を用いた各指標など），関節可動域，柔軟性，感覚検査，バランス能力（重心動揺計を用いた各指標，片脚立位，functional reach test など），歩行速度，timed up and go（TUG），short physical performance battery（SPPB）など |
| 運動耐容能 | 呼気ガス分析装置を用いた心肺運動負荷試験より得られる各指標（最高酸素摂取量，嫌気性代謝閾値，運動耐容時間，各換気指標など），6分間歩行テスト，漸増シャトルウォーキングテスト |
| ADL | Barthel index（BI），functional independence measure（FIM），心疾患特異的尺度（身体活動能力質問票，NYHA の心機能分類など），呼吸器疾患特異的尺度（Nagasaki university respiratory activities of daily living questionnaire（NRADL），pulmonary emphysema-ADL（P-ADL），pulmonary function status and dyspea questionnaire modified（PFSDQ-M），The London chest activity of daily living scale（LCADL）など） |
| QOL | sickness impact profile（SIP），Nottingham health profile（NHP），medical outcomes study short-form 36 または 8（SF-36 または 8），心疾患特異的尺度（Minnesota living with heart failure questionnaire（LHFQ），seattle angina questionnaire（SAQ），quality of life after myocardial infarction questionnaire（QLMI）など），呼吸器疾患特異的尺度（chronic respiratory disease questionnaire（CRQ），St George's respiratory questionnare（SGRQ）），COPD Assesment Test（CAT） |
| 抑うつ・不安 | 抑うつ：Beck depression inventory（BDI），Zung self-rating depression scale（SDS），center for epidemiologic studies depression scale（CES-D），hospital anxiety and depression scale（HADS）など，不安：Spielberger state-trait anxiety inventory（STAI），Mnifest anxiety scale（MAS）など |
| 予後 | 死亡（率）または生存（率）（期間），再入院率または再入院回避率（期間），心事故発生率または回避率（期間） |
| 身体活動量 | 身体活動量計から得られる各種指標（歩数，METs など），国際標準化身体活動質問票 |

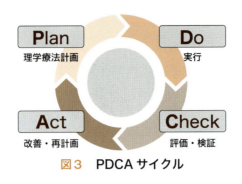

図3 PDCAサイクル

### 再評価

　理学療法士と対象者のクリニカルリーズニングは，治療が始まる前から治療が終了するまで続く．そのため初期に立てられた仮説の検証を随時行うことが重要であり，仮説が正しければ治療計画を進める必要があるが，仮説どおりの反応や効果が得られない場合には，さらなる情報収集，さらなる検討により仮説を随時，修正する必要がある．

　この一連の繰り返し作業が，内部障害系理学療法に対するクリニカルリーズニングのプロセスである．

## PDCAサイクルとは？

　PDCAサイクルとは，計画（plan），実行（do），評価・検証（check），改善・再計画（act）の頭文字をとった言葉で，事業活動を円滑に進めるための業務プロセスの一つである（図3）．元来，品質管理や生産管理のマネジメント手法として用いられてきたが，近年は医療福祉の領域においてもPDCAサイクルが活用されている．特に医療福祉領域では，医療機関の経営管理業務，医療安全管理，医療チーム（栄養サポートチームなど），各部署の業務管理など，医療の質と安全の向上および業務改善を目的に活用されている．

## PDCAサイクルによる理学療法

　理学療法の日臨床においても，「理学療法計画の立案→理学療法の実行→評価・検証→改善・再計画」という一連のプロセスは，PDCAサイクルにもあてはまる．本書ではクリニカルリーズニングをPDCAサイクルに沿って整理し，一連の流れをわかりやすく解説した．

### 🅟 理学療法計画（Plan）

　これまでに収集した医学情報や理学療法評価の結果から，対象者の問題点を抽出し，理学療法の目標設定を行う．また，理学療法を実施するにあたり考えられるリスクやリスクの層別化を具体的に整理する．計画の立案にあたっては，各種のガイドラインやエビデンスなどを十分に参考にし，妥当性のある計画を立てる．以下に，その具体的な方法を述べる．

　①問題点の抽出：対象者の現在の状態から身体機能，運動耐容能，日常生活動作（ADL）

やQOL（quarity of life）に関する問題は何か，どのような原因によって引き起こされているかを，理学療法評価から得られた情報や検査・測定結果を整理して問題点を導く．内部障害系疾患の問題点は，身体機能や運動耐容能の低下はもちろんのこと，心不全や呼吸不全の病態に関する問題や息切れ，呼吸困難など自覚症状に関する問題など多岐にわたる．

②**理学療法の目標設定**：問題点で抽出した内容を反映した目標設定を行う．目標設定では，対象者が到達可能な具体的な目標を設定すること，また理学療法によって身体機能やADLおよびQOLの改善が期待できるものであることが重要である．さらに，どの改善が重要であるか優先性を考慮することも必要である．

③**リスクおよびリスクの層別化**：各種の医学情報や理学療法評価の結果から，理学療法を実施する際に起こりうるリスクについて整理し，リスクや事故を回避するための方策を検討する．疾患によっては，運動療法を実施する際のリスクの層別化がなされており，リスクの程度（軽度，中等度，重度）を考慮した理学療法の計画が必要である．

## Ⓓ 理学療法計画の実行（Do）

前述の「①問題点の抽出」で立てた計画に沿って理学療法を実行する．適宜，対象者の病態や全身状態の変化を確認し，必要に応じて計画を調整する．また，重症患者であればあるほど他職種との連携がきわめて重要であり，他職種にもいま何を目的に，どんな理学療法を行っているのかをカンファレンスや共有カルテをとおして情報共有する．

## Ⓒ 理学療法計画の評価および検証（Check）

理学療法実施後，対象者の医学的情報や理学療法評価の結果から，当初に立てた目標が達成されているかを評価・検証する．

## Ⓐ 理学療法計画の改善および再計画（Action）

前述の「理学療法計画の評価および検証」の結果に基づいて，理学療法の目標設定，理学療法の内容（治療法，強度，頻度）や方法が適切であったかなど，理学療法計画について再検討する．もし，計画に改善が必要と判断された場合や対象者の病態や全身状態が大きく変化した場合には，理学療法の再計画を立て，再度，これまで行ってきたPDCAサイクルを繰り返し行う．

## 文　献

1) Barrows HS, et al：The clinical reasoning process. *Med Educ*　**21**：86–91, 1987
2) 内山　靖：クリニカルリーズニング―理学療法士に求められる臨床能力. PTジャーナル　**43**：93–98, 2009
3) 西山昌秀, 他：内部障害系理学療法とクリニカルリーズニング. 神奈川県士会会報　**39**, 14–18, 2011

第 **II** 章

# PDCA理論で学ぶ
# 心血管疾患理学療法

# 1 / 運動療法・リハビリテーションの エビデンス

◆森沢知之[*1]

## はじめに

本章では，冠動脈疾患，心臓外科手術後，心不全，合併症を有する心疾患患者のケーススタディを述べる．表1には，これら疾患に関するわが国の治療ガイドラインを示す．特に冠動脈疾患，心臓外科手術後，心不全，合併症を有する心疾患患者に関する運動療法およびリハビリテーションの治療ガイドラインを紹介しつつ，そのエビデンス（レベル）について概説する．

## 冠動脈疾患

冠動脈疾患（CAD：coronary artery disease）は，冠動脈の内腔が狭窄することにより，心筋が必要とする酸素需要と酸素供給のバランスが崩れ，心筋が虚血状態に陥った病態であり，急性心筋梗塞（AMI：acute myocardial infraction）または狭心症（AP：angina pectoris）がある．CADの主な治療に薬物療法，経皮的冠動脈インターベンション（PCI：percutaneous coronary intervention），冠動脈バイパス手術（CABG：coronary artery bypass graft）があげられるが，なかでも運動療法は冠動脈に対して，①冠狭窄病変の進展抑制，

**表1　わが国における心血管疾患の運動療法に関するガイドライン**

| 発行元 | ガイドライン |
|---|---|
| 日本循環器学会 | 心血管疾患におけるリハビリテーションに関するガイドライン（2012 年改訂版） |
| | 虚血性心疾患の一次予防ガイドライン（2012 年改訂版） |
| | 心筋梗塞二次予防に関するガイドライン（2011 年改訂版） |
| | 脳血管障害，腎臓障害，末梢血管障害を合併した心疾患の管理に関するガイドライン（2014 年改訂版） |
| 日本循環器学会/日本心不全学会 | 急性・慢性心不全診療ガイドライン（2017 年改訂版） |
| 日本理学療法士協会 | 心大血管疾患—理学療法診療ガイドライン |

---

[*1] Tomoyuki Morisawa/兵庫医療大学 リハビリテーション学部

②心筋灌流の改善，③冠動脈血管内皮依存性および非依存性拡張反応を改善する効果があり，二次予防も含め CAD の重要な治療手段である．CAD 患者に対する運動療法の治療ガイドライン・エビデンスレベルは，日本循環器学会の「心血管疾患におけるリハビリテーションに関するガイドライン（2012 年改訂版）[1]」「ST 上昇型急性心筋梗塞の診療に関するガイドライン（2013 年改訂版）[2]」で詳細にまとめられている．いずれのガイドラインにおいても CAD 患者に対する運動療法は，高いエビデンスレベルが示されている．

ガイドラインに記述されている AMI 患者の運動療法に関するエビデンスレベルを表 2 に，AP 患者および PCI 患者のエビデンスレベルを表 3 にまとめた．AMI 患者の運動療法に関するガイドラインは，主に急性期リハビリテーションと回復期リハビリテーションに分けられている．急性期は AMI リハビリテーションパスなどを利用し，日常生活動作（ADL：activities of daily living）を段階的に拡大して，ディコンディショニングや廃用症候群が進むのを予防することが主な目的であり，リスク管理や安全面に関するエビデンスの記述が多い．一方，回復期では二次予防も含め，心肺運動負荷試験の結果に基づいた長期的な運動療法のエビデンスについてまとめられている．CAD 患者の継続的な運動療法には，運動耐容能の改善のほかにも冠危険因子の改善，動脈硬化の退縮など多面的な効果が報告され，「ST 上昇型急性心筋梗塞の診療に関するガイドライン（2013 年改訂版）[2]」では「禁忌のない限りすべての回復期患者を包括的外来心臓リハビリテーションプログラムにエントリーする（クラス I，エビデンスレベル A）」とされている．

CAD 患者に対する運動療法の効果については，これまでいくつかのシステマティックレビュー（systematic review）で報告されており，運動療法を継続することにより約 20〜30％の全死亡率を低下させる効果があることが明らかになっている[3~5]．

## 心臓外科手術後

心臓外科の代表的な手術として CABG，弁膜症手術（置換術，形成術），大血管置換術があり，近年はいくつかの手術を組み合わせた複合手術の件数が増加している．また，経カテーテル大動脈弁留置術や大動脈瘤に対するステント内グラフト術などの低侵襲手術が進んでいる．低侵襲の手術や術後管理の進歩により，術後の合併症の割合は改善した一方で，これまで手術の適応にならなかった重症患者や重複障害を抱える患者にまで手術が適応されるようになった．そのため，合併症や廃用症候群の予防，ADL の早期再獲得の向上を目的とした理学療法の重要性は高い．心臓外科手術後の運動療法に関する治療ガイドライン・エビデンスレベルは，日本循環器学会「心血管疾患におけるリハビリテーションに関するガイドライン（2012 年改訂版）[1]」で示されている．表 4 に心臓外科術後リハビリテーションのエビデンスレベルを示す．なお，CABG および弁膜症術後のリハビリテーションにおいて，自覚症状や運動耐容能の改善を目的とした運動療法は高く推奨されている．

心臓外科手術後の早期は，過剰な安静による身体のディコンディショニングや各種合併症を防ぐために，循環動態の安定化と並行して離床を進め，早期に術前身体機能の再獲得を目指す．心臓外科手術後のリハビリテーションにおけるプロトコルは以前に比べ，より早い

第 Ⅱ 章　PDCA 理論で学ぶ心血管疾患理学療法

## 表 2　急性心筋梗塞（AMI）の運動療法に関するエビデンスレベルのまとめ

| 期別 | AMI の運動療法に関するエビデンス | クラス | エビデンスレベル |
|---|---|---|---|
| 急性期リハビリテーション | ST 上昇心筋梗塞患者で，繰り返す虚血性胸部症状や心不全症状または重篤な不整脈がない場合，入院早期（入院 12 時間〜）のベッド上安静の解除が推奨される | I | C |
| | 禁忌でない患者に行う心リハおよび二次予防プログラムは，特に複数の冠危険因子を有するか中等度〜高度リスク患者における監視型運動療法の実施が推奨される | I | C |
| | 血行動態が不安定または虚血が持続する患者における，12〜24 時間後のベッドサイドでの室内便器の使用許可が妥当である | Ⅱa | C |
| | 再灌流療法が成功していない ST 上昇型心筋梗塞（STEMI）での発症 2〜3 日以内に運動負荷試験は実施すべきでない | Ⅲ | C |
| | コントロールされていない急性心不全，不整脈が持続する患者への心リハは実施すべきでない | Ⅲ | C |
| 回復期リハビリテーション | 回復期の STEMI 患者に行う心リハおよび二次予防プログラムは実施が推奨される | I | B |
| | 嫌気性代謝閾値（AT）レベル，最大酸素摂取量（peak $\dot{V}O_2$）の 40〜60％，最高心拍数の 40〜60％または Borg scale 12〜13 相当の運動が推奨される | I | A |
| | 運動負荷試験によるリスク評価と運動処方に基づき，15〜60 分の運動を最低週 3 回（できれば毎日）行い，日常生活での身体活動を増加させることが推奨される | I | B |
| | 発症 4 日目以降に，予後予測・運動処方・治療評価のために行う最大下負荷試験の実施は妥当である | Ⅱa | B |
| | 発症 14〜21 日目に，予後予測・運動処方・治療評価・心リハのために行う症候限界性負荷試験の実施は妥当である | Ⅱa | B |
| | 身体的な活動と運動の習慣をつけ長期にわたる運動療法の実施は妥当である | Ⅱa | A |
| | 高齢者にも若年者と同様に運動療法を実施することは妥当である | Ⅱa | A |
| | 臨床的に安定した低リスク例に適切な指導と監視下に行う運動療法の実施は妥当である | Ⅱa | A |
| | 適切な指導と連絡下に行う在宅運動療法の実施は妥当である | Ⅱa | A |
| | 梗塞サイズが大きく，低心機能の前壁梗塞例に対する運動療法の適応を検討する | Ⅱa′ | B |
| | ステント挿入後 1〜4 週間の運動療法の実施は妥当である | Ⅱa′ | B |

【クラスとエビデンスの分類基準】
・クラス I：手技・治療が有益・有用・有効であることに関して，複数の多施設無作為介入臨床試験で証明されているもの
・クラス Ⅱ：手技・治療が有益・有用・有効であることに関して，一部にデータ・見解が一致していない場合があるもの
・クラス Ⅱa：少数の多施設無作為介入臨床試験の結果が有益性・有用性・有効性を示すもの
・クラス Ⅱa′：多施設無作為介入臨床試験の結果はないが，複数の観察研究の結果，手技・治療が有益・有用・有効であることが十分に想定できたり，専門医の意見の一致がある場合のもの
・クラス Ⅱb：多施設無作為介入臨床試験の結果が必ずしも有益性・有用性・有効性を示すとは確証できないもの
・クラス Ⅲ：手技・治療が有効・有用でなく，時に有害となる可能性が証明されているか，あるいは有害との見解が広く一致している各ガイドラインではエビデンスのレベルも表示したもの
・エビデンスレベル A：400 例以上の症例を対象とした複数の多施設無作為介入臨床試験で実証された，あるいはメタ解析で実証されたもの
・エビデンスレベル B：400 例以下の症例を対象とした多施設無作為介入臨床試験，よくデザインされた比較検討試験，大規模コホート試験などで実証されたもの
・エビデンスレベル C：無作為介入試験はないが，専門医の意見が一致しているもの

## 1. 運動療法・リハビリテーションのエビデンス

**表3 狭心症（AP）・経皮的冠動脈インターベンション（PCI）の運動療法に関するエビデンスレベルのまとめ**

| 狭心症・冠動脈インターベンションの運動療法 | クラス | エビデンスレベル |
|---|---|---|
| 冠動脈疾患（CAD）患者への予後改善を目的とした心リハの実施は推奨される | I | A |
| AP症状改善を目的とした運動療法単独または心リハの実施は妥当である | IIa | B |
| 冠動脈病変進行を抑制し，心筋灌流を改善させる目的の心リハ実施は妥当である | IIa | B |
| PCI後の再狭窄およびイベント防止に有用であることより，運動療法の実施は妥当である | IIa | B |
| PCI後1～3日の運動負荷試験の施行および運動療法の開始は妥当である | IIa′ | B |

**表4 心臓外科手術後のリハビリテーションに関するエビデンスレベル**

| 項　　目 | クラス | エビデンスレベル |
|---|---|---|
| 冠動脈バイパス術後患者の自覚症状と運動耐容能の改善，冠危険因子の是正に有効であるため推奨される | I | A |
| 弁膜症術後患者の自覚症状，運動耐容能の改善を目的とした運動療法の実施は推奨される | I | A |
| 心臓外科手術後は，可及的早期に離床を進めることは妥当である | IIa | B |
| 心臓外科手術後は，嚥下障害の発症に注意が必要である | IIa | B |
| 心臓外科手術後患者において，正当な理由なくして身体活動や胸帯などにより胸郭運動を制限することは運動耐容能の回復を妨げ，合併症の発生を助長する可能性がある | IIa | C |
| 禁忌に該当しない限り，すべての心臓外科手術後患者への運動耐容能改善やQOL改善および心事故減少効果を目的とした運動療法の実施は妥当である．なお，心機能および運動器に問題のある症例に関しては病態を勘案し個別に対応する | IIa | B |
| 心臓外科手術後の呼吸器合併症予防のためのインセンティブスパイロメータの使用を考慮する | IIa′ | B |

ベースでリハビリテーションが進められており，現在，順調例であれば手術当日に人工呼吸器を離脱し，術後1日目から立位および歩行を開始し，4～5日で病棟内歩行の自立を目指すプロトコルが広く採用されており，ガイドラインでも可及的早期の離床を推奨している．

　心臓外科手術後における回復期の運動療法の効果はCAD患者同様に，運動耐容能の改善や精神心理面の改善など多岐にわたる．Adachiら[6]は心臓外科手術後の運動療法によって嫌気性代謝閾値，最高酸素摂取量などの運動耐容能や$\dot{V}E/\dot{V}CO_2$ slope，最高酸素脈が改善することを報告している．

## 心不全

　心不全は，心臓のポンプ機能の障害により体組織の代謝に見合う十分な血液を供給できな

第 Ⅱ 章　PDCA 理論で学ぶ心血管疾患理学療法

**表5　急性および慢性心不全の運動療法に関するエビデンスレベル**

| 急性心不全における心血管疾患リハビリテーション | クラス | エビデンスレベル |
|---|---|---|
| すべての急性心不全患者に対して再発予防・自己管理についての教育プログラムの実施が推奨される | Ⅰ | C |
| すべての急性心不全患者に対して心不全安定後に心リハプログラムの適用は妥当である | Ⅱa | C |
| **慢性心不全における心血管疾患リハビリテーション** | **クラス** | **エビデンスレベル** |
| 運動耐容能の低下を示す慢性心不全患者への自覚症状の改善および運動耐容能の改善を目的とした運動療法の実施が推奨される | Ⅰ | A |
| 収縮機能低下を有するすべての慢性心不全患者への運動耐容能の改善やQOLの改善および心事故減少を目的とした運動療法の実施は妥当である | Ⅱa | B |
| 運動耐容能低下を示す拡張期心不全患者への運動耐容能の改善を目的とした運動療法の実施は妥当である | | B |
| 筋力低下を有する慢性心不全患者に対して，運動耐容能の改善を目的とした低強度レジスタンス運動を含めた運動療法の実施は妥当である | | C |

い状態であり，日本循環器学会と日本心不全学会において「なんらかの心臓機能障害，すなわち心臓に器質的および/あるいは機能的異常が生じて心ポンプ機能の代償機転が破綻した結果，呼吸困難・倦怠感や浮腫が出現し，それに伴い運動耐容能が低下する臨床症候群」と定義されている[7]．現在，心不全の患者の数は年々増加しており，わが国の疫学研究によると2030年に心不全患者は130万人に達すると推計されている[8]．わが国における心不全の大規模登録観察研究としてJCARE-CARD研究[9]（Japanese Cardiac Registry of Heart Failure in Cardiology），CHART研究（Chronic Heart Failure Analysis and Registry in the Tohoku District）があり，CHART研究は登録期間と登録基準によりCHART-1研究[10]とCHART-2研究[11]がある．これらの大規模観察研究の結果から，わが国の慢性心不全の臨床像として高齢者に多く，基礎疾患として虚血性心疾患，次いで弁膜症の割合が多く，合併症として高血圧，糖尿病，慢性腎不全，心房細動が高率に認められることが明らかにされている．また1年死亡率は約7％で，退院1年後の心不全増悪による再入院率は35％と高く（JCARE-CARD），予後不良な病態であることも示されている．

　わが国における心不全患者の運動療法，リハビリテーションの推奨クラス・エビデンスレベルを**表5～7**に示す．**表5**は日本循環器学会「心血管疾患におけるリハビリテーションに関するガイドライン（2012年改訂版）[1]」で，**表6**は日本循環器学会/日本心不全学会合同「急性・慢性心不全診療ガイドライン（2017年改訂版）[7]」で慢性心不全における運動療法の推奨クラス・エビデンスレベルである．この推奨クラス・エビデンスレベルでは，左室駆出率（LVEF：left ventricular ejection fraction）の低下した心不全（HFrEF：heart failure with reduced ejection fraction）患者やLVEFの保たれた心不全（HFpEF：heart failure with preserved ejection fraction）患者，デバイス植込み後の患者など，各病態に応じた推

**1. 運動療法・リハビリテーションのエビデンス**

#### 表6 心不全における運動療法の推奨とエビデンスレベル

| 項　　目 | 推奨クラス | エビデンスレベル | Minds 推奨グレード | Minds エビデンス分類 |
|---|---|---|---|---|
| HFrEF 患者<br>自覚症状の改善と運動耐容能改善を目的として，薬物療法と併用して実施 | I | A | A | I |
| HFrEF 患者<br>QOL の改善および心事故減少，生命予後改善を目的として実施 | IIa | B | B | II |
| 運動耐容能低下を示す HFpEF 患者<br>運動耐容能改善を目的として実施 | IIa | C | B | IVa |
| ICD または CRT-D 植込み後の心不全患者<br>運動耐容能改善および QOL 改善効果を目的として実施 | IIa | C | B | IVa |
| 薬物治療により安定した肺高血圧症患者<br>運動耐容能改善および QOL 改善を目的として，経験のある施設において監視下運動療法を考慮 | IIa | B | B | II |
| デコンディショニングの進んだ患者や身体機能の低下した患者<br>筋力ならびに筋持久力改善により日常生活活動や QOL の向上を目的としてレジスタンストレーニングを実施 | IIa | C | B | IVb |

※ Minds：厚生労働省の委託を受けた日本医療機能評価機構

#### 表7 急性心不全のリハビリテーションの推奨とエビデンスレベル

| 項　　目 | 推奨クラス | エビデンスレベル | Minds 推奨グレード | Mineds エビデンス分類 |
|---|---|---|---|---|
| すべての患者に対する再発予防・自己管理についての教育プログラム | I | C | C1 | VI |
| 静注強心薬の投与中で血行動態の安定した心不全患者に対する厳重な監視下での低強度レジスタンストレーニングなどのリハビリテーション | IIb | C | C1 | V |
| すべての患者に対する心不全安定後の包括的心臓リハビリテーションプログラム | IIa | C | C1 | VI |

奨クラス・エビデンスレベルが示されている．また，このガイドラインには集中治療室における重症心不全患者に対する早期心臓リハビリテーションの推奨レベルとエビデンスレベルも示されており，血行動態が安定し安静時の症状がなければ低強度の運動療法（ADL トレーニングや低強度レジスタンストレーニングなど）が推奨されている（表7）.

　心不全患者に対する運動療法の効果は，前向き無作為比較試験（RCT：randomized controlled trial）9編のメタ解析を行った ExTraMATCH 研究（exercise training meta-analysis of trials in patients with chronic heart failure）[12] や，慢性心不全を対象とした前向き大規模 RCT 試験である HF-ACTION 試験（efficacy and safety of exercise training in patients with chronic heart failure）[13] によって証明されている．ExTraMATCH では，心不

全および左室機能低下に対する運動療法の効果を検証しており，運動療法群は対照群に比べて全死亡率は 35％減少，再入院率は 28％減少し，予後を有意に改善することを示した．一方，HF-ACTION 試験では LVEF 35％以下の慢性心不全患者に対する RCT の結果，総死亡，心血管死に有意な差がないものの，運動療法群は通常治療群に比べて心事故発生率（心血管死亡または心不全入院発生率）が 13％低かったことを報告している．

## 合併症（脳血管障害，慢性腎臓病，末梢血管障害）を有する心疾患

　心疾患患者は，脳血管障害や腎機能障害など，さまざまな合併症を有しているケースも少なくない．合併症を有する心疾患患者の運動療法およびリハビリテーションにおいては，合併症の重症度や病態を考慮した介入が必要となる．しかし，合併症を有する心疾患患者の運動療法に関するエビデンスは乏しく，国内外でのコンセンサスも確立していない．そのため，エビデンスに基づいたガイドラインとはいえない部分が多くあるものの，合併症を有する心疾患患者の管理に関するガイドラインとして日本循環器学会「脳血管障害，慢性腎臓病，末梢血管障害を合併した心疾患の管理に関するガイドライン（2014 年改訂版）」[14]があり，運動療法について以下のようにまとめられている．

### 1．脳血管障害の合併

● 高齢者であるからといって運動制限をする必要はなく，一般的に軽度の有酸素運動を 1日 30 分以上，できるだけ毎日定期的に行うことが適切である．

● 患者の活動性には，心機能や運動機能の障害のみならず，高次脳機能障害や気分障害など多くの因子が影響しているため，これらの点を考慮し，症例ごとに運動療法の適応や禁忌，リスクの評価を慎重に行う必要がある．

● 脳血管障害と心疾患それぞれの専門家の指示に従って障害を多面的に判断し，運動療法を含む包括的リハビリテーションを行うことが望ましい．

### 2．慢性腎臓病の合併

● 心不全に対する運動療法を考慮する場合は，心臓に対するメニューを優先し，腎機能障害が著しい場合は，腎臓専門医と共同して調整することが望ましい．

● 個々の患者では血圧，尿蛋白，腎機能などを慎重にみながら運動量を調整する必要がある．

● 貧血が高度の場合（ヘモグロビン 8 g/dL 未満）には，心臓への負担が大きくなるので運動は控える．

● 運動の基本は歩行などの有酸素運動であるがレジスタンストレーニングも適宜取り入れる．

### 3．末梢血管障害の合併

● 末梢動脈疾患（間欠性跛行を有する）に関する運動療法の効果は認められており，監視下での運動療法（1 回 30〜60 分，週 3 回を 3 カ月間継続）が治療の基本である．

● 心臓に対する運動療法は，心負荷（心拍数や酸素摂取量）により強度が決められるのに

対し，末梢動脈疾患の運動療法は歩行可能距離により負荷の強度が決められており，両者は必ずしも一致しない．
● 両疾患を合併している場合は，施行可能な負荷で行うのが現実的対応と思われる．

## まとめ

CAD，心臓外科手術後，心不全，合併症を有する心疾患患者に関する運動療法およびリハビリテーションの治療ガイドラインとエビデンスについて紹介した．各疾患の運動療法を行う際には，これらの治療ガイドラインを参考に運動療法を進める必要がある．

近年，心疾患患者の運動療法に関する質の高いRCTも散見されるようになり，エビデンスレベルや治療ガイドラインは，今後さらに質の高いものに変わっていくものと期待される．臨床においては最新のエビデンスや治療ガイドラインを把握するとともに，それらの情報や知識をいかに臨床に結び付けるかが重要であると思われる．

## 文　献

1) 日本循環器学会，他：心血管疾患におけるリハビリテーションに関するガイドライン（2012年改訂版：http://www.j-circ.or.jp/guideline/pdf/JCS2012_nohara_h.pdf）2018年4月27日閲覧
2) 日本循環器学会，他：ST上昇型急性心筋梗塞の診療に関するガイドライン（2013年改訂版：www.j-circ.or.jp/guideline/pdf/JCS2013_kimura_h.pdf）2018年4月27日閲覧
3) O'Connor GT, et al：An overview of randomized trials of rehabilitation with exercise after myocardial infarction. *Circulation*　**80**：234-44, 1989
4) Jolliffe JA, et al：Exercise-based rehabilitation for coronary heart disease. *Cochrane Database Syst Rev*, CD001800, 2000
5) Taylor RS, et al：Exercise-based rehabilitation for patients with coronary heart disease：systematic review and meta-analysis of randomized controlled trials. *Am J Med*　**116**：682-692, 2004
6) Adachi H, et al：Short-term physical training improves ventilatory response to exercise after coronary arterial bypass surgery. *Jpn Circ J*　**65**：419-423, 2001
7) 日本循環器学会，他：急性・慢性心不全診療ガイドライン（2017年改訂版：http://www.j-circ.or.jp/guideline/pdf/JCS2017_tsutsui_h.pdf）2018年4月27日閲覧
8) Okura Y, et al：Impending epidemic—future projection of heart failure in Japan to the year 2055. *Circ J*　**72**：489-491, 2008
9) Tsutsui H, et al：Clinical characteristics and outcome of hospitalized patients with heart failure in Japan：rationale and design of Japanese Cardiac Registry of Heart Failure in Cardiology (JCARE-CARD). *Circ J*　**70**：1617-1623, 2006
10) Shiba N, et al：Analysis of chronic heart failure registry in the Tohoku district：Third year follow-up. *Circ J*　**68**：427-434, 2004
11) Shiba N, et al：Trend of westernization of etiology and clinical characteristics of heart failure patients in Japan—first report from the CHART-2 study. *Circ J*　**75**：823-833, 2011
12) Piepoli MF, et al：Exercise training meta-analysis of trials in patients with chronic heart failure (ExTraMATCH). *BMJ*　**328**：189, 2004
13) O'Connor CM, et al：Efficacy and safety of exercise training in patients with chronic heart failure：HF-ACTION randomized controlled trial. *JAMA*　**301**：1439-1450, 2009
14) 日本循環器学会，他：脳血管障害，慢性腎臓病，末梢血管障害を合併した心疾患の管理に関するガイドライン（2014年改訂版：http://www.j-circ.or.jp/guideline/pdf/JCS2014_itos_d.pdf）2018年4月27日閲覧

よく遭遇するスタンダード症例の攻略

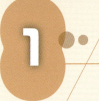

# 急性心筋梗塞後の理学療法

◆松木良介[*1] ◆大浦啓輔[*1]

## Summary

　急性心筋梗塞は，心大血管疾患リハビリテーションの対象となる人数が多い疾患の一つである．心筋梗塞後のリハビリテーションにおいて，心筋梗塞発症直後の急性期から前期回復期までは，病態の把握と適切なタイミングでの食事・排泄・入浴などのADL再獲得が，そして前期回復期から生活期にかけてはリスクに配慮しつつ，社会復帰，運動耐容能とQOLの改善，さらには二次予防のための患者教育を行うことが目標となる．心筋梗塞後の二次予防のためには，運動習慣の確立，栄養管理，体重管理，血圧管理と脂質管理などの生活習慣指導を含めた多面的な介入が重要になる．本稿では，心筋梗塞患者の発症直後から生活期における安全かつ効果的な理学療法およびリハビリテーションの進め方について解説する．

## Key Words

心筋梗塞，運動処方，冠危険因子，二次予防

## 基礎的情報と医学的情報

**診断名**：急性心筋梗塞（左冠動脈前下行枝）．
**身長・性別・身長・体重・BMI**：77歳，男性，164.0 cm，66.0 kg，24.5 kg/m$^2$．
**嗜好**：喫煙あり（15本/日×55年），飲酒習慣は機会飲酒．
**運動習慣**：移動手段は車を使用することが多かった．月に2〜3回の頻度でゴルフを行っていた．

---

[*1] Ryosuke Matsuki, Keisuke Oura/関西電力病院 リハビリテーション部，関西電力医学研究所

**現病歴：**本症例は，糖尿病で当院にかかりつけの患者であった．某年1月某日に胸痛が出現し，近医にて12誘導心電図のV1〜V4誘導でST上昇を認めたために急性冠症候群の疑いで当院に搬送された．経胸壁心臓超音波検査では前壁〜前壁中隔の壁運動異常，緊急の冠動脈造影検査では♯6：99％（血栓閉塞），♯7：50％と左冠動脈前下行枝に狭窄を認め，急性心筋梗塞と診断された．心筋梗塞の責任病変は，左冠動脈前下行枝と判断され，同部位に冠動脈インターベンション（PCI：percutaneous coronary intervention）を行い，薬剤溶出性ステントが留置された．第5病日より200m歩行試験を開始し，第7病日に6分間歩行試験，第11病日に心肺運動負荷試験（CPX：cardiopulmonary exercise testing）を実施し，第12病日で退院となった．退院後の発症21日目より外来でリハビリテーション開始となった．

**既往歴：**2型糖尿病（罹患歴：8年，網膜症：増殖前網膜症，腎症：2期，末梢神経障害：あり，自律神経障害：あり，インスリン製剤：使用あり），脂質異常症，高血圧症．

## 医学的所見〔初回（外来開始時）：発症21日目〕

① New York Heart Association（NYHA）分類（p58の表1）：Ⅱ度．

② Nohria-Stevenson の分類（p59の図2）：profile A.

③ Killip 分類：I.

④胸部X線：心胸郭比（CTR：cardiothoracic ratio）52％，肺うっ血所見なし．

⑤安静時心電図：洞調律，V1〜V2はST上昇，R波減高，異常Q波の出現．

⑥経胸壁心臓超音波検査：LVDd/s 45/32 mm，左房径（LAD：left atria domension）32 mm，左室駆出率（LVEF：left ventricular ejection fraction）45％（発症直後30％），E/e′ 14.7，壁運動は前壁〜前壁中隔 severe hypokinesis，側壁心尖部 moderate hypokinesis（発症直後の心尖部領域の運動障害は改善），弁機能は大動脈弁正常，僧帽弁正常，心室瘤の形成は認めず（LVDd：左室拡張末期径，LVDs：左室収縮末期径，E/e′：僧帽弁口血流速波形の拡張早期波高（E）と僧帽弁輪運動速波形の拡張早期波（e′）の比）．

⑦血液生化学検査：空腹時血糖値 143 mg/dL（正常値80〜110 mg/dL），HbA1c 7.9％（正常値4.6〜6.2％），総コレステロール 148 mg/dL（正常値150〜220 mg/dL），中性脂肪 108mg/dL（正常値50〜150m/dL），HDLコレステロール 41 mg/dL（正常値35〜75 mg/dL），LDLコレステロール 85 mg/dL（正常値70〜140 mg/dL），アルブミン 4.3 g/dL（正常値3.8〜5.3 g/dL），クレアチニン 0.85 mg/dL（正常値0.5〜1.0 mg/dL），推算糸球体濾過量 66.9 mL/min/1.73 m²（正常値60 mL/min/1.73 m²以上），クレアチンキナーゼ（CK）61 IU/L（発症直後ピーク値704 IU/L；正常値62〜287 IU/L），クレアチンキナーゼMB分画（CK-MB）2.3 IU/L（発症直後ピーク値71.0 IU/L；正常値0〜7.2 IU/L），心筋トロポニンI 0.122 ng/mL（発症直後ピーク値58.970 ng/mL；正常値0〜0.032 ng/mL），B型ナトリウム利尿ペプチド（BNP：B-type natriuretic peptide）

270.7 pg/mL（正常値 0〜18.4 pg/mL）．

**治療方針と治療経過**：左冠動脈前下行枝の狭窄に対して薬剤溶出性ステントを留置し，再灌流が成功した．また，責任病変以外の冠動脈に有意な狭窄は認めなかった．以下に，薬物療法およびリハビリテーションなどの方針を述べる．

① 薬物療法は，抗血小板薬（アスピリン 100 mg，プラスグレル塩酸塩 3.75 mg），$β$ 遮断薬（カルベジロール 10 mg），血圧降下薬（ロサルタンカリウム 25 mg），高脂血症用剤（アトルバスタチンカルシウム水和物 10 mg），インスリン製剤〔超速効型インスリン 5-7-8-0 単位（朝・昼・夕・眠前），持効型溶解インスリンアナログ製剤 0-0-0-20 単位（朝・昼・夕・眠前）〕を使用した．

② 急性期リハビリテーションは，①再灌流療法が成功，② Killip I 型でかつ合併症がない，③ CK 最高値 704 U/L（<1500 U/L）であったため，国立循環器病研究センターの 14 日間クリニカルパス（**表1**）を短縮した 10 日間クリニカルパス[1]に準じて ADL を拡大した．

③ 食事・栄養指導は，外来での運動療法と並行して管理栄養士による栄養指導を実施する予定である．

**社会的情報**：息子とともに会社経営しており，今後は息子に全権を委譲する予定であった．家族構成は妻と 2 人暮らし，近隣に息子が在住しており，家族は生活支援に協力的であった．運動習慣は乏しく，移動手段は車が中心であり，活動としては月に 2〜3 回の頻度でゴルフに行く程度であった．

## 初期の理学療法評価と臨床推論

### 初期の理学療法評価（発症 21 日目）

- 意識障害：なし．
- 精神機能，心理機能および高次脳機能：問題なし．
- 性格：几帳面で真面目である．
- 握力：右 32.0 kg，左 30.1 kg（70 代男性の標準値 36.2 kg）[2]．
- 固定用ベルト付き徒手筋力測定機器（$μ$TasF-1，アニマ）：膝伸展筋力（右 25.2 kgf，左 25.2 kgf；70 代男性の標準値 31.3 kgf）[3]．
- 体成分分析装置（Inbody，インボディジャパン）：筋肉量 40.5 kg，体脂肪量 20.2 kg（体脂肪率 32.0％），四肢骨格筋指標（ASMI：appendicular skeletal muscle mass index）6.9 kg/m$^2$．
- 心肺運動負荷試験（CPX）：負荷試験方法は自転車エルゴメーター，10 W ramp 負荷である．目標仕事率は嫌気性代謝閾値（AT：anaerobic threshold）同定までとし，終了理由は AT への到達とした．その結果，AT 時の酸素摂取量（$\dot{V}O_2$）9.0 mL/kg/min（％年齢標準値：57％），心拍数 105 bpm，AT 1 分前仕事率 34 W，心電

**表 1 心筋梗塞後患者の 14 日間クリニカルパス**（文献 1）より転載）

| 病日 | 1日目 | 2日目 | 3日目 | 4日目 | 5日目 | 6日目 | 7日目 | 8日目 | 9日目 | 10日目 | 11日目 | 12日目 | 13日目 | 14日目 |
|---|---|---|---|---|---|---|---|---|---|---|---|---|---|---|
| 達成目標 | ・急性心筋梗塞およびカテーテル検査に伴う合併症を防ぐ | ・急性心筋梗塞およびカテーテル検査に伴う合併症を防ぐ | ・急性心筋梗塞に伴う合併症を防ぐ | ・心筋虚血が起きない | ・心筋虚血が起きない ・服薬自己管理ができる ・退院後の日常生活の注意点について知ることができる | ・心筋虚血が起きない ・退院後の日常生活の注意点について知ることができる | | ・心筋虚血が起きない ・退院後の日常生活の注意点について理解ができる | | | ・亜最大負荷で虚血がない ・退院後の日常生活の注意点についている | | | ・退院 |
| 負荷検査・リハビリ | ・圧迫帯除去、創部消毒 ・室内排便負荷 | ・尿カテーテル抜去 | ・末梢ライン抜去 ・トイレ排泄負荷 | ・200 m 歩行 負荷試験：・合格後200 m 歩行練習 1日3回 ・栄養指導依頼 | ・心臓リハ依頼 | ・心臓リハ室でエントリーテスト ・心臓リハ非エントリー例では500 m 歩行試験 ・心臓リハ開始日の確認 | | ・心臓リハ室で運動療法（心臓リハ非エントリー例では、マスターシングル試験または入浴負荷試験） | | | | | | |
| 安静度 | ・圧迫帯除去後に床上自由 | ・室内自由 | ・負荷後トイレまで歩行可 | ・200 m 病棟内自由 | 病棟内自由 | ・亜最大負荷試験の合格後は入浴可および院内自由 | | | | | | | | |
| 食事 | ・循環器疾患通常食（1,600 kcal、塩分6 g）、飲水量指示 | | ・循環器疾患通常食（1,600 kcal、塩分6 g） | | ・循環器疾患普通食（1,600 kcal、塩分6 g）、飲水制限なし | | | | | | | | | |
| 排泄 | ・尿留置カテーテル ・排便：ポータブル便器 | ・尿留置カテーテル ・排便：ポータブル便器 | ・排尿、排便：トイレ使用 | | | | | | | | | | | |
| 清拭 | ・洗面ベッド上 ・全身清拭、背部および足介助 | ・洗面：洗面台使用 ・全身清拭、背部および足部のみ介助 | ・洗面：洗面台使用 ・清拭：背部および足介 | ・洗面：洗面台使用 ・清拭：背部のみ介助 | ・洗面：洗面台使用 ・患者の希望に合わせて清拭 | ・洗面 ・患者の希望に合わせて清拭 | | ・洗面：洗面台使用 ・患者の希望に合わせて入浴 | | | | | | |

図変化はなしであった．

##  初期の臨床推論

### 1．心筋梗塞
- 診断名は，左冠動脈前下行枝を責任病巣とする ST 上昇型の貫壁性急性心筋梗塞であった．
- 発症後は再灌流療法が成功し，Killip I 型で合併症がなく，CK 最大値は 704 IU/L であったために，10 日間クリニカルパス[1] が適応された．
- 発症から 21 日目の経胸壁心臓超音波検査では，発症直後と比較して LVEF，心尖部の壁運動に改善を認めており，心尖部周囲の心筋は気絶心筋であったと考えられた．
- 心電図における R 波減高，異常 Q 波の出現は梗塞巣が広範囲であることを示す所見の一つである．発症後は V1〜V4 で R 波減高，異常 Q 波が出現しているが，経過とともに V3，V4 では消失しており，今後，心機能の改善が見込めるものと推測できた．
- 経胸壁心臓超音波検査，心電図所見，CK 最大値の経過を総合して考えると，今回の梗塞による心筋壊死部分は前壁〜前壁中隔にある程度限局しており，今後は心機能の改善が見込め，リハビリテーションを進めていく中で不整脈の出現や心不全に陥るリスクは低いものと考えられた．しかし，脳性ナトリウム利尿ペプチド（BNP：brain natriuretic peptide）が 270 pg/mL と高値を示しているため，経過は慎重に観察することが必要であった．

### 2．残存狭窄
- 本症例は，責任病巣以外に冠動脈の狭窄部位を有しておらず，運動療法を行ううえで新たな虚血症状が出現するリスクは低いものと考えられた．

### 3．身体機能
- 握力および下肢筋力は，年齢標準値に対して 80〜88％と軽度低下しており，発症前の運動習慣が乏しかったことが影響していると考えられた．
- AT が年齢標準値と比較して 57％と低下していた．これは心機能の低下と筋力の低下が影響していると考えられた．
- ASMI は骨格筋量の指標であり，アジア人のサルコペニアの基準[4] である 7.0 kg/m$^2$ を若干下回る結果であり，骨格筋量は軽度低下していると考えられた．

### 4．性　格
- 几帳面で真面目な性格であり，これまでも糖尿病の通院も継続でき，インスリン手技も正しく行えているため，患者教育への理解・コンプライアンスは良好であると推測できた．

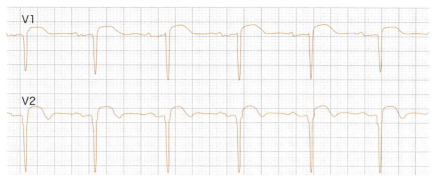

**図1 R波減高，異常Q波の出現**
V1，V2誘導においてR波減高，異常Q波の出現を認める

##  エキスパートへのワンポイント講座

### 1．心筋梗塞の疫学
- わが国の心筋梗塞発症率は，年間10万人あたり10～100人程度と推定され，欧米諸国のデータと比較して低値である[5]．

### 2．梗塞巣サイズの評価
- 梗塞巣サイズの評価では，梗塞範囲の広がりおよび梗塞部の心筋バイアビリティ[6]の評価が重要である．なお，日本心臓核医学会によると，心筋バイアビリティの定義は血行再建術によって左室壁運動が改善することを指す．病態生理としては，急性虚血解除後の機能不全であるstunning（気絶心筋）と，慢性虚血によるhibernation（冬眠心筋）として理解される病態が基盤にある．
- 心電図では，R波減高，異常Q波の出現（図1）は高度な心筋障害の指標である．最近の心臓MRIによる研究では，異常Q波の存在は貫壁性の有無よりも，その広がりに影響されると報告されている[7]．
- 梗塞巣サイズの定量化は，これまでCKあるいはCK-MBによって行われてきたが，最近では心筋特異性が高い心筋トロポニンIやトロポニンTが用いられている[8]．急性期リハビリテーションの進行においては，CK 1,500 IU/L以上が広範囲梗塞の目安となる[1]．
- 経胸壁心臓超音波検査で観察された壁運動障害は，CKや核医学検査から推定される梗塞巣サイズと相関する[9]．ただし，壁運動異常は一過性（気絶心筋）あるいは慢性の心筋虚血（冬眠心筋）のように心筋バイアビリティが保たれている状態でも出現する．
- 梗塞巣サイズや心筋バイアビリティの評価には，心臓核医学検査やMRIを使用したより詳細な検査も実施される．

### 3．残存狭窄
- ST上昇型心筋梗塞（STEMI：ST-elevation myocardial infarction）患者において，非梗塞責任血管に有意狭窄病変を合併することは多く，その頻度は40％以

上とされているため[10]，残存狭窄の有無を確認することは重要である．
- ▶ STEMIにおいて多枝病変を合併した場合の予後は，不良であることが報告されており，残存冠動脈病変を有する場合は追加での血行再建が考慮される[11]．

### 4．身体機能
- ▶ 運動耐容能の指標である最高酸素摂取量（peak $\dot{V}O_2$：peak oxygen uptake）は予後規定因子であり，運動療法による運動耐容能の改善は予後の改善を示唆する[1]．
- ▶ 握力と膝伸展筋力は，peak $\dot{V}O_2$の重要な予測因子である[12]．
- ▶ サルコペニアの合併や骨格筋量の低値は，心血管イベント発生の予測因子[13]であり，さらにはインスリン抵抗性や血糖コントロール[14]に関連する．

## 理学療法 PDCA サイクルから考える臨床推論

### 理学療法計画（Plan）

#### 1．問題点の抽出
- 運動耐容能の低下．
- 冠危険因子の保有（糖尿病，脂質異常症，高血圧，喫煙，運動不足）．

#### 2．理学療法の目標設定
- 運動耐容能の改善．
- 虚血性心疾患の二次予防管理の習得（運動習慣の確立と栄養管理，体重管理，血圧管理，脂質管理，血糖コントロール，禁煙）．

#### 3．考えられるリスク
- 運動時に虚血症状（無痛性心筋虚血）が出現する可能性．

### 臨床推論

#### 1．ゴール設定
- CPXの結果では，ATが年齢標準値と比較して57％と低下しており，運動耐容能の改善を目的とした有酸素運動を実施する必要があると考えられた．
- 今回の心筋梗塞の責任病巣に対する再灌流は成功しており，LVEFは45％と収縮能障害は比較的に軽度であり，今後も心機能の改善が期待できると考えられた．

#### 2．二次予防
- 本症例は，冠危険因子として糖尿病，脂質異常症，高血圧，喫煙，運動不足を有していた．
- 運動療法のアウトカムとして血糖コントロール，脂質プロファイル，血圧も重要となるため，定期的な検査で効果を確かめる必要があると考えられた．
- 食事療法，薬物療法についても重要となるため，多職種で情報共有を行いつつ，目標を設定してチームで介入することも重要であると考えられた．

### 3．リスク
- CPX の結果では，AT は年齢標準値より低下していたが，AT までの運動負荷では不整脈，ST 変化を認めなかったために，AT レベルでの運動処方は安全であると考えられた．
- 残存狭窄を有していないため，運動療法時のリスクは低いものと考えられた．
- 今回の発症時は胸痛の自覚があったが，糖尿病自律神経障害を合併しており，仮に心筋虚血が出現した場合には胸痛を自覚しにくい可能性も考慮しておく必要がある．

##  エキスパートへのワンポイント講座

### 1．心筋梗塞後患者の運動耐容能の改善
▶ 心血管疾患患者における運動耐容能は，運動療法開始から 3〜6 カ月後に 11〜36％（平均 20％）向上し，運動耐容能の低い患者でより大きい効果が得られる[1]．

▶ 糖尿病，末梢動脈疾患，脳血管障害，慢性閉塞性肺疾患，整形外科的疾患などの合併症があると改善率が低い[15]．

▶ 運動耐容能の改善のメカニズムは，心収縮能よりも骨格筋エネルギー代謝に改善がみられ，末梢効果が示唆されている[16]．

### 2．冠危険因子
▶ 心筋梗塞の既往を有する患者は，心筋梗塞初回発症率 0.5％に比べて心筋梗塞再発率が 2.5％と高いことが報告されている[17]．心筋梗塞患者に対するリハビリテーションの目的として，運動処方に基づく積極的な運動療法に加え，生活習慣改善を含む二次予防教育も重要視されている[1]．

▶ 心筋梗塞を含む虚血心疾患の危険因子には，年齢，脂質異常症，高血圧，糖尿病，肥満，メタボリックシンドローム，慢性腎臓病，家族歴，喫煙，精神的・肉体的ストレス，運動不足などがあげられる[18]．

▶ 心筋梗塞後の二次予防における各冠危険因子のコントロール目標を以下に示す[1]．
　①**血圧**：診察時は 130/80 mmHg 未満，家庭は 125/75 mmHg 未満．
　②**脂質**：LDL コレステロール 100 mg/dL 未満，HDL コレステロール 40 mg/dL 以上，中性脂肪（TG）150 mg/dL 未満，non HDL コレステロール 130 mg/dL 未満．
　③**体重管理**：BMI 18.5〜24.9 kg/m$^2$，ウエスト周計 男性＜85 cm，女性＜90 cm．
　④**糖尿病管理**：HbA1c（NGSP：国際標準値）＜7.0％．
　⑤**喫煙**：禁煙．

### 3．リスク
▶ 運動療法の適応と禁忌，リスクの層別化[19]では，本症例は①冠動脈疾患であること，②自己管理で不十分であること，③運動耐容能が 6METs 未満と推測できることよりクラス C に分類され，個別の運動処方・監視型の運動療法を行うのが妥当である（**表 2**）．

表2 運動療法の適応と禁忌，リスクの層別化（文献1）より転載）

| クラス | 対象者 | 心血管疾患の状態や臨床所見 | 制限や監視 |
|---|---|---|---|
| A | 健康人 | 1. 無症状で冠危険因子のない45歳未満の男性、55歳未満の女性<br>2. 無症状あるいは心疾患のない45歳以上の男性あるいは55歳女性、かつ危険因子が2個以内<br>3. 無症状あるいは心疾患のない45歳以上の男性あるいは55歳以上の女性、かつ危険因子が2個以上 | 活動レベルのガイドライン：制限不要<br>監視：不要<br>心電図・血圧モニター：不要 |
| B | 安定した心血管疾患を有し、激しい運動でも合併症の危険性が低いがクラスAよりはやや危険性の高い人 | 以下のいずれかに属するもの<br>1. 安定した冠動脈疾患<br>2. 中等症以下の弁膜症、重症狭窄症と閉鎖不全を除く<br>3. 先天性心疾患<br>4. LVEF 30%未満の安定した心筋症、肥大型心筋症と最近の心筋炎は除く<br>5. 運動中の異常反応がクラスCの基準に満たない臨床所見（以下のすべてを満たすこと）<br>①NYHA分類I度あるいはII度<br>②運動耐容能6 METs以下<br>③うっ血性心不全のない人<br>④安静時や運動中に心筋虚血のない人<br>⑤運動あるいは6 METs以下での心筋虚血のない人<br>⑥安静時・運動時ともに心室頻拍のない人<br>⑦満足した自己管理のできること | 活動レベルのガイドライン：運動処方を作成してもらい個別化する必要がある<br>監視：運動セッションへの初回参加時には、医療スタッフによる監視が有益。自己管理ができるようになるまで習熟したスタッフの監視が必要。医療スタッフはACLSにおける研修が望ましい。一般スタッフはBLSの研修が望ましい<br>心電図・血圧モニター：開始初期6～12回は有用 |
| C | 運動中に心血管合併症を伴う中から高リスクの人、あるいは自己管理ができなかったり、運動レベルを理解できない人 | 以下のいずれかに属するもの<br>1. 冠動脈疾患<br>2. 中等症以下の弁膜症、重症狭窄症と閉鎖不全を除く<br>3. 先天性心疾患<br>4. LVEF 30%未満の安定した心筋症、肥大型心筋症と最近の心筋炎は除く<br>5. 十分コントロールされていない心室性不整脈の臨床所見（以下のいずれかを満たすこと）<br>①NYHA分類III度あるいはIV度<br>②運動耐容能6 METs未満、6 METs未満で虚血が出現する、運動中に血圧が低下する、運動中の非持続性心室頻拍が出現する<br>③原因の明らかでない心停止の既往（心筋梗塞に伴うものなどは除く）<br>④生命を脅かす医学的な問題の存在 | 活動レベルのガイドライン：運動処方を作成してもらい個別化する必要がある<br>監視：安全性が確認されるまでは、毎回、医学的監視が有益<br>心電図・血圧モニター：安全性が確認されるまで、通常12回以上必要 |
| D | 活動制限を要する不安定な状態の人 | 以下のいずれかに属するもの<br>1. 不安定狭心症<br>2. 重症で症状のある弁膜症<br>3. 先天性心疾患<br>4. 代償されていない心不全<br>5. コントロールされていない不整脈<br>6. 運動により悪化する医学的な状態の存在 | 活動レベルのガイドライン：状態が改善するまで活動は勧められない |

LVEF：左室駆出率，NYHA：New York Heart Association，ACLS：advanced cardiovascular life support，BLS：basic life support

## 理学療法計画の実行（Do）

### 1．心筋梗塞後のリハビリテーション
- 有酸素運動の様式は自転車エルゴメーター，頻度は週3回，強度はATレベル（心拍数105 bpm，仕事率49 watts），Borg scale 12～13，時間は20～30分間として実施する．
- レジスタンストレーニングの様式はレッグプレス，自重による下肢トレーニング（スクワット，ヒールレイズ），頻度は週3回，強度はレッグプレスを1RMの50～60％，自重トレーニングをBorg scale 12～13，回数は各10～15回，3セットとして実施する．

### 2．リスク管理
- 双極誘導の心電図を装着し，運動負荷時の虚血変化，不整脈の出現を監視する．
- 実施時には心拍数，血圧を定期的に測定しモニタリングを実施する．
- 基本的にはATレベルの運動強度で実施する．

### 3．二次予防
- 栄養指導（糖尿病の栄養指導，減塩の指導）および禁煙指導を実施する．

 ## 臨床推論

- 運動処方は，ATレベルの運動強度での有酸素運動と1RM 50％，Borg scale 12～13程度となる強度でのレジスタンストレーニングが安全かつ有効であると考えられた．
- 自宅での活動についてもATレベル程度となっているかを確認しておく必要がある．
- 退院後，外来に移行する時期は身体や生活環境の変化も生じやすいために身体所見，バイタルサイン，体調などのメディカルチェックを行い，運動療法が可能かどうかを判断することが重要であると考えられた．
- インスリン製剤を使用しているために低血糖症状に注意し，食前の運動を避けるなどの配慮が必要であると考えられた．
- 冠危険因子の是正，二次予防のためには運動療法のみではなく食事療法，薬物療法も重要であるため，食事指導の内容や内服漏れなどがないかも合わせて確認し，必要に応じて多職種に相談できる環境を整備する必要があると考えられた．

 ## エキスパートへのワンポイント講座

▶ 個別の運動処方を行う場合は，構成要素として①運動の種類，②運動強度，③運動の継続時間，④運動の頻度，⑤身体活動度の増加に伴う再処方[1]を考慮する．
▶ 回復期リハビリテーションにおいては，ATレベル，peak $\dot{V}O_2$の40～60％，最高心拍数の40～60％またはBorg scale 12～13相当の運動が推奨される[1]．
▶ レジスタンストレーニングについての強度は，上肢運動では1RMの30～40％，下肢運動では50～60％の負荷またはBorg scale 11～13とし，反復回数は10～15回

**表3 運動療法の実際**（文献1）より転載）

運動プログラムは，ウォームアップ→レジスタンストレーニング・持久性運動→クールダウンの流れで行う
・ウォームアップ：ストレッチングなどの準備体操や低い強度（速度）の歩行など
・目標運動：処方強度に達した有酸素運動，レジスタンストレーニングなど
・クールダウン：低い強度（速度）の歩行やストレッチングなどの整理体操など

【有酸素運動】

| 強度 | 強度 | | | 1回の持続時間（分） | 頻度 | |
|---|---|---|---|---|---|---|
| | % peak $\dot{V}O_2$ | Karvonen係数（k値） | 自覚的運動強度（Borg scale） | | 1日あたり（回） | 1週あたり（日） |
| 低強度負荷 | 20〜40%未満 | 0.3〜0.4未満 | 10〜12未満 | 5〜10 | 1〜3 | 3〜5 |
| 中強度負荷 | 40〜60%未満 | 0.4〜0.6未満 | 12〜13 | 15〜30 | 1〜2 | 3〜5 |
| 高強度負荷 | 60〜70% | 0.6〜0.7 | 13 | 20〜60 | 1〜2 | 3〜7 |

【レジスタンストレーニング】

| 強度 | 強度設定 | | 頻度 | | |
|---|---|---|---|---|---|
| | %最大1回反復重量（1RM） | 自覚的運動強度（Borg scale） | 1セットあたり（回） | 1日あたり（セット） | 1週間あたり（日） |
| 低強度負荷 | 20〜30% | 10〜11 | 8〜15 | 1〜3 | 2〜3 |
| 中強度負荷 | 40〜60% | 11〜13 | 8〜15 | 1〜3 | 2〜3 |
| 高強度負荷 | 80% | 13〜16 | 8〜15 | 1 | 2〜3 |

※ % peak $\dot{V}O_2$および%1RMの%は，個人の実測値に対する値という意味である．年齢から予測される基準値に対するものではないことに注意する

を週2〜3回処方することが勧められる[1]．Valsalva効果を避けるために，呼吸を止めないことも重要である．なお，Valsalva効果とは「息む」ことにより心拍数の減少，血圧降下，血圧上昇をきたす生理的効果である．

▶運動療法の内容は，ウォームアップ，持久性運動，レジスタンストレーニング，レクリエーションなどの追加運動，クールダウンから構成される[1]．

▶有酸素運動およびレジスタンストレーニングの具体的な強度，時間，頻度については，表3[1]を参考にして処方を行うのが望ましい．

▶リスクの層別化（表2）[19]のクラスCでは，活動レベルの設定には，①運動処方を作成し個別化する必要があること，②監視として安全性が確認されるまでは毎回，医学的監視が有益であること，③心電図・血圧モニターは安全性が確認されるまで通常12回以上はモニタリングすることを推奨している．

## 理学療法計画の評価および検証（Check）

### 1．評価実施の理由

● 退院後2カ月が経過し，運動耐容能の改善が期待できたため，運動処方の再検討が必要となった．

### 2．心肺運動負荷試験（CPX）
- 負荷試験方法：自転車エルゴメーター，10 W ramp 負荷，症候限界性．
- 終了理由：症候限界到達（Borg scale 16），下肢疲労による回転数不足．
- 結果：AT 時では $\dot{V}O_2$ 12.0 mL/kg/min（％年齢標準値：76％），心拍数 105 bpm，AT 1 分前仕事率 49 W．ピーク時では $\dot{V}O_2$ 16.2 mL/kg/min（％年齢標準値：74％），心拍数 113 bpm，仕事率 94 watts，呼吸交換比（RER：respirator exchange ratio）1.14，Borg scale 16，心電図の変化なし．

### 3．身体機能評価
- 握力：右 33.0 kg/左 32.1 kg．
- 固定用ベルト付き徒手筋力測定機器（μTasF-1，アニマ）：膝伸展筋力（右 6.4 kgf/左 6.0 kgf）．

### 4．冠危険因子の再評価
- 糖尿病：HbA1c 7.6％（正常値 4.6〜6.2％）．
- 高血圧：123/71 mmHg．
- 脂質異常症：HDL コレステロール 38 mg/dL（正常値 35〜75 mg/dL），LDL コレステロール 98 mg/dL（正常値 70〜140 mg/dL）．
- 喫煙：禁煙中．
- 運動習慣：週 2，3 回のウォーキングを 30 分間実施．

## 臨床推論

### 1．心肺運動負荷試験（CPX）
- peak $\dot{V}O_2$，AT ともに年齢標準値の 74〜76％と低下している．しかし，AT については初回検査時より 30％程度の改善を認め，運動療法が効果的に実施できていると考えられた．
- CPX の終了理由が下肢疲労による回転数不足であり，下肢筋力が運動耐容能の制限因子となっていることが考えられた．

### 2．身体機能評価
- 握力および等尺性膝伸展筋力は，初回評価時と比較して著変がないため，レジスタンストレーニングの内容の見直しが必要であると考えられた．

### 3．冠危険因子
- 糖尿病について HbA1c は改善傾向であるが，二次予防における各冠危険因子のコントロール目標値 7.0 を上回っているため経過を観察していく必要があると考えられた．
- 血圧，LDL コレステロールは良好にコントロールできており，禁煙および運動不足も改善を認めているため，徐々に生活習慣の改善に取り組めていた．

## エキスパートへのワンポイント講座

### 1. 運動処方について
- ATは改善を認めているため，有酸素運動は今回のCPX結果に基づいたATレベルでの有酸素運動を継続する．
- CPXの終了理由が下肢疲労であり，筋力の改善も認めていないため，レジスタンストレーニングは強度を漸増し，頻度も増加させることが望ましい．
- リスク管理について，心筋梗塞発症後の経過と自己管理も比較的可能となっているため，リスクの層別化（表2）[19]においてはクラスCからクラスBに分類することは妥当である．

### 2. 冠危険因子について
- 心筋梗塞後の予後規定因子として，特に糖尿病および喫煙は強い因子である[1]．

## 理学療法計画の改善および再計画（Action）

### 1. 再計画
- 運動処方，有酸素運動，強度の変更〔ATレベル（心拍数105 bpm，仕事率49 watts），Borg scale 12〜13〕．

### 2. レジスタンストレーニング
- 強度は1RM 60〜70％を目安に増加させ，回数を各10〜15回3セットから4〜5セットに変更し，セラバンドを用いた上肢トレーニングを追加する．
- 自宅でもウォーキングに加えて，自重でのレジスタンストレーニングを指導する．

### 3. リスク管理
- 実施時には，心拍数および血圧を定期的に測定しモニタリングを実施する．なお，開始初期6〜12回以降安定していればモニタリングの頻度を減らす．

### 4. 二次予防
- 栄養指導として，糖尿病の栄養指導および減塩の指導は定期的に継続する．

### 5. 経過
- 退院2カ月後：CPXの再評価を行い，仕事も発症前と変わらない勤務状況で復帰となる．
- 退院3カ月後：運動療法時もバイタルサインが安定していたため，運動時の心電図モニタリングを終了し，脈拍センサーによる簡易モニタリングに変更となる．
- 退院4カ月後：自宅での非監視型運動療法が毎日行えていたため，外来リハビリテーションの回数を週に3回から1回に減少となる．
- 退院5カ月後：CPXの評価にて外来リハビリテーションが終了となる．

### 6. 心肺運動負荷試験（CPX）の再評価
- 負荷試験方法：自転車エルゴメーター，10 Wramp負荷，症候限界性．
- 終了理由：症候限界到達（Borg scale 16），下肢疲労．
- 結果：AT時では$\dot{V}O_2$ 11.8 mL/kg/min（％年齢標準値：75％），心拍数97 bpm，

AT 1分前仕事率 45 W, ピーク時では $\dot{V}O_2$ 18.5 mL/kg/min (%年齢標準値：84%), 心拍数 114 bpm, 仕事率 94 watts, RER 1.15, Borg scale 16, 心電図の変化なし.

- **身体機能評価**：握力：右 34.1 kg, 左 32.3 kg (70代男性の標準値：36.2 kg)[2], 固定用ベルト付き徒手筋力測定機器 ($\mu$TasF-1, アニマ)：膝伸展筋力 (右 30.1 kgf, 左 29.5 kgf, 70歳男性の標準値：31.3 kgf)[3].
- **体成分分析装置 (Inbody, インボディジャパン)**：筋肉量 42.2 kg, 体脂肪量 21.9 kg (体脂肪率 33.0%), ASMI 7.3 kg/m$^2$.
- **冠危険因子**：糖尿病 (HbA1c 7.1%), 高血圧 (125/70 mmHg), 脂質異常症 (HDL コレステロール 41 mg/dL, LDL コレステロール 71 mg/dL) で, 禁煙は継続できている. 運動習慣は, 毎日ウォーキング 30〜60 分間と自重でのレジスタンストレーニング (Borg scale 13 程度) を行っている.

## 臨床推論

### 1. 運動耐容能
- peak $\dot{V}O_2$ は 14% 程度の改善を認め, 有酸素運動とレジスタンストレーニングを組み合わせて運動療法により良好な改善が得られたと考えられた.
- 終了理由は下肢疲労による回転数不足であり, 下肢機能が運動耐容能の制限因子となっている可能性が考えられた.
- 新たな虚血性変化の所見は認めていないため, 冠動脈の狭窄の進行やステント内の再狭窄などは認めていないと考えられた.

### 2. 握力および下肢筋力の改善
- 握力は 7% 程度の改善を認めたが, 年齢標準値の 36.2 kg と比較するとやや低下を認める. 等尺性膝伸展筋力は 18% 程度の改善を認め, 年齢標準値とほぼ同程度の水準であったため, 効果的な運動療法が実施できていたと考えられた.

### 3. 体成分の評価
- 筋肉量と ASMI に増加を認め, ASMI はアジア人のサルコペニアの基準[4] を上回っており, 効果的な運動療法が実施できていたと考えられた.

### 4. 冠危険因子
- 介入前に患者が有していた冠危険因子のうち脂質異常症, 高血圧, 喫煙, 運動不足に関しては良好なコントロールが継続できており, 二次予防に向けた生活習慣の獲得と継続が実行できつつあると考えられた.

### 5. 非監視型運動療法への移行
- 退院後 4 カ月目より自宅での運動頻度の増加を認め, 適正な運動強度を保ちながら運動療法を継続できている. したがって, 非監視型運動療法への移行は可能であると考えられた.

**エキスパートへのワンポイント講座**

- ▶後期回復期以降の心筋梗塞後患者に対するリハビリテーションの目的は，予後改善を見据えた運動耐容能の改善と，再発予防のための冠危険因子の軽減，患者教育が重要である．
- ▶心血管疾患患者における運動耐容能は，運動療法開始から3〜6カ月後に11〜36％（平均20％）向上する[1]．
- ▶外来通院型の心臓リハビリテーションへの積極的参加により，運動耐容能と冠危険因子プロフィールの改善が得られる[20]．
- ▶監視下運動での重篤な心血管イベントの発現率は1/5〜1/12万・時間程度の報告であり，150万・時間あたりの致死例は2例にすぎない[21]．
- ▶1カ月後，3カ月後，6（5）カ月後，または終了時に運動負荷試験を実施し，運動処方の再発行，効果判定や予後判定などを行う．保険診療は一部を除いて心臓リハビリテーション開始後150日間であるので，その後は生活期リハビリテーションへ移行する[1]．
- ▶生活期のリハビリテーションは，再発予防を目的とするものであり，生涯にわたって継続することを目指し，リハビリテーションが生活の一部に取り込まれることが望ましい．

## 本症例を振り返って

　心血管疾患リハビリテーションの対象となることが多い疾患の一つである急性心筋梗塞後患者のリハビリテーションについて解説した．本症例は，左冠動脈を責任病変とした心筋梗塞患者であり，冠危険因子を多数有している症例であった．

　急性期から退院までは，心筋梗塞の病態，梗塞巣の範囲から心機能の改善の見込みとADL拡大に伴うリスクを判断し理学療法，運動療法へと展開していく．回復期リハビリテーションを安全かつ効率的に行うためには運動負荷試験を行い，運動耐容能の影響などを評価する．可能であればCPXを用いてATレベルを把握した運動処方や，再発予防への介入として冠危険因子是正に向けた多職種による包括的なアプローチを進める．退院後は，運動耐容能や冠危険因子プロフィールを評価しながら，最終的には非監視型の運動療法につなげることが目標となる．

　本症例は，リハビリテーション介入によって運動耐容能の改善と冠危険因子の是正が達成できた順調例である．心筋梗塞後のリハビリテーションの効果は，科学的に検証され高いエビデンスが示されている．しかし，包括的なリハビリテーションを実施している施設は限られており，わが国における普及度も低いことが問題点として指摘されている[1]．包括的リハビリテーションの普及において，われわれ理学療法士がエビデンスに基づいた介入を行い，成果を蓄積し，その有効性を幅広く共有していくことが重要である．

## 文　献

1）心血管疾患におけるリハビリテーションに関するガイドライン（2012 年改訂版：http://www.j-ciru.or.jp/guideline/pdf/JCS2012_nohara_h.pdf）2018 年 4 月 26 日閲覧
2）文部科学省：体力・運動能力調査．2016
3）平澤有里，他：健常者の等尺性膝伸展筋力．PT ジャーナル　**38**：330-333，2004
4）Chen LK, et al：Sarcopenia in Asia：consensus report of the Asian working group for sarcopenia. *J Am Med Dir Assoc* **15**：95-101, 2014
5）Sekikawa A, et al：Less subclinical atherosclerosis in Japanese men in Japan than in White men in the United States in the post-World War II birth cohort. *Am J Epidemiol* **165**：617-624, 2007
6）Iwanaga Y：Assessment of myocardial viability and treatment of ischemic heart failure. *J Jpn Coron Assoc* **18**：233-238, 2012
7）Moon JC, et al：The pathologic basis of Q-wave and non-Q-wave myocardial infarction：a cardiovascular magnetic resonance study. *J Am Coll Cardiol* **44**：554-560, 2004
8）ST 上昇型急性心筋梗塞の診療に関するガイドライン（2013 年改訂版：http://www.j-circ.or.jp/guideline/pdf/JCS2013_kimura_h.pdf）2018 年 4 月 26 日閲覧
9）Oh JK, et al：Correlation of regional wall motion abnormalities detected by two-dimensional echocardiography with perfusion defect determined by technetium 99m sestamibi imaging in patients treated with reperfusion therapy during acute myocardial infarction. *Am Heart J* **131**：32-37, 1996
10）Sorajja P, et al：Impact of multivessel disease on reperfusion success and clinical outcomes in patients undergoing primary percutaneous coronary intervention for acute myocardial infarction. *Eur Heart J* **28**：1709-1716, 2007
11）Sorajja P, et al：Impact of multivessel disease on reperfusion success and clinical outcomes in patients undergoing primary percutaneous coronary intervention for acute myocardial infarction. *Eur Heart J* **28**：1709-1716, 2007
12）Legramante JM, et al：Effects of residential exercise training on heart rate recovery in coronary artery patients. *Am J Physiol Heart Circ Physiol* **292**：510-515, 2007
13）Onoue Y, et al：A simple sarcopenia screening test predicts future adverse events in patients with heart failure. *Int J Cardiol* **215**：301-306, 2016
14）Srikanthan P, et al：Relative muscle mass is inversely associated with insulin resistance and prediabetes. Findings from the third National Health and Nutrition Examination Survey. *J Clin Endocrinol Metab* **96**：2898-903, 2011
15）Savage PD, et al：Failure to improve cardiopulmonary fitness in cardiac rehabilitation. *J Cardiopulm Rehabil Prev* **29**：284-291, 2009
16）Cottin Y, et al：Relationship between increased peak oxygen uptake and modifications in skeletal muscle metabolism following rehabilitation after myocardial infarction. *J Cardiopulm Rehabil* **16**：169-174, 1996
17）Yokoyama M, et al：Effects of eicosapentaenoic acid on major coronary events in hypercholesterolaemic patients（JELIS）：a randomised open-label, blinded endpoint analysis. *Lancet* **369**：1090-1098, 2007
18）虚血性心疾患の一次予防ガイドライン（2012 年改訂版：www.j-circ.or.jp/guideline/pdf/JCS2012_shimamoto_h.pdf）2018 年 4 月 26 日閲覧
19）American College of Sports Medicine：ACSM's Guidelines for Exercise Testing and Prescription 7th edition. Lippincott Williams & Wilkins, Philadelphia, 2006
20）Kamakura T, et al：Efficacy of out patient cardiac rehabilitation in low prognostic risk patients after acute myocardial infarction in primary intervention era. *Circ J* **75**：315-321, 2011
21）Franklin BA, et al：Safety of medically supervised outpatient cardiac rehabilitation exercise therapy：a 16-year follow-up. *Chest* **114**：902-906, 1998

*よく遭遇するスタンダード症例の攻略*

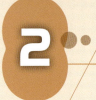

# 2 心臓外科手術前後の理学療法

◆澁川武志[*1] ◆平岩康之[*1]

## Summary

　運動負荷に関するプロフェッショナルな立場である理学療法士にとって，運動生理学を含めた循環器領域の理解を深めることの重要性は，非常に大きい．理学療法は，根拠に基づく医療（EBM）を行うことが前提であるが，循環器領域にはその致死的リスクの高さから多くの診療ガイドラインが発行されている．

　一般的によく知られている循環器疾患は，狭心症や心筋梗塞などの虚血性心疾患である．冠動脈バイパス術（CABG：coronary artery bypass grafting）は，それら虚血性心疾患に対する代表的な外科的血行再建術である．本稿では，心臓手術の中でも理学療法士がよく対峙すると考えられるCABG症例を通じて，診療ガイドラインを活用したうえで，どのようにリスクマネジメントを徹底し，周術期の理学療法を実践すべきか，その戦略を解説する．

### Key Words
循環器領域，虚血性心疾患，冠動脈バイパス術（CABG），診療ガイドライン

## 基礎的情報と医学的情報

**診断名**：急性冠症候群（ACS：acute coronary syndrome），不安定狭心症．
**年齢・性別・身長・体重・BMI**：63歳，男性，168.0 cm，入院時体重71 kg，25.2 kg/m²．
**嗜好**：喫煙15～20本/日で，入院直前まで喫煙していた．食事は濃い味つけや脂っこいもの，肉を好み，野菜や魚および水分の摂取も少なかった．

---

[*1] Takeshi Shibukawa, Yasuyuki Hiraiwa／滋賀医科大学医学部附属病院 リハビリテーション部

**現病歴**：入院2～3週間前から労作時の胸痛を自覚していた．入院3日前，入浴後に胸痛症状あり，経過観察でおさまった．入院前日のゴルフ中から胸痛が持続していたため，循環器内科を翌日受診し，前胸部に陰性T波および前壁に壁運動低下がみられ，ACSの疑いにて緊急入院となり，そのまま緊急カテーテル検査が行われた．その結果，左主幹部病変，不安定プラークと判明したためCABGが選択され，入院翌日に心臓血管外科へ転科し，大動脈内バルーンパンピング法（IABP：intra aortic balloon pumping）挿入下，緊急心拍動下冠動脈バイパス術（OPCAB：off-pump coronary artery bypass）が施行された．

**既往歴**：60歳で尿路結石があったが，これまで特に通院歴はない．

■ **医学的情報（入院時）**

① **来院時バイタルサイン**：血圧 119/71 mmHg，心拍数 68 bpm，経皮的動脈血酸素飽和度（$SpO_2$）96%．

② **胸部X線**：心胸郭比 48.3%，肺うっ血所見（－）．

③ **安静時12誘導心電図**：正常洞調律，60bpm，前胸部に陰性T波，前壁側壁に虚血疑い．

④ **冠動脈造影検査**：#1 50%，#5 90%，#6 99%，#11 75%．

⑤ **左室造影**：seg 2,3,6 hypokinesis（壁運動が低運動）．

⑥ **Swan-Ganz カテーテル検査**：心係数 3.16 L/分/$m^2$，肺動脈楔入圧 10 mmHg．

⑦ **Forrester 分類**：subset Ⅰ．

⑧ **血圧・生化学検査**：中性脂肪（TG）204 mg/dL（正常値30～149 mg/dL），LDLコレステロール 192 mg/dL（正常値60～140 mg/dL），C反応性蛋白（CRP）0.37 mg/dL（正常値0.00～0.30 mg/dL），脳性ナトリウム利尿ペプチド（BNP）83.39 pg/mL（正常値0.00～18.40 pg/mL），トロポニンⅠ 0.54 ng/mL（正常値0.00～0.05 ng/mL）クレアチンキナーゼMB分画（CK-MB）3.40 ng/mL（正常値0.00～2.57 ng/mL）．なお，異常値のみ記載．

■ **治療方針と治療経過**：循環器内科・心臓血管外科を中心としたハートチームによる合同カンファレンスにて，左冠動脈主幹部病変および不安定プラークであるため，OPCABに決定された．バイパスグラフトには，左右の内胸動脈と大伏在静脈が選択された．

① **術式**：OPCAB〔右内胸動脈（RITA：right internal thoracic artery）－#8，左内胸動脈（LITA：left internal thoracic artery）－#14，大伏在静脈（SVG：saphenous vein graft）－# 高位側壁枝（HL：high lateral）．

② **手術所見**：手術時間 208分，麻酔時間 247分，出血量 744 mL，尿量 320 mL，水分バランス＋4,630 mL，血液バランス－494 mL，IN/OUTバランス＋4,136 mL．

③ **術後経過**：術後1日目でIABPを抜去，人工呼吸器からも離脱し（抜管），酸素投与は経鼻3Lにて安静時$SpO_2$ 97%以上維持，および食事・飲水・内服を開始した．術後2日目でICUを退室し，循環器一般病棟へ転棟した．術後3日目で

胸腔ドレーンを抜去し，術後7日目で経胸壁心臓超音波検査を施行し，壁運動は hypokineis，左室駆出率（LVEF：left ventricular ejection fraction）は64.0%で あった．術後8日目で造影CTを施行しバイパスグラフトの開存率を評価した． 術後15日目で独歩にて自宅退院となった．

**社会的情報**：家族構成は妻と2人暮らし．職業は運送業の管理職でデスクワークが中心である．趣味はゴルフ，卓球，バイク，車で，家屋環境はマンションの高層階に住み，エレベーター移動であるため，日常生活で階段を使用する機会は少ない．自宅での血圧測定習慣はないが，体重は毎日測定していた．

# 初期の理学療法評価と臨床推論

## 初期の理学療法評価

### 1．理学療法の主な経過

- **術後1日目**：ICUにて開始し，IABP抜去部の圧迫中であったため離床はせず，抜管後の呼吸状態は良好であった．
- **術後2日目**：ICUから一般病棟へ転棟し，ベッドサイドにて本格的に介入を開始した．患者本人の希望は，「復職と趣味がまたできるようになりたい」であった．点滴終了後，尿道留置カテーテルを除去し，酸素投与は3L経鼻にて安静時 $SpO_2$ 97%で，離床時の血圧変動がないことを確認してから，歩行器にて棟内1周（約60 m）を行った．
- **術後3日目**：200 m歩行負荷試験を施行し，バイタルサインの著変はなかった．心電図の変化も認めず，トークテストも問題はなかった．酸素投与は経鼻1L投与下で，歩行時の $SpO_2$ は低下しなかった．
- **術後4日目**：心臓リハビリテーション室にて監視型集団運動療法を開始した．運動療法は準備体操，自転車エルゴメーター，低強度レジスタンストレーニング，整理運動を行った．また，生活指導は自己検脈，血圧・体重測定の実施および記載，減塩・禁煙の指導を行った．
- **術後8日目**：心肺運動負荷試験（CPX：cardiopulmonary exercise testing）を実施した．嫌気性代謝閾値（AT：anaerobic threshold）の判定および運動処方を行った．
- **術後9～14日目**：心臓リハビリテーション室にて運動療法と患者指導を継続した．
- **術後15日目**：退院．
- **術後16日目**：外来リハビリテーション通院を開始した．
- **術後46日目**：中間評価を行い，運動機能評価として握力（kg），片脚立位保持最大時間（秒），10m歩行テスト（秒，m/s），膝伸展筋力（Nm/kg），short physical performance battery（点）を行った．マシントレーニングの導入評価

では，1回のみ挙上可能な最大負荷量（1RM：1 repetition maxmun）を求め，1RMの30％（～50％）の負荷＋Borg scale 13以下で運動処方を行った．種目は，レッグプレス，レッグエクステンション，レッグカールを選んだ．
- 術後107日目：CPXの再検を実施した．
- 術後153日目：外来リハビリテーションが終了となった．

## 臨床推論

### 1．運動療法のための評価とリスクの層別化
- 心疾患に対する理学療法は，リスクの層別に基づいて実施する．
- 実際の理学療法は，運動前中後のモニタリング結果を検証しながら進めていく．

### 2．心臓手術後の周術期理学療法（運動療法の進行を妨げる徴候は？）
- 術前介入が可能な待機手術と比べ，緊急手術症例への術直後からの介入は理学療法や心臓リハビリテーションへの理解が得られにくい可能性がある．
- 本症例は，正中切開創の疼痛（創部痛）が予測された．
- 血行動態不安定，不整脈，電解質異常，発熱などの術後合併症が考えられた．

### 3．心機能
- 本症例はACSでも心筋梗塞ではなく不安定狭心症であるため，気絶心筋（stunning）の可能性があり，心筋生存能としては血行再建術により左室壁運動の改善が期待できた．

### 4．呼吸機能
- 人工呼吸器からの離脱に関し，喫煙者であり周術期の酸素化不良の可能性が予測された．
- 主な術後肺合併症である無気肺や肺炎の予防の観点からも早期離床が求められた．

### 5．腎機能
- 運動器疾患の既往や術前からの腎機能障害がCABG術後のリハビリテーション遅延因子[1]と報告されるが，本症例の腎機能は正常であった．心臓手術後の急性腎障害（AKI：acute kidney injury）発症率は22.3％[2]に上るとも報告され，術後のAKIへのマネジメントは重要と考えられる．

### 6．冠危険因子
- 主な冠危険因子に脂質異常症と喫煙歴を有していたが，糖尿病・高血圧症・家族歴はなかった．
- 本症例に対してグラフト開存や再発予防のために指導すべき内容は，脂質コントロールと禁煙であると考えられた．

## エキスパートへのワンポイント講座（図1）

▶ACSの多くは，プラーク破綻による血栓形成により惹起される[3]．破綻しやすい危険なプラークを有していた要因（冠危険因子）に対する患者教育は，グラフトの開

| 術前 | 緊急または待機 | 前述 ADL の把握，運動機能を評価，可能な限り術前からリハビリテーション介入 |
|---|---|---|
| 術中 | 臓器保護 | バイパスデザインの把握，術中所見・術後の薬剤治療の把握 |
| 術後 ICU 病棟 | 術後の合併症予防 | 輸液管理やせん妄予防などへの取り組み，ICU 経過の把握，早期離床，リスクマネジメント，心肺運動負荷試験による運動処方，多職種による患者教育 |
| | 運動療法，患者指導 | |
| 外来 | 再発予防 | 各診療科・各スタッフと協力を行い，合併・併存疾患への適切な対応を行うことが重要 |

**図1　一般的な理学療法の進め方（冠動脈バイパス術（CABG）の場合）**

存維持や再発予防の観点から非常に重要である．
▶CABG 術後の良好な急性期および長期予後を得るには，バイパスグラフトの良好な開存性が重要となる[4]．
▶CABG の遠隔成績を規定する主要因子には，糖尿病，腎機能，心機能，高齢，冠動脈病変枝数，性別など患者のバックグラウンドで規定され，心臓血管外科の医師が関与できる部分は少なく[5]，むしろこれら主要因子の維持・改善における理学療法士の役割は大きいと考えられる．
▶入院中の早期離床，エクササイズ・トレーニングの処方，家族教育，カウンセリングを含む心臓リハビリテーションは，術後の死亡率を低下させることが示されている[4]．
▶本症例は緊急手術だったが，待機手術の場合はできるだけ術前から理学療法を介入することが望ましい．CABG 患者への術前介入の有用性については，抜管までの

## Column

### 冠動脈血行再建の治療方針はハートチームで決定することが推奨されている―チームにおける理学療法士の役割

- 欧州心臓病学会（ESC：European Society of Cardiology）のガイドラインでは，冠動脈血行再建はハートチーム（Heart Team）でディスカッションし決定することにおいて Class I の推奨である．同ガイドラインでは，全患者を対象にライフスタイルの改善への助言は Class I の推奨となっているが，冠動脈バイパス術後などの心臓リハビリテーションは，まだ Class II a である[7]．
- 米国心臓協会（AHA：American Heart Association）のガイドラインでは，ハートチームによる治療方針決定が左主幹部病変あるいは複雑病変において Class I の推奨とされている．また，CABG 術後の心臓リハビリテーションも Class I の推奨となっている[8]．
- ハートチームを広義に捉えると，虚血性心疾患に対する冠動脈血行再建の決定において内科と外科が協力してタッグを組み，理学療法士などコメディカルも含めた多職種チームで冠動脈治療後のライフスタイル改善も視野に入れた取り組みを行うことが大切であると解釈できる．

時間，術後の胸水貯留，無気肺，肺炎の発症が有意に減少されただけでなく，在院日数も有意に短縮されたという報告がある[4]．筆者らの施設では術前指導を行っており，内容は呼吸筋トレーニングのほか，疼痛回避動作指導や排痰指導である[6]．術前の呼吸筋トレーニングによる予防的理学療法の介入は，ハイリスク患者の呼吸器合併症における罹患率の低下や挿管時間の短縮に効果があり，少しでも手術侵襲に対して抵抗力を向上しておくことが重要だと考えている．

## 理学療法PDCAサイクルから考える臨床推論

### 理学療法計画（Plan）

#### 1．問題点の抽出（介入時）
- 早期離床および院内歩行自立の困難．
- 復職困難，再発予防へ向けた病気への理解不足，趣味の再開困難．

#### 2．理学療法のゴール設定
- 早期離床，院内歩行自立の早期獲得，復職，今までどおりに趣味を楽しむ．
- グラフト開存，再発予防のために自己管理の徹底．

#### 3．考えられるリスク
- 新規脳卒中の発症，血行動態の不安定，新たな心筋虚血．
- 術後合併症の出現（不整脈，肺炎，無気肺や，起居動作および歩行による創部痛の増強，拒否，理学療法実施によるAKIなど）．

### 臨床推論

#### 1．ゴール設定
- **短期ゴール**：2週間程度での退院．当院では術後全例にfast-track recovery program（以下，fast-track）を実践している．なお，fast-trackとは術後の罹病率および死亡率を最小限に抑えるために多くの外科手術の分野で導入されている治療戦略の一つである．術前検査などの術前準備から始まり，術後数日で退院するまで急速に進行する周術期のプロトコルを指す．必要とされる主な要素は，短時間作用性麻酔薬の選択と用量設定，基準化された高度な手術手技，術後疼痛コントロール，早期抜管，早期歩行などである．主な利点に在院日数の短縮・コスト削減があげられ，欧米では罹病率・死亡率を低下させるとともに周術期治療の上昇コストを抑えることも焦点にされている．
- **長期ゴール**：5カ月間の外来通院を経て復職および趣味に復帰．疾患や冠危険因子の知識をつける，禁煙指導などの患者教育に対するアドヒアランスの向上，自己管理の徹底を目指す．

**表 1 心臓外科手術後の離床開始基準（以下の内容が否定されれば離床が開始できる）**
（文献 9）より転載）

1. 低（心）拍出量症候群（LOS）により
   ① 人工呼吸器，大動脈内バルーンパンピング法（IABP），経皮的心肺補助装置（PCPS）などの生命維持装置が装着されている
   ② ノルアドレナリンやカテコラミン製剤など強心薬が大量に投与されている
   ③ （強心薬を投与しても）収縮期血圧 80〜90 mmHg 以下
   ④ 四肢冷感，チアノーゼを認める
   ⑤ 代謝性アシドーシス
   ⑥ 尿量：時間尿が 0.5〜1.0 mL/kg/hr 以下が 2 時間以上続いている
2. Swan-Ganz カテーテルが挿入されている
3. 安静時心拍数が 120 bpm 以上
4. 血圧が不安定（体位交換だけで低血圧症状が出る）
5. 血行動態の安定しない不整脈（新たに発生した心房細動，Lown 分類 Ⅳb 以上の心室性期外収縮）
6. 安静時に呼吸困難や頻呼吸（呼吸回数 30 回/分未満）
7. 術後出血傾向が続いている

### 2．早期離床やベッドサイドからの積極的運動の開始基準

- 日本循環器学会ガイドライン[9]には，安全に実施するための基準（表 1）が記されている．これらをあくまで参考にしたうえで，各施設の基準や治療戦略に従うことが重要である．

## エキスパートへのワンポイント講座

▶ 理学療法ガイドライン[10]のはじめに，「心疾患ならびに血管疾患に対する医学的治療の終局の目的は，病後生活の質を高めることと生命予後の改善の 2 つに要約される」と明確に記されている．急性期病院に入院中の回復だけを考えるのではなく，その先の退院後の生活と再発予防・生命予後の改善まで視野に入れた理学療法プログラムの立案が重要である．

▶ 原疾患および術式による違いを捉える．すなわち，心不全病態に差があるため病態を考慮した包括的なリハビリテーションプログラムを組み立てる必要がある（表 2）．

▶ わが国における冠動脈バイパス手術 7,133 例を対象とした大規模研究（JACVSD：the Japan Adult Cardiovascular Surgery Database）において，術後 30 日以内の死亡率に関わる要因に，状態〔emergency（手術決定後，ただちに手術が開始されるもの），または salvage（手術室搬送時または手術室内の麻酔導入前に心肺蘇生を必要としたもの）〕，オッズ比（OR）3.71，術前クレアチニン値＞3.0 mg/dL（OR 3.59），大動脈弁狭窄症（OR 3.01），中等度から重度の慢性肺疾患（OR 2.86）が含まれた．また，多重ロジスティック回帰分析によって状態（緊急手術など），術前クレアチニン値，うっ血性心不全，肺疾患，年齢，再手術および術前強心薬の投与がモデル因子に抽出された[11]．

▶ 心臓外科手術症例 1,001 例の手術前・手術情報から手術後の連続 100 m 歩行自立日

表2 原疾患，術式による各項目の違い（文献9）より一部改変転載）

|  | バイパス術後 | 心筋梗塞 | 弁膜症術後 | 慢性心不全 |
|---|---|---|---|---|
| 罹病期間 | 比較的短い | 短い | 長い | 長い |
| デコンディショニング | 中等度 | 軽度 | 高度 | 高度 |
| 心不全の頻度 | 少ない | やや多い | 多い | 全例 |
| 心房細動例 | 術後早期は多い | 普通 | 多い | やや多い |
| AT（手術・発症前） | ほぼ正常 | 正常 | 低下 | 低下 |
| 心機能（術前に比し） | 不変〜改善 | 低下 | 改善 | 不変 |
| リハへの積極性 | 積極的 | 積極的 | 消極的 | 消極的 |
| 目　標 | 再発予防 グラフト開存 | 再発予防 | 心不全改善 運動能改善 | 心不全改善 運動能改善 |
| 留意点 | 手術創 虚血・不整脈 | リモデリング 虚血・不整脈 | 手術創・感染 抗凝固療法 | 心機能悪化 不整脈 |

AT：嫌気性代謝閾値

に影響する因子を求めたところ，手術の緊急度，年齢，性別，BMI，慢性腎臓病（CKD：chronic kidney disease），不整脈，心血管治療歴，術前のNYHAの分類，麻酔時間，出血量，術後ICU帰室から人工呼吸器離脱までの時間が抽出された[12]．

## 理学療法計画の実行（Do）

### 1．ICUから病棟での周術期管理

- 特に術後数日は，血圧や心拍数，体重，尿量，体温の推移を把握するとともに各検査所見とそれに対する処置を確認し，運動負荷の影響・タイミングを捉えることに努める．
- 早期離床や人工呼吸器離脱に難渋した場合，運動負荷に関する開始基準，中止基準を参考にして対応する（表3）．
- 人工呼吸器からの離脱に関しては，プロトコルを用いたウィーニングがより効果的であると報告されている[14]．本症例でもfast-trackの実践により早期離脱が可能と判断された．また，離脱後は深呼吸運動や呼吸トレーニング，排痰を励行する．なお，術後肺合併症の予防に早期離床が推奨される．
- 胸部X線から肺うっ血所見やサードスペースに胸水貯留を認めるか，また無気肺の有無などを確認する．

### 2．心拍動下冠動脈バイパス術（OPCAB）術後の運動療法

- ベッドサイドより早期離床および早期歩行を開始する．ガイドライン[9]には，冠動脈バイパス術後のクリニカルパスについて記載されているが，本症例は当院のfast-trackを用いて早期離床および早期歩行を実践した．

### 3．運動療法時のリスク管理

- 意識レベル：鎮静薬の中断時間を確認し，影響を考慮する．また，高齢者は

第 II 章　PDCA 理論で学ぶ心血管疾患理学療法

**表 3　早期離床やベッドサイドからの積極的運動の開始基準**（文献 13）より改変転載）

| | 指　　標 | 基　準　値 |
|---|---|---|
| **意　識** | Richmond Agitation Sedation Scale (RASS) | −2≦RASS≦1．30 分以内に鎮静が必要であった不穏はない |
| **疼　痛** | 自己申告可能な場合，Numeric rating scale（NRS）または Visual analogue scale（VAS） | NRS≦3 または VAS≦3 |
| | 自己申告不能な場合，behavioral pain scale（BPS）または critical-care pain observation tool（CPOT） | BPS≦5 または CPOT≦2 |
| **呼　吸** | 呼吸回数（RR） | ＜35 回/分が一定時間持続 |
| | 酸素飽和度（$SaO_2$） | ≧90％が一定時間持続 |
| **人工呼吸器** | 吸入酸素濃度（$F_IO_2$） | ＜0.6 |
| | 呼気終末陽圧（PEEP） | ＜10 $cmH_2O$ |
| **循　環** | 心拍数 | ≧50 拍/分または≦120 拍/分が一定時間持続 |
| | 不整脈 | 新たな重症不整脈の出現がない |
| | 虚　血 | 新たな心筋虚血を示唆する心電図変化がない |
| | 平均血圧（MAP） | ≧65 mmHg が一定時間持続 |
| | ドパミンやノルアドレナリン投与量 | 24 時間以内に増量がない |
| **その他** | ・ショックに対する治療が施され，病態が安定している<br>・自発覚醒トライアル（SAT）および自発呼吸トライアル（SBT）が行われている<br>・出血傾向がない<br>・動く時に危険となるラインがない<br>・頭蓋内圧（ICP）＜20 cm $H_2O$<br>・患者または患者家族の同意がある | |

元の血圧を加味すること．各数字については経験論的なところもあるのでさらに議論が必要である

　　CABG 術後で脳卒中発症リスクが高くなる．

●**視診・触診・聴診**：顔色や表情，創部の状態，四肢冷感，浮腫の有無，肺音などをできるだけ詳細に評価する．

●**血行動態の把握**：投薬状況に加え，輸液投与などボリューム管理はどうしているかを把握する．本症例は，利尿薬（スピロノラクトン 25 mg 1 錠，フロセミド 40 mg 1 錠）による血管内脱水や電解質異常に注意し，利尿とともに飲水も励行した．運動負荷前・中・後のバイタルサインの確認は必須である．Borg scale も運動前・中・後だけでなく，時間が経ってからの全体の疲労感（リハビリテーション全体の疲れはどうだったかなど）も聴取するほうが望ましい．

●**発熱**：体温，白血球値，好中球値，CRP 値なども必ず確認する．

●**嘔気・嘔吐**：全身麻酔の影響が残っている可能性がある．

●**無気肺や肺炎など術後呼吸器合併症**：早期離床が予防に効果的である．

●**疼痛評価**：創部痛（本症例は胸部正中切開創と下肢のグラフト採取部）と胸部

（狭心）症状とを鑑別する．糖尿病を有していると自覚症状がない場合もある．まれに疼痛部位が創部痛でない場合もあり，ドレーン刺入部あるいはドレーンが触れているために起こる肋間神経痛（留置位置の問題）の可能性も考える．これらは数日後にドレーンを抜去できれば解決される．患者への説明（不安の緩和），医師への報告（鎮痛薬の追加処方）が大切である．

- **嚥下機能**：経口摂取はしっかりできているか，栄養状態を確認する．
- **ドレーン出血**：一般的な再開胸止血術の基準は，400 mL 以上/h または 200 mL/h の出血が 4 時間以上継続する場合である．なお，中心静脈圧の上昇，頻脈，血圧低下など心タンポナーデの所見がみられたら再開胸が必要である．
- **術直後からの早期離床への理解**：本症例には，医師とともに必要性などをていねいに説明することで理解が得られた．
- **心電図の確認**：術前の 12 誘導心電図，ICU 退室時あるいは病棟帰棟時の 12 誘導心電図は，必ず確認する．また，訪床直前にモニター心電図に異常はないか，不整脈の履歴はないかも必ず確認する．

 **臨床推論**

### 1．大動脈内バルーンパンピング法留置・抜去に関して

- 本症例は，術前のカテーテル室で大腿動脈に IABP を挿入された．適応としては，緊急手術前の一時的な血行動態の改善，危険な冠動脈病変（ふつうは左冠動脈主幹部）をもつ，または重篤な左室不全のあるハイリスク患者への予防的挿入[15]である．術後の ICU では，IABP のウィーニングのために血行動態の安定を確認する．特に遠位部への灌流の確認は必須である．バルーン抜去時には，凝固機能のパラメータを確認する[15]．本症例は IABP 抜去後，背臥位において最低 4 時間の絶対安静指示のため日中の離床は困難と考えられた．安静度解除後，理学療法士が医師や ICU 看護師らとともに自動運動・寝返り・起き上がり動作とその際の血行動態を評価すべきと考えられた．
- ガイドライン[9]では，運動負荷に対する生体反応からステップアップの基準が示されている（表 4）．これらを参考にしつつ，各施設で設ける基準に従い進めていくべきである．なお，本症例は 200 m 歩行負荷試験もスムーズに実行できた．

 ## エキスパートへのワンポイント講座

▶ fast-track とは，主に外科分野で導入されているいわゆる超早期クリニカルパスのようなものである．術前検査などから始まり，術後数日で退院するまで急速に進行する周術期プロトコルを指す．短時間作用性麻酔薬の選択と用量設定，基準化された高度な手術手技，術後疼痛コントロール，早期抜管，早期離床，早期食事開始，早期歩行を目指す[16]．術後 8 時間以内の早期抜管例を fast-track 群とし，従来の治療群と比較したところ，抜管が半日ほど早く ICU 期間は短いが入院期間は同等で

### 表4 運動負荷試験の判定基準（ステップアップの基準）

1. 胸痛，強い息切れ，強い疲労感（Borg sale＞13），めまい，ふらつき，下肢痛なし
2. 他覚的にチアノーゼ，顔面蒼白，冷汗が認められない
3. 頻呼吸（30回/分以上）を認めない
4. 運動による不整脈の増加や心房細動へのリズム変化がない
5. 運動による虚血性心電図変化がない
6. 運動による過度の血圧変化がない
7. 運動で心拍数が30 bpm以上増加しない
8. 運動により経皮的動脈血酸素飽和度（$SpO_2$）が90%以下に低下しない

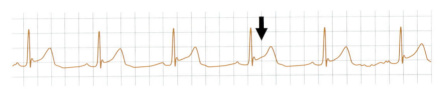

図2 モニター心電図が示す急性心膜炎のST上昇

あったことより[17]，在院日数というより早期離床に非常に有効であることがわかる．
▶人工呼吸器の装着期間が長期化すると，人工呼吸器関連肺炎をはじめとした多くの合併症を引き起こし，生命予後を悪化させることが知られている．人工呼吸器からの早期離脱はADLやQOLを改善させる．ウィーニングは，医師以外の職種であっても訓練された専門チームが自発覚醒トライアル（SAT：spontaneous awakening trial）および自発呼吸トライアル（SBT：spontaneous breathing trial）のプロトコルに従って進めると，人工呼吸器の装着期間が短縮する[18]．
▶SAT，SBT，抜管に関しては「人工呼吸器離脱に関する3学会合同プロトコル」に成功基準などが記載されている[19]．
▶体液貯留を改善するために水利尿薬（トルバプタン）を処方されることも多くなっているため，大量の排尿によりボリューム不足（血管内脱水など）に陥っていないかの定期的な血圧確認と飲水を励行する．
▶心臓リハビリテーション開始時の注意点として，心電図の確認時にSTが上昇しているような所見を認めることがある．これは術直後の心膜炎の場合が多く，急性心外膜炎はaVRを除く広範な誘導でSTが上昇し，上方凹型を呈する（図2）．手術による心膜の炎症性変化や心筋障害などが原因であるため，基本的に歩行の制限因子とはならない．経過とともに改善していくことを理解しておく．

##  理学療法計画の評価および検証（Check）

### 1. リスクマネジメントの評価

- **血行動態の安定化**：ICUでは，強心薬は使用せず（カテコラミン類を使用予定だったが血圧安定していたため），血管拡張薬（ミオコール2.0 mL/hr，ニカルジピン塩酸塩2.0 mL/hr）を使用した．術後2日目に点滴を終了し，それ以降

Ca拮抗薬と硝酸薬（貼付薬）が処方されている．理学療法時には，離床・姿勢変化による血圧低下や，歩行による一過性の下肢骨格筋への血流再配分にも十分に注意した結果，順調な経過が得られた．

- **体重変化**：術後1日目は術前より+3.1 kg，術後2日目は術前より+3.8 kgだったが，術後5日目には術前と同等，退院時には術前より−2 kgと順調な経過をたどった．
- **創部痛**：術直後から3日間ペンタゾシン注射液15 mgが投与され，毎食後にロキソプロフェンナトリウム錠60mg1錠を内服し，疼痛のコントロールがされていた．理学療法の開始時におけるvisual analogue scale（VAS）は安静時で83 mm，動作時で94 mmであったが，心臓リハビリテーション室での初回時にはVASは安静時で0 mm，動作時で15 mmと改善を認め，疼痛自制内であった．
- **ICU抜管前後の血液ガス**：pH 7.417 → 7.418，酸素分圧 91.8 → 101.2 Torr，二酸化炭素分圧 37.1 → 37.0 Torrと良好であった．
- **腎機能**：ICUから時間尿60 mL以上維持され，理学療法後に尿量が減少することはなかった．医師や薬剤師が推算糸球体濾過量（eGFR：estimate glomerular filtration rate）などの腎機能・電解質のモニタリングを継続し，内服薬は処方されていた．運動負荷に対する腎機能の低下も認めなかった．
- **不整脈の出現**：術後3日目では一過性に心房細動・心房粗動が生じたが，ランジオロール塩酸塩3γにてレートコントロール後，洞調律に復帰した．術後4日目ではランジオロール塩酸塩を中止し，ビソプロロールフマル塩酸2.5 mgの内服開始となった．理学療法進行の遅延には至らなかった．

## 2．冠危険因子に対する対策

- 脂質異常症に対して，術直後からアトルバスタチンカルシウム水和物10 mg1錠が処方され，退院後初回外来時に二次予防未到達（ACSは，『動脈硬化性疾患予防ガイドライン2017年版』の冠動脈疾患二次予防のLDLコレステロール管理目標として「70 mg/dL未満」を考慮する病態に含まれている）と判断され，エゼチミブ錠10 mg 1錠が追加処方されている．有酸素運動の脂質減少効果は長期間で得られるため，継続して身体活動量の増加を促していくことが必要と考えられた．
- 禁煙指導は医師や看護師の主導で行われたが，理学療法時も確認した．

## 3．患者指導

- 管理栄養士による入院時の栄養指導（1回目）は，入院から1週間程度で実施された．食事摂取は良好であることを確認し，濃い味嗜好で，昼食は外食が中心のため塩分制限の必要性を説明し，退院後は減塩（塩分6 g）に取り組むよう指導された．
- 術後7日目には薬剤師による服薬指導が行われた．

### 4．その他
- 術後の経胸壁心臓超音波検査から左心機能の改善を確認することも重要である．本症例は64.0％（Biplane法）と良好であった．
- 患者教育の一環として，自己管理の徹底のために「心臓病手帳」を配布した．また，入院中から手帳への記載をしてもらい，セルフチェックができているかを確認した．

## 臨床推論
- 本症例は，血行再建術による虚血解除および再灌流後，徹底したリスクマネジメントが奏功し，良好な経過が得られたと考えられた．
- 喫煙は，心大血管疾患にとって有病率や死亡率を上昇させる冠危険因子である．血管内皮機能の障害をもたらし，冠動脈における粥腫形成や攣縮の発生など，心大血管疾患の一次予防でも二次予防でも禁煙が必須事項となる[10]．
- 本症例は，発症時からLDLコレステロールが高値であった．LDLコレステロールは，投薬にて容易にコントロールできることが多い．さらに有酸素運動は脂肪組織から遊離脂肪酸の動員を増やし，骨格筋の脂肪代謝を亢進し，TG値の減少とともにLDLコレステロール値の低下とHDLコレステロール値を有意に上昇させる効果がある[10]．

## エキスパートへのワンポイント講座
▶ CABGにおいて，完全血行再建の精度を高めるために術中グラフト評価の重要性が指摘されている．transit-time flowmeter（TTFM）を用いた血流計測の分析において，術中グラフト評価は非常に有用であり，平均血流量＜20 mL/minは再吻合を考慮する必要が示唆されている[4,20,21]．本症例も術中のTTFMにてグラフト血流量が評価されている（＞25mL/min）．また，術後7日目に経胸壁心臓超音波検査でグラフトの拡張期血流を評価し，順調な経過が確認されている．筆者はグラフト開存率が良好であるかどうか，執刀医らの見解を確認するようにしている．

## 理学療法計画の改善および再計画（Action）

### 1．理学療法の再計画
- 外来リハビリテーションの目標は，①復職，②趣味の再開，③グラフト開存，再発予防である．

### 2．経　過
- 心電図は正常で，経胸壁心臓超音波検査の結果も収縮能および拡張能は正常であった．
- 外来時，心臓病手帳を持参し，血圧・体重・運動など各項目に記入できていた（セルフモニタリング）．

**表 5 心肺運動負荷試験の結果**

| | 退院前（術後 8 日目） | 退院 3 カ月後（術後 107 日目） |
|---|---|---|
| 負　荷 | AT まで | 症候限界性 |
| AT（METs） | 2.43 | 2.53 |
| Peak（METs） | — | 5.25 |
| $\Delta\dot{V}E$ vs $\Delta\dot{V}CO_2$ Slope | 36.7 | 30.4 |

AT：嫌気性代謝閾値

- 退院後の初回外来時の生化学検査にて TG は 153 mg/dL と高値を持続も，LDL コレステロールは 94 mg/dL と低下を認めた．スタチンの効果が大きいが，患者自身に内服のコンプライアンス維持とともに，有酸素運動継続の必要性を理解してもらうことが重要であると考えられた．
- 退院から 2 週経過後，外来の栄養指導（2 回目）で再確認し，体重はほぼ維持できていたが，食事内容から塩分過多であることがわかった．そのため，減塩を徹底するよう指導された．
- 退院約 3 週間後で復職し，退院後約 5 カ月で緩やかに趣味を再開した．
- 退院 1 カ月〜1 カ月半後，外来の栄養指導（3 回目）にて減塩およびコレステロールの摂取に注意できていることを確認・称賛し，現状維持を促している．そのまま減塩の徹底を継続するよう指導された．

### 3．再評価の結果（表 5）

- 約 5 カ月間のリハビリテーション終了時，TG は 120 mg/dL，LDL コレステロールは 59 mg/dL と脂質コントロールは良好となっている．

## 臨床推論

- 本症例は，ガイドライン[9]が示す米国心臓協会（AHA）/米国心臓血管呼吸リハビリテーション協会（AACVPR）による心血管疾患リハビリテーション二次予防プログラムの主要項目のうち，特に栄養カウンセリング（カロリー計算，食生活の評価と修正），脂質マネジメント（脂質・食生活・薬物療法の評価と修正），喫煙マネジメント（喫煙歴聴取，禁煙カウンセリング）が重要と考えられた．
- 体重管理は良好であり，患者教育の効果と考えられた．
- 心臓病手帳から十分に運動していると推察されていたが，心肺運動負荷試験の結果では日常の身体活動量の不足が考えられた（表 5）．そのため，さらなる身体活動量増加を促した．
- 静脈グラフトの粥状硬化や閉塞は，遠隔期の狭心症再発や心臓死亡の主要な原因とされる．大伏在静脈の 10 年開存率は 60% 以下であるのに対し，内胸動脈（ITA：internal thoracic artery）は 85〜90% で有意に良好である[4]．本症例においても 10 年以上の遠隔成績を良好に維持することを考慮して，外来リハビリテーション時の

表6　冠動脈バイパス術（CABG）後のグラフト開存率 （文献7）より一部改変転載）

| グラフト | 1年後 | 4〜5年後 | 10年後以上 |
| --- | --- | --- | --- |
| 大伏在静脈 | 75〜95% | 65〜85% | 32〜71% |
| 橈骨動脈 | 92〜96% | 90% | 63〜83% |
| 左内胸動脈 | >95% | 90〜95% | 88〜95% |
| 右内胸動脈 | >95% | >90% | 65〜90% |

患者指導は重要であると考えられた（**表6**）．

## エキスパートへのワンポイント講座

▶ 地域へ戻って心不全や心筋虚血，重症不整脈がなく低リスクに属した患者は，再発予防として非監視下運動療法の継続および疾患管理の徹底が推奨される．

▶ 再発予防に努めるための患者教育は，冠危険因子の是正，自己管理を徹底できるよう多職種で介入することが望ましく，「心臓病手帳」を医療者間や医療者と患者間で共通ツールにすることも工夫の一つである．本症例にも当院オリジナルの心臓病手帳を配布し，自己管理の徹底を随時促した．なお，初回のCABG術あるいは弁置換術後の患者への個別化された患者教育介入は，QOL，健康行動のパフォーマンス，うつ病，および不安という再入院因子に対して効果的であったと報告されている[22]．

## 本症例を振り返って

　虚血性心疾患に対するCABGに求められる大きな役割は，遠隔期成績が優れることであり，早期成績を損なうことなく遠隔期成績を最大限に引き上げるバイパスデザインが選択される．本症例のようなIABP挿入下のACS重症症例は，低心機能から多量の心作動薬を使用しても血圧が低く，吻合直後のグラフトパフォーマンスは，スパズムなども影響する動脈グラフトより静脈グラフトのほうが，術後急性期では供給血流量が安定するため有利に働く[5]．つまり，遠隔期成績のみを考えると動脈グラフトが適しているが，術前から低心機能および低血圧である重症症例はリスクマネジメント上，周術期の早期成績を優先しているのである．術後の理学療法を実践するうえで，静脈グラフトは歩行時の採取部の創部痛を誘発し，早期離床の妨げになる可能性はあるが，鎮痛剤などの工夫で補うことが可能である．そのようなバイパスデザインが選択された経緯や術後予想される血圧変動などを把握しておくことが重要である．また早期離床には，体重や尿量，血液所見からボリュームの評価を行い，姿勢変化や運動負荷に対する生体反応を明確に評価しなければならない．fast-trackのようないわゆるクリニカルパスがあるからといって，リスクマネジメントの徹底を決して怠ってはならない．退院後は社会的背景やQOLを考慮したうえで，適切なリハビリテーションプログラムをカスタマイズしながら，冠危険因子の是正などライフスタイル改善や再発予防に対

する啓発に取り組むことが重要と考えられる.

## 文　献

1) 森沢知之, 他：冠動脈バイパス術後リハビリテーション遅延の特徴とその関連因子. 日集中医誌　**21**：601–606, 2014
2) Hu J, et al：Global Incidence and Outcomes of Adult Patients With Acute Kidney Injury After Cardiac Surgery：A Systematic Review and Meta-Analysis. *J Cardiothorac Vasc Anesth*　**30**：82–89, 2016
3) 浅田祐士郎：病理からみた危険なプラーク. 心臓　**37**：112–116, 2005
4) 虚血性心疾患に対するバイパスグラフトと手術術式の選択ガイドライン（2011年改訂版；http://www.j-circ.or.jp/guideline/pdf/JCS2011_ochi_h.pdf）2018年4月26日閲覧
5) 鈴木友彰, 他（編）：成人心臓血管外科手術スキルアップガイド. 中外医学社, 2017
6) 澁川武志, 他：心臓血管外科手術における術前のリハビリテーション介入効果—Fast-Track Recovery Program を対象とした術前指導の有用性. *JJCR*　**19**：224–230, 2014
7) Windecker S, et al：2014 ESC/EACTS Guidelines on myocardial revascularization：The Task Force on Myocardial Revascularization of the European Society of Cardiology（ESC）and the European Association for Cardio-Thoracic Surgery（EACTS）Developed with the special contribution of the European Association of Percutaneous Cardiovascular Interventions（EAPCI）. *Eur Heart J*　**35**：2541–2619, 2014
8) Hillis LD, et al：2011 ACCF/AHA Guideline for Coronary Artery Bypass Graft Surgery：executive summary：a report of the American College of Cardiology Foundation/American Heart Association Task Force on Practice Guidelines. *Circulation*　**124**：2610–2642, 2011
9) 心血管疾患におけるリハビリテーションに関するガイドライン（2012年改訂版；http://www.j-circ.or.jp/guideline/pdf/JCS2012_nohara_h.pdf）2018年4月26日閲覧
10) 心大血管疾患理学療法診療ガイドライン（http://www.japanpt.or.jp/upload/jspt/obj/files/guideline/17_CVD.pdf）2018年4月26日閲覧
11) Motomura N, et al：First report on 30-day and operative mortality in risk model of isolated coronary artery bypass grafting in Japan. *Ann Thorac Surg*　**86**：1866–1872, 2008
12) 湯口　聡, 他：心臓外科手術後の100m歩行自立日は術前情報や手術情報から予測可能か？. PTジャーナル　**48**：989–994, 2014
13) 日本集中治療医学会　早期リハビリテーション検討委員会：集中治療室における早期リハビリテーション—早期離床やベッドサイドからの積極的運動に関する根拠に基づくエキスパートコンセンサス（http://www.jsicm.org/pdf/soki_riha1609.pdf）2018年4月26日閲覧
14) Blackwood B, et al：Use of weaning protocols for reducing duration of mechanical ventilation in critically ill adult patients：Cochrane systematic review and meta-analysis. *BMJ*　**342**：c7237, 2011
15) 天野　篤（監訳）：心臓手術の周術期管理. メディカル・サイエンス・インターナショナル, 2008, pp338–343
16) 澁川武志：心臓外科手術後の Super Fast-Track Recovery Program と理学療法. PTジャーナル　**46**：790–797, 2012
17) Wong WT, et al：Fast track cardiac care for adult cardiac surgical patients. Cochrane Database Syst Rev, 2016
18) Girard TD, et al：Efficacy and safety of a paired sedation and ventilator weaning protocol for mechanically ventilated patients in intensive care（Awakening and Breathing Controlled trial）：a randomised controlled trial. *Lancet*　**371**：126–34, 2008
19) 日本集中治療医学会, 他：人工呼吸器離脱に関する3学会合同プロトコール（http://www.jsicm.org/pdf/kokyuki_ridatsu1503b.pdf）2018年4月26日閲覧
20) Kuroyanagi S, et al：Advantages of intraoperative fluorescence imaging during coronary artery bypass grafting. *J Jpn Coron Assoc*　**19**：223–227, 2013
21) Takamori T, et al：Experimental study of graft flow analysis for coronary artery bypass grafting. *J Jpn Coron Assoc*　**18**：12–20, 2012
22) Fredericks S, et al：Clinical effectiveness of individual patient education in heart surgery patients：A systematic review and meta-analysis. *Int J Nurs Stud*　**65**：44–53, 2017

## よく迷い苦しむ難渋症例の攻略

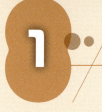

# 1 慢性腎臓病を合併した心不全症例

◆堀健太郎[*1] ◆齊藤正和[*1]

### Summary

本症例は，慢性心不全増悪にて入院加療となった慢性腎臓病（CKD：chronic kidney disease）G4 を有する高齢女性である．入院後早期より理学療法を開始したが，心不全加療中に持続的腎代替療法（CRRT：continuous renal replacement therapy）を要する急性腎障害（AKI：acute kidney injury）を併発するなど心不全治療に難渋した．理学療法中断や長期間の入院加療を要したが，病態に応じたリスク管理および理学療法を展開し，日常生活動作（ADL）能力の低下をきたすことなく退院となった．

### Key Words

慢性腎臓病，急性腎障害，worsening renal failure，Nohria-Stevenson 分類，腎代替療法

## 基礎的情報と医学的情報

**診断名**：慢性心不全増悪，New York Heart Association（NYHA）の心機能分類 Ⅱs 度．
**年齢・性別・身長・体重・BMI**：77 歳，女性，155 cm，54 kg，22.5 kg/m²．
**基礎疾患**：大動脈弁逆流症，無症候性心筋虚血．
**手術歴**：大動脈弁置換術，冠動脈バイパス術〔左内胸動脈-左前下行枝（LITA-LAD），右内胸動脈-第 2 対角枝（LITA-D2），大動脈-橈骨動脈-後側壁枝（Ao-Lt.RA-#14-3）〕．
**既往歴**：慢性心不全，CKD（G4），高血圧症，脂質異常症，両側変形性膝関節症．
**現病歴**：10 年前に大動脈弁置換術および冠動脈バイパス術を施行し，近医にて経過

---

[*1] Kentaro Hori, Masakazu Saito/榊原記念病院 リハビリテーション科

観察中であった．入院2〜3週間前から下腿浮腫を認めていたが，自己判断により経過観察していた．入院2〜3日前から下腿浮腫の増悪および顔面の浮腫も出現し始め，徐々に軽労作での息切れを自覚するようになったため，かかりつけ医を受診したところ心不全増悪の疑いのため当院紹介受診となった．来院時，軽度の肺うっ血ならびに右胸水貯留，著明な下腿浮腫，軽労作での息切れおよびN末端プロ脳性ナトリウム利尿ペプチド（NT-proBNP）の上昇を認め，慢性心不全増悪の診断で入院となった．

**医学的情報**

①意識レベル：Glasgow Coma Scale（GCS）E4 V5 M6.

②バイタルサイン：血圧132/58 mmHg，心拍数75 bpm（洞調律），経皮的酸素飽和度（SpO$_2$）98%（2 L経鼻カニューレ）.

③クリニカルシナリオ（CS：clinical scenario）：CS2.

④Nohria-Stevenson分類：B（wet & warm）.

⑤胸部X線：心胸郭比（CTR）60%，肺うっ血軽度，右胸水貯留

⑥血液生化学検査：推算糸球体濾過（eGFR）2.7 mL/min/1.73 m$^2$，クレアチニン（Cr）1.67 mg/dL，尿素窒素（BUN）32.4 mg/dL，ヘモグロビン（Hb）9.6 g/dL，アルブミン（Alb）3.4 g/dL，ナトリウム（Na）139 mEq/L，カリウム（K）4.4 mEq/L，総ビリルビン（T-Bil）0.5 mg/dL，NT-proBNP 2546.0 pg/mL.

⑦経胸壁心臓超音波検査：左室駆出率57%，左室拡張末期径42 mm，左室収縮末期径30 mm，左房径45 mm，左室急速流入血流速度（E）/心房収縮期流入血流速度（A）1.5，E/e′ 46.89，E波の減衰時間（DcT）200 ms，下大静脈径（IVC）19 mm（呼吸性変動<50%）左室壁運動は異常なし.

⑧弁膜症：僧帽弁逆流は軽度，三尖弁逆流は軽度〜中等度，人工弁は異常なし.

⑨冠動脈造影：術後バイパスグラフト開存.

**入院前の内服薬状況：**アテノロール25 mg 1T1（1日1錠）×朝，アスピリン100 mg 1T1×朝，ヒドロクロロチアジド12.5 mg 1T1×朝，クエン酸第一鉄ナトリウム50 mg 1T1×朝，ロサルタン50 mg 2T2（1日2錠）×朝夕，ドキサゾシン2 mg 1T1×夕，アムロジビン10 mg 1T1×夕.

**入院前の生活状況：**夫および息子夫婦との4人暮らしで，入院前のADLはすべて自立していた（Barthel index：100点）.外出は週に2，3回の買い物程度で定期的な運動習慣はなかった．また，変形性膝関節症があり屋外では杖を使用することもあった．今回の心不全増悪に陥る明らかな要因は認められなかった.

**理学療法開始までの治療経過：**入院後は，うっ血の改善を目的に内服薬調整および利尿薬（カルペリチド）の持続投与が開始された．尿量は1,500 mL/日程度得られていたが，水分出納ではマイナスバランスには至らず，下腿浮腫および労作時の息切れも残存していた．しかしながら高齢であり，ADL能力ならびに身体機能の低下予防を目的に第3病日から理学療法開始となった.

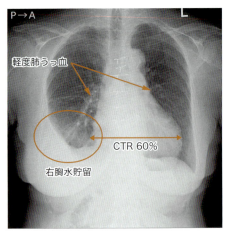

**図1 胸部X線（入院時）**
CTR：心胸郭比

## 初期の理学療法評価と臨床推論

 **初期の理学療法評価（第3病日）**

- 意識レベル：GCS E4 V5 M6，血圧 110/58 mmHg，心拍数 74 bpm（洞調律），$SpO_2$ 99%（2 L経鼻カニューレ）．
- 体重：54.0 kg（前日 −0.2 kg）．
- 前日尿量：1,300 mL/日．水分出納：+78 mL/日．
- Nohria-Stevenson 分類：B（wet & warm）．
- 胸部X線（入院時所見：図1）：CTR 60%，肺うっ血軽度，右胸水貯留．
- 内服薬：アテノロール 25 mg 1T1×朝，アスピリン 100 mg 1T1×朝，クエン酸第一鉄ナトリウム 50 mg 1T1×朝，ロサルタン 50 mg 2T2×朝夕，ドキサゾシン 2 mg 1T1×夕，アムロジピン 10 mg 1T1×夕．点滴薬：カルペリチド 0.025 γ．
- 血液生化学検査（入院時所見）：eGFR 22.7 mL/min/1.73 $m^2$，Cr 1.67 mg/dL，BUN 32.4 mg/dL，Hb 9.6 g/dL，Alb 3.4 g/dL，Na 139 mEq/L，K 4.4 mEq/L，T-Bil 0.5 mg/dL，NT-proBNP 2546.0 pg/mL．
- 関節可動域：異常なし．四肢筋力：medical research council（MRC）48点．
- 日常生活活動：清拭・整容・食事は息切れなし，トイレ歩行は軽度息切れあり．

 **初期の臨床推論**

**1．診断名・基礎疾患・現病歴**

- 本症例は，数年前に大動脈弁置換術ならびに冠動脈バイパス術を施行しているが，入院前のNYHAの心機能分類もⅡs度であり，日常生活における身体活動は保たれており，経胸壁心臓超音波検査上でも明らかな心機能低下は認めていなかった．

- 繰り返す心不全増悪を予防するためには，心不全の増悪要因の把握が重要となるが，明らかな過労，怠薬，水分摂取過剰，感染症管理などの疾病管理の不徹底などは認めなかった．
- 本症例の心不全増悪の原因としては，左室拡張障害，中等度三尖弁逆流に加えて，CKDや貧血など，さまざまな病態が複合的に関与したものと考えられた．

### 2．既往歴
- 本症例はステージ G4 の CKD を有しており，利尿薬による治療を中心とする心不全治療に抵抗性を示す可能性や，AKI の発症リスクが高いことを考慮して理学療法を実施する必要性が考えられた．

### 3．ADL 能力
- 本症例は，ADL 能力低下のリスクを複数保有していることから，退院時に ADL 能力が低下する可能性が示唆された．
- 入院前の ADL は自立していたが，理学療法開始時は，トイレ歩行程度で軽度の呼吸困難感を呈する状態であり，できる ADL と許容できる ADL との間に乖離が生じていた．

### 4．治療経過
- 本症例の入院時のクリニカルシナリオは 2 であり，Nohria-Stevenson 分類も B（wet & warm）であることから，うっ血が主体の病態であることが推察された．したがって，急性期の心不全治療としては体液管理が主体となるが，既往に CKD があることからも体液管理に難渋する可能性があることが予測された．
- 実際に内服薬の調整に加えて，カルペリチドの持続投与を開始したものの水分出納は平衡状態を呈しており，うっ血ならびに軽労作に伴う呼吸困難感が残存していた．

## エキスパートへのワンポイント講座

### 1．基礎疾患および病態理解

　慢性心不全の基礎疾患を把握しておくことは，病態を適切に捉えるうえでの基本となる．慢性心不全とは，「慢性の心筋障害により心臓のポンプ機能が低下し，末梢臓器の酸素需要に見合うだけの血液量を絶対的または相対的に拍出できない状態」と定義されており，心不全に陥る基礎疾患が必ず存在する．また，急性心不全症例における理学療法プログラムを構築するうえでは，入院時（来院時）の全身状態に加えて，入院から理学療法開始までの治療内容および治療に対する客観的指標の反応性および呼吸困難感などの自覚症状の変化を包括的に捉える必要がある．

### 2．New York Heart Association（NYHA）の心機能分類

　NYHA の心機能分類（表1）は，ニューヨーク心臓協会によって定義された心機能の重症度分類である．種々の身体労作により生じる自覚症状に基づいてⅠ～Ⅳ度に分類される．近年では，ⅡS（slight limitation）とⅡM（moderate limitation）に細分化することが提案されている．入院前の NYHA 心機能分類を把握し

## 表1　New York Heart Association（NYHA）の心機能分類

| Ⅰ度 | 身体活動に制限のない心疾患患者<br>日常生活における身体活動では，疲労，動悸，呼吸困難や狭心痛が起きない |
|---|---|
| Ⅱ度 | 身体活動に軽度制限のある心疾患患者<br>安静時には症状がない．日常生活における身体活動で疲労，動悸，呼吸困難や狭心痛が起きる |
| Ⅲ度 | 身体活動に高度制限のある心疾患患者<br>安静時には症状がない．日常生活以下の身体活動で疲労，動悸，呼吸困難や狭心痛が起きる |
| Ⅳ度 | いかなる身体活動を行うにも症状を伴う心疾患患者<br>安静時にも心不全や狭心症の症状が存在し，身体活動によって症状が増悪する |

ⅡS（slight）度：身体活動に軽度制限，ⅡM（moderate）度：身体活動に中等度制限

ておくことは，理学療法の目標設定をするうえでも有用な指標となる．

### 3．クリニカルシナリオ（CS）

CS（表2）は，Mebazaa ら[1] によって提唱された急性心不全初期の病態分類である．収縮期血圧をもとにCS 1〜5 に分類され，分類ごとの大まかな治療方針が定められている．したがって，入院時のCS を把握しておくことは，入院後の治療計画や大まかな病態の推移を予測するために有用な指標となる．

### 4．Nohria-Stevenson 分類

Nohria-Stevenson 分類（図2）は，2003 年に Nohria ら[2] により提唱された心不全の病態分類の一つである．心不全の病態をうっ血所見と低灌流所見の有無から判断し，4 つに分類したものである．心不全の病態を非侵襲的に分類できるため，正確な評価には熟練を要するものの，理学療法士が行う評価としても利用できる指標であり，心不全の治療に対する反応や推移を判断するためにも有用である．

### 5．慢性腎臓病（CKD）

CKD は，腎障害を示唆する所見（検尿異常，画像異常，血液異常，病理所見など）の存在および GFR 60 mL/min/1.73 m$^2$ 未満の片方または両方が 3 カ月以上持続する場合と定義され，表3 のように重症度が分類されている[3]．心機能と腎機能は相互に影響している（心腎連関）ことが知られており，CKD は心不全の予後予測因子として重要である．わが国で行われた急性心不全患者に対する多施設レジストリーである ATTEND 研究においては，eGFR が 50 mL/min/1.73 m$^2$ 以下の症例では，入院中の死亡率が高値であったと報告されている[4]．さらにCKD を有する心不全症例では，体液管理に難渋することに加えて，急性腎障害の発症リスクが高いことが特徴とされている．

### 6．日常生活動作（ADL）能力

ADL 能力は，高齢心不全患者の予後規定因子となることが報告されており[5]，入院後は可能な限り早期に入院前の ADL 能力を把握しておくことが必要である．心不全患者における退院時 ADL 能力低下の規定因子としては，加齢や貧血が報告されている[6]．

## 表2 クリニカルシナリオ（CS）

| CS1<br>SBP＞140 mmHg | CS2<br>SBP100～140 mmHg | CS3<br>SBP＜100 mmHg | CS4<br>急性冠症候群 | CS5<br>右心不全 |
|---|---|---|---|---|
| ・急激に発症する<br>・主病態はびまん性肺水腫<br>・全身性浮腫は軽度（体液量が正常または低下している場合もある）<br>・急性の充満圧の上昇<br>・左室駆出率は保持されていることが多い<br>・病態生理としては血管性 | ・徐々に発し体重増加を伴う<br>・主病態は全身性浮腫<br>・肺水腫は軽度<br>・慢性の充満圧，静脈圧や肺動脈圧の上昇<br>・その他の臓器障害（腎機能障害や肝機能障害，貧血，低アルブミン血症） | ・急激あるいは徐々に発症する<br>・主病態は低灌流<br>・全身浮腫や肺水腫は軽度<br>・充満圧の上昇<br>・以下の2つの病態がある<br>①低灌流または心源性ショックを認める場合<br>②低灌流または心源性ショックがない | ・急性心不全の症状および徴候<br>・急性冠症候群の診断<br>・心臓トロポニンの単独の上昇だけではCS4に分類しない | ・急激または緩徐な発症<br>・肺水腫はない<br>・右室機能不全<br>・全身性の静脈うっ血所見 |
| 治　　療 ||||| 
| ・NPPVおよび硝酸薬<br>・容量過負荷がある場合を除いて利尿薬の適応はほとんどない | ・NPPVおよび硝酸薬<br>・慢性の全身性体液貯留が認められる場合に利尿薬を使用 | ・体液貯留所見がなければ容量負荷を試みる<br>・強心薬<br>・改善が認められなければ肺動脈カテーテル<br>・血圧＜100 mmHgおよび低灌流が持している場合には血管収縮薬 | ・NPPV<br>・硝酸薬<br>・心臓カテーテル検査<br>・ガイドラインが推奨するACSの管理（アスピリン，ヘパリン，再灌流療法）<br>・大動脈内バルーンパンピング | ・容量負荷を避ける<br>・SBP＞90 mmHgおよび慢性に全身性体液貯留が認められる場合に利尿薬を使用<br>・SBP＜90 mmHgの場合は強心薬<br>・SBP＞100 mmHgに改善しない場合は血管収縮薬 |

SBP：収縮期血圧，NPPV：非侵襲的陽圧換気，ACS：急性冠症候群

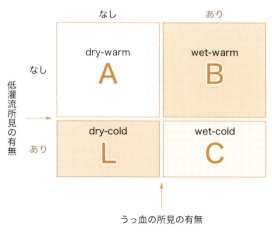

図2 Nohria-Stevenson 分類

表3 慢性腎臓病（CKD）の重症度分類

| 原疾患 | 蛋白尿区分 | | A1 | A2 | A3 |
|---|---|---|---|---|---|
| 糖尿病 | 尿アルブミン定量（mL/日）尿アルブミン/Cr比（mg/gCr） | | 正常 | 微量アルブミン尿 | 顕性アルブミン尿 |
| | | | 30未満 | 30～299 | 300以上 |
| 高血圧<br>腎炎<br>多発性嚢胞腎<br>移植腎<br>不明<br>その他 | 尿蛋白定量（g/日）尿蛋白/Cr比（g/gCr） | | 正常 | 軽度蛋白尿 | 高度蛋白尿 |
| | | | 0.15未満 | 0.15～0.49 | 0.50以上 |
| GFR区分<br>(mL/分/<br>1.73 m²) | G1 | 正常または高値 | ≧90 | | |
| | G2 | 正常または軽度低下 | 60～89 | | |
| | G3a | 軽度～中等度低下 | 45～59 | | |
| | G3b | 中等度～高度低下 | 30～44 | | |
| | G4 | 高度低下 | 15～29 | | |
| | G5 | 末期腎不全（ESKD） | <15 | | |

重症度は原疾患・GFR区分・蛋白尿区分を合わせたステージにより評価する．CKDの重症度は死亡，末期腎不全，心血管死亡発症のリスクを　　　　　のステージを基準に，　　，　　，　　の順にステージが上昇するほどリスクは上昇する（KDIGO CKD guideline 2012 日本人用に改変）．

# 理学療法PDCAサイクルから考える臨床推論①
## ～入院から急性腎障害（AKI）発症に至るまでのうっ血に対する治療期～

### 理学療法計画（Plan）

#### 1．問題点
- 心不全治療（体液管理）が難渋（肺うっ血の遷延，労作時呼吸困難感の残存）している．
- 身体機能およびADL能力の低下リスクが高い．

#### 2．理学療法の目標
- 治療状況に応じた離床および活動範囲を調整する．
- 身体機能およびADL能力の維持を図る．

#### 3．考えられるリスク・リスク層別化
- 心不全の増悪．

- 腎機能障害の進展および AKI の発症．
- 身体機能および ADL 能力の低下．

### 臨床推論

- 本症例の理学療法初期評価時は，内服薬調整ならびにカルペリチド投与による肺うっ血の改善が不十分であり，入院時と変わらず Nohria-Stevenson 分類 B に該当する状態であった．
- この時期は過度な身体活動は呼吸困難感の増悪をもたらすだけでなく，心不全そのものを増悪させる可能性もあることから，治療に対する反応性を確認し，呼吸循環動態に合わせた活動範囲の調整および身体機能維持のための理学療法プログラムの立案が必要と考えられた．

## 理学療法計画の実行（Do）

### 1．理学療法開始（第 3 病日）から第 6 病日まで（表 4）
- 自重負荷を用いたレジスタンストレーニング（スクワット，カーフレイズ）を 10 回 3 セット行った．
- 病棟での歩行練習は，血圧，心拍数，$SpO_2$ などの呼吸循環動態の変化ならびに息切れや疲労感（Borg scale 12）などの自覚症状を包括的に観察しながら実施した．また，自重負荷を用いたレジスタンストレーニングの負荷設定は表 5 のステップ①に準じて[7]，10 回 1 セットから開始し 3 セットまで回数を漸増した．病棟内での活動範囲は，理学療法中の反応を参考にしながら連続歩行 30〜50 m 程度で調整した．

### 2．第 7〜11 病日まで（表 4）
- 自重負荷を用いたレジスタンストレーニング（スクワット，カーフレイズ）を 10 回 3 セット行った．
- 病棟での歩行練習は，前日までと同様に呼吸循環動態を観察しながら病棟内歩行を実施し，連続 50 m 程度から 200 m まで適宜拡大した．

### 3．第 12〜14 病日まで（表 4）
- 自重負荷を用いたレジスタンストレーニング（スクワット，カーフレイズ）を 10 回 3 セット行った．
- 病棟での歩行練習は（200 m から 50 m 程度へ漸減）レジスタンストレーニング時の休息時間の延長および連続歩行距離を縮小し実施した．

### 臨床推論

- 病棟内 ADL は，清拭，整容，食事動作に加えて，トイレ動作程度は軽度の呼吸困難感を呈するものの許容できる範囲と判断した．そのため，肺うっ血の客観的指標および自覚症状が改善し，Nohria-Stevenson 分類 B より A の方向へ治療効果を認

## 表4 入院から退院までの経過表

| 病日 | | 1 | 2 | 3 | 4 | 5 | 6 | 7 | 8 | 9 | 10 | 11 | 12 | 13 |
|---|---|---|---|---|---|---|---|---|---|---|---|---|---|---|
| 病棟 | | 一般病棟 | | | | | | | | | | | | |
| 血液生化学検査 | Cr (mg/dL) | 1.67 | | | | 1.63 | | | 1.60 | | | | | |
| | BUN (mg/dL) | 32.4 | | | | 30.3 | | | 37.9 | | | | | |
| | eGFR (mL/min/1.73 m²) | 22.7 | | | | 23.3 | | | 23.8 | | | | | |
| | Hb (g/dL) | 9.6 | | | | 10.3 | | | | | | | | |
| | Na (mEq/L) | 139 | | | | 138 | | | 136 | | | | | |
| バイタルサイン | BP (mmHg) | 132/58 | 124/65 | 110/58 | 120/60 | 128/50 | 122/68 | 110/58 | 126/68 | 124/56 | 118/58 | 98/50 | 98/50 | 96/50 |
| | HR (bpm) | 75 | 65 | 74 | 76 | 74 | 80 | 72 | 72 | 72 | 66 | 66 | 66 | 66 |
| | SpO₂ (%) | 98 | 99 | 98 | 97 | 98 | 98 | 97 | 99 | 99 | 98 | 99 | 98 | 97 |
| 酸素療法 | | 2㍑ NC | 2㍑ NC | 2㍑ NC | 2㍑ NC | off | | | | | | | | |
| 体重 (kg) | | 54.1 | 53.9 | 54.0 | 54.4 | 53.9 | 53.7 | 51.2 | 50.9 | 50.3 | 50.8 | 50.4 | 50.6 | 51.1 |
| 水分出納 | 尿量 (mL/日) | 1,300 | 1,300 | 1,700 | 1,600 | 2,050 | 3,250 | 1,100 | 2,200 | 2,000 | 2,100 | 1,900 | 1,300 | 1,200 |
| | CHDF 除水量 (mL/時間) | | | | | | | | | | | | | |
| | インアウトバランス (mL/日) | 78 | | -452 | 690 | -948 | -2,138 | 353 | -597 | -850 | -1,022 | -682 | 177 | -36 |
| 点滴・注射 | | カルペリチド 0.025γ | カルペリチド 0.025γ | カルペリチド 0.025γ | カルペリチド 0.025γ | カルペリチド 0.025γ | カルペリチド 0.025γ | カルペリチド 0.025γ | カルペリチド 0.025γ | カルペリチド 0.025γ | カルペリチド 0.025γ | カルペリチド 0.025γ | カルペリチド 0.025γ | カルペリチド 0.025γ |
| | | | | | | | フロセミド 20 mg | フロセミド 20 mg | フロセミド 20 mg | フロセミド 20 mg | フロセミド 20 mg | フロセミド 20 mg | フロセミド 20 mg | フロセミド 20 mg |
| | | | | | | | フロセミド 20 mg | | フロセミド 20 mg | | | | | |
| 内服薬 | アテノロール 25 mg | | | | | | | | | ○ | ○ | ○ | ○ | ○ |
| | アスピリン 100 mg | ○ | ○ | ○ | ○ | ○ | ○ | ○ | ○ | ○ | ○ | ○ | ○ | ○ |
| | ロサルタン 50 mg | ○● | ○● | ○● | ○● | ○● | ○● | ○● | ○● | ○● | ○● | ○● | ○● | ○● |
| | ドキサゾシン 2 mg | ● ● | ● ● | ● ● | ● ● | ● ● | ● ● | ● ● | ● ● | ● ● | ● ● | ● ● | ● ● | ● ● |
| | アムロジピン 100 mg | ● | ● | ● | ● | ● | ● | ● | ● | ● | ● | ● | ● | ● |
| | アゾセミド 30 mg | | | | | | | | | | | | | |
| | トルバプタン 3.75 mg | | | | | | | | | | | | | |
| | トルバプタン 7.5 mg | | | | | | | | | | | | | |
| | トルバプタン 15 mg | | | | | | | | | | | | | |
| 歩行 | | | | 30 m | 30 m | 50 m | 50 m | 50 m | 100 m | 100 m | 200 m | 200 m | 200 m | 100 m |
| 理学療法 | RT (自重) 10回3セット | | | | | | | | | | | | | |
| | 自転車エルゴメーター | | | | | | | | | | | | | |
| | RT (マシン) 15回2セット | | | ◎ | ◎ | ◎ | ◎ | ◎ | ◎ | ◎ | ◎ | ◎ | ◎ | ◎ |
| 備考 | | | | | | | | | | | | | | |

○：朝、●：夕、◎：実施
Cr：クレアチニン、BUN：尿素窒素、eGFR：推算糸球体濾過、Hb：ヘモグロビン、Na：ナトリウム、BP：血圧、HR：心拍数、SpO₂：経皮的動脈血酸素飽和度、NC：経鼻カニューレ、CHDF：持続的血液濾過透析、RT：レジスタンストレーニング

## 表4 入院から退院までの経過表 (つづき)

| 病日 | | 14 | 15 | 16 | 17 | 18 | 19 | 20 | 21 | 22 | 23 | 24 | 25 |
|---|---|---|---|---|---|---|---|---|---|---|---|---|---|
| 病棟 | | | | | | | | | | | ⇒集中治療室 | | |
| 血液生化学検査 | Cr (mg/dL) | | 2.28 | 2.14 | 2.06 | | 2.23 | 2.34 | | 2.55 | 2.59 | 1.83 | 2.55 |
| | BUN (mg/dL) | | 77.4 | 75.7 | 71.5 | | 64.7 | 63.4 | | 64.6 | 66.1 | 45.5 | 70 |
| | eGFR (mL/min/1.73 m²) | | 16.2 | 17.3 | 18.0 | | 16.5 | 15.7 | | 14.3 | 14.0 | 20.5 | |
| | Hb (g/dL) | | 9.0 | 9.0 | 8.9 | | 8.9 | 8.4 | | 11.5 | 11.3 | 11.4 | 11.5 |
| | Na (mEq/L) | | 120 | 118 | 122 | | 126 | 128 | | 126 | 127 | 134 | |
| バイタルサイン | BP (mmHg) | 102/50 | 105/58 | 110/58 | 98/56 | 102/58 | 102/50 | 114/70 | 108/50 | 110/50 | 118/60 | 115/50 | 124/58 |
| | HR (bpm) | 66 | 66 | 72 | 60 | 72 | 60 | 66 | 62 | 60 | 66 | 60 | 70 |
| | SpO2 (%) | 98 | 98 | 99 | 97 | 98 | 98 | 98 | 99 | 98 | 98 | 97 | 98 |
| 酸素療法 | | 2ℓ NC | 2ℓ NC | 2ℓ NC | 2ℓ NC | 2ℓ NC | 2ℓ NC | 2ℓ NC | 2ℓ NC | 2ℓ NC | 2ℓ NC | 2ℓ NC | 2ℓ NC |
| 体重 (kg) | | 51.7 | 53.0 | 54.8 | 55.3 | 56.0 | 56.6 | 56.6 | 57.0 | 57.9 | 58.2 | | 52.3 |
| 水分出納 | 尿量 (mL/日) | 1,100 | 725 | 1,700 | 1,100 | 1,200 | 1,200 | 1,000 | 900 | 1,000 | 4,740 | 4,230 | 3,350 |
| | CHDF 除水量 (mL/時間) | | | | | | | | | | 40 ml/h | 40 ml/h off | |
| | インアウトバランス (mL/日) | 501 | 1,519 | -79 | 369 | 111 | -177 | -24 | -113 | -167 | -3,639 | -2,309 | -1,730 |
| 点滴・注射 | | カルペリチド 0.025 γ | カルペリチド 0.025 γ | カルペリチド 0.025 γ | カルペリチド 0.025 γ | カルペリチド 0.025 γ | カルペリチド 0.025 γ | カルペリチド 0.025 γ | カルペリチド 0.025 γ | カルペリチド 0.025 γ | カルペリチド 0.025 γ | カルペリチド 0.025 γ | カルペリチド 0.025 γ |
| | | フロセミド 20 mg / フロセミド 20 mg | | | | | | | | | フロセミド 20 mg →60 mg/dL 4 mL/h | フロセミド 60 mg/dL 3 mL/h | フロセミド 60 mg/dL 3 mL/h |
| 内服薬 | アテノロール 25 mg | ○ | ○ | ○ | ○ | ○ | ○ | ○ | ○ | ○ | ○ | ○ | ○ |
| | アスピリン 100 mg | ○ | ○ | ○ | ○ | ○ | ○ | ○ | ○ | ○ | ○ | ○ | ○ |
| | ロサルタン 50 mg | ○ | ○ | ○ | ○ | ○ | ○● | ○● | ○● | ○ | ○ | ○ | ○ |
| | ドキサゾシン 2 mg | ● | ● | ● | ● | ● | ● | ● | ● | ● | ● | ● | ● |
| | アムロジピン 100 mg | ● | ● | ● | ● | ● | ● | ● | ● | ● | ● | ● | ● |
| | アゾセミド 30 mg | ○ | ○ | ○ | ○ | ○ | ○ | ○ | ○ | ○ | ○ | ○ | ○ |
| | トルバプタン 3.75 mg | | | ○ | | | | | | | | | |
| | トルバプタン 7.5 mg | | | | ○ | ○ | | | | | | | |
| | トルバプタン 15 mg | | | | | | | | | | | | |
| 歩行 | | 50m | | | | | | | | | | | 30 m |
| 理学療法 | RT (自重) 10回3セット | ◎ | 中止 | 中止 | 中止 | 中止 | 中止 | 中止 | 中止 | 中止 | 中止 | ◎ | ◎ |
| | 自転車エルゴメーター | | | | | | | | | | | | |
| | RT (マシン) 15回2セット | | | | | | | | | | | | |
| 備考 | | | | | | | | | | | | | |

○：朝、●：夕、◎：実施
Cr：クレアチニン、BUN：尿素窒素、eGFR：推算糸球体濾過、Hb：ヘモグロビン、Na：ナトリウム、BP：血圧、HR：心拍数、SpO2：経皮的動脈血酸素飽和度、NC：経鼻カニューレ、CHDF：持続的血液濾過透析、RT：レジスタンストレーニング

## 表4 入院から退院までの経過表（つづき）

| 病日 | 26 | 27 | 28 | 29 | 30 | 31 | 32 | 33 | 34 | 35 | 36 | 37 |
|---|---|---|---|---|---|---|---|---|---|---|---|---|
| 病棟 |  | ⇒一般病棟 |  |  |  |  |  |  |  |  |  | 退院 |
| 血液生化学検査　Cr (mg/dL) | 2.41 | 2.47 | 2.28 |  | 2.13 |  |  |  | 1.98 |  |  |  |
| 　BUN (mg/dL) | 45.1 | 45.2 | 44.2 |  | 48.1 |  |  |  | 44.1 |  |  |  |
| 　eGFR (mL/min/1.73 m²) | 15.2 | 14.8 | 16.2 |  | 17.4 |  |  |  | 18.8 |  |  |  |
| 　Hb (g/dL) | 12.6 | 13.3 | 13.0 |  | 12.9 |  |  |  | 13.0 |  |  |  |
| 　Na (mEq/L) | 138 | 137 | 142 |  | 138 |  |  |  | 141 |  |  |  |
| バイタルサイン　BP (mmHg) | 112/52 | 112/62 | 122/58 | 122/66 | 116/60 | 120/58 | 112/58 | 114/60 | 122/50 | 128/60 | 116/60 | 124/62 |
| 　HR (bpm) | 64 | 65 | 60 | 68 | 70 | 70 | 65 | 72 | 72 | 73 | 68 | 72 |
| 　SpO₂ (%) | 99 | 98 | 99 | 98 | 98 | 98 | 98 | 99 | 98 | 99 | 98 | 98 |
| 酸素療法 | 2½ NC | 2½ NC | 1½ NC | off |  |  |  |  |  |  |  |  |
| 体重 (kg) | 50.5 | 49.7 | 49.7 | 49.6 | 49.4 | 49.2 | 49.3 | 48.9 | 48.4 | 48.2 | 48.2 | 48.4 |
| 水分出納　尿量 (mL/日) | 2,895 | 1,560 | 1,550 | 1,500 |  |  |  |  |  |  |  |  |
| 　CHDF除水量 (mL/時間) |  |  |  |  |  |  |  |  |  |  |  |  |
| 　インアウトバランス (mL/日) | -1412 | -326 | -616 | -590 |  |  |  |  |  |  |  |  |
| 点滴・注射 | カルペリチド 0.025γ / off | カルペリチド 0.0125γ | カルペリチド 0.0125γ | off |  |  |  |  |  |  |  |  |
| 内服薬　アテノロール 25 mg | ○ | ○ | ○ | ○ | ○ | ○ | ○ | ○ | ○ | ○ | ○ | ○ |
| 　アスピリン 100 mg | ○ | ○ | ○ | ○ | ○ | ○ | ○ | ○ | ○ | ○ | ○ | ○ |
| 　ロサルタン 50 mg |  |  |  |  |  |  |  |  |  |  |  |  |
| 　ドキサゾシン 2 mg | ●● | ●● | ●● | ●● | ●● | ●● | ●● | ●● | ●● | ●● | ●● | ●● |
| 　アムロジピン 100 mg | ●● | ●● | ●● | ●● | ●● | ●● | ●● | ●● | ●● | ●● | ●● | ●● |
| 　アゾセミド 30 mg | ○ | ○ | ○ | ○ | ○ | ○ | ○ | ○ | ○ | ○ | ○ | ○ |
| 　トルバプタン 3.75 mg |  |  |  |  |  |  |  |  |  |  |  |  |
| 　トルバプタン 7.5 mg |  |  |  |  |  |  |  |  |  |  |  |  |
| 　トルバプタン 15 mg |  |  |  |  |  |  |  |  |  |  |  |  |
| 歩行 | 30 m | 100 m | 100 m | 200 m |  |  |  |  |  |  |  |  |
| 理学療法　RT（自重）10回3セット | ◎ | ◎ | ◎ | ◎ | ◎ | ◎ | ◎ | ◎ | ○ | ○ | ◎ |  |
| 　自転車エルゴメーター |  |  |  |  | 15W 15分 | 15W 20分 | 15～20W 20分 | 20W 20分 | 20W 25分 | 20W 25分 | 20W 30分 |  |
| 　RT（マシン）15回2セット |  |  |  |  | 20%RM | 20%RM | 20%RM | 30%RM | 30%RM | 40%RM | 40%RM |  |
| 備考 |  |  |  |  |  |  |  |  |  |  |  |  |

○：朝，●：夕，◎：実施

Cr：クレアチニン，BUN：尿素窒素，eGFR：推算糸球体濾過，Hb：ヘモグロビン，Na：ナトリウム，BP：血圧，HR：心拍数，SpO₂：経皮的動脈血酸素飽和度，NC：経鼻カニューレ，CHDF：持続的血液濾過透析，RT：レジスタンストレーニング

表5 心不全患者に対するレジスタンストレーニングの指針

| ステップ | 目的 | タイプ | 強度 | 回数 | 量 |
|---|---|---|---|---|---|
| ステップ①<br>pre-training | ・正しい方法を学ぶ<br>・感触を覚える<br>・筋肉間のコーディネーションを改善 | ダイナミック | <30% 1RM<br>RPE<12 | 5～10 | ・2～3セッション/週<br>・1～3サーキット/セッション |
| ステップ②<br>resistance/<br>endurance training | ・局所有酸素持久力を改善<br>・筋肉間のコーディネーションを改善 | ダイナミック | 30～40% 1RM<br>RPE 12～13 | 12～25 | ・2～3セッション/週<br>・1サーキット/セッション |
| ステップ③<br>strength training,<br>muscle build up training | ・筋肥大<br>・筋肉間のコーディネーションを改善 | ダイナミック | 30～40% 1RM<br>RPE<15 | 8～15 | ・2～3セッション/週<br>・1サーキット/セッション |

RM：repetition maximum, RPE：自覚的運動強度

め始めるまでは，治療状況に応じて活動範囲を調整し，身体機能やADL能力を維持することを目的とした理学療法プログラムにとどめることが有益であると判断した．
● 日々の心不全の改善状況を確認しながら理学療法プログラムを適宜調整していく必要性が考えられた．

## エキスパートへのワンポイント講座

### 1．心疾患患者に対するレジスタンストレーニング

　心疾患患者に対するレジスタンストレーニングは，過度な血圧上昇や心負荷を増大させる懸念があることから従来は禁忌とされてきた．しかし，近年ではその安全性や有効性が立証され，心疾患患者に対しても積極的な導入が推奨されている．なお，欧州心臓病学会（ESC：The European Society of Cardiology）の心不全患者に対するレジスタンストレーニングの指針では，レジスタンストレーニングをステップ①～③の3段階に分類し，ステップごとの運動強度や回数を設定している（表5）[7]．

## 理学療法計画の評価および検証（Check；表4）

● カルペリチドの持続投与だけでは有意な体重減少が得られず，Nohria-Stevenson分類Bの状態が持続していた．
● 第6病日よりフロセミド20 mgの間欠的投与が開始され，徐々に尿量増加，体重減少を認め，Nohria-Stevenson分類BからAに移行し始めていた．
● 病棟内歩行も連続200 m程度まで実施していたが，呼吸循環動態は問題なく経過していた．しかし，第12病日ごろより血圧低下に加えて尿量が低下し，体重も増加傾向を示し始めた．
● 呼吸困難感や疲労感などの自覚症状の増悪は認めないものの，胸部X線にて肺うっ血が増悪していた．

表6 急性腎障害（AKI）の病気分類（KDIGO病期分類）

| 病気 | 血清クレアチニン | 尿量 |
|---|---|---|
| 1 | 基礎値の1.5〜19倍<br>または<br>≦0.3 mg/dLの増加 | 6〜12時間で＜0.5 mL/kg/時 |
| 2 | 基礎値の2.0〜29倍 | 12時間以上で＜0.5 mL/kg/時 |
| 3 | 基礎値の3倍<br>または<br>＞4.0 mg/dLの増加<br>または<br>腎代替療法の開始<br>または，18歳未満の患者ではeGFR＜35 mL/min/1.73 m$^2$の低下 | 24時間以上で＜0.3 mL/kg/時<br>または<br>12時間以上の無尿 |

eGFR：推算糸球体濾過，KDIGO：Kidny Disease Improving Global Outcome

## 臨床推論

- フロセミド20 mgの間欠投与開始後からは，心不全治療に反応し始めたと判断し，呼吸循環動態や自覚症状をモニタリングしながら，運動療法の頻度や活動範囲の拡大を目標とする理学療法に移行していく必要があると考えられた．しかしながら，第12病日ごろより低血圧，尿量低下を認め，徐々に体重も増加傾向を示した．
- 安静時ならびに労作時の呼吸困難感や疲労感などの自覚症状の増悪は認められなかったが，胸部X線においても肺うっ血が増悪していたため，心不全増悪傾向と判断した．
- 理学療法の中止はしないまでも，病棟内での至適活動範囲の評価も含めて，運動時間や頻度の漸減，休息時間の延長など運動負荷を漸減しながら治療経過を観察する必要があると判断した．

## エキスパートへのワンポイント講座

### 1．急性腎障害（AKI）

AKIは，なんらかの原因で短期間に腎機能が急速に低下した状態の総称であり，表6のように定義されている[8]．特に心不全加療中の腎機能悪化はworsening renal function（WRF）と呼ばれており，発症率は概ね30％程度で，その多くは入院後3〜5日以内に生じるとされている[9]．つまり，入院早期から理学療法が開始された場合には，呼吸循環動態の変化に加えて，腎機能の推移にも注意しながら実践する技術が理学療法士においても求められる．

## 理学療法計画の改善および再計画（Action）

### 1．第15病日から第23病日まで（表4）―理学療法中止

- 第15病日の採血にて低ナトリウム血症を伴うAKIを認め，3日で2.4 kgの体重増

加を示していた．
- 胸部 X 線上も肺うっ血の増強および胸水増加を認めたため，低ナトリウム血症の改善および尿量増加を目的に利尿薬（トルバプタン）が追加された．
- その後，緩徐に低ナトリウム血症が改善傾向を示す一方で，尿量増加は認めず徐々に体重が増加したため，第 23 病日に右内頚静脈からバスキュラーアクセスを挿入し，集中治療室にて CRRT が開始された．

### 臨床推論
- 持続的な体重増加および労作時の呼吸困難感も増悪したことを受け，心不全治療の強化により心不全症状が改善するまで理学療法を一時中止する必要があると考えられた．

## 理学療法 PDCA サイクルから考える臨床推論②
## ～急性腎障害（AKI）発症後の理学療法再開から自宅退院まで～

### 理学療法計画（Plan）
1. **問題点**
   - 心不全の増悪．
   - AKI の発症．
   - 身体活動量の低下に伴う身体機能および ADL 能力の低下リスク．
2. **理学療法の目標**
   - 至適活動範囲の評価．
   - 身体機能および ADL 能力の維持．
3. **考えられるリスク・リスク層別化**
   - 心不全の再増悪．
   - 腎機能障害の増悪．
   - 身体機能および ADL 能力の低下．

### 臨床推論
- CRRT により，利尿薬への反応性も良好となり尿量増加および体重が漸減し，肺うっ血も改善傾向を示したため，身体機能および ADL 能力の低下予防も含めて理学療法の再開が可能と考えられた．

### 理学療法計画の実行（Do）
1. **第 24～29 病日（理学療法再開；表 4）**
   - 自重負荷を用いたレジスタンストレーニング（スクワット，カーフレイズ）を

10回3セット行った．
- 歩行練習（30〜200 m程度）を行った．

2．第30〜36病日（表4）
- ハンドヘルドダイナモメーターを用いた等尺性膝伸展筋力を測定した（体重比32%）．
- 有酸素運動（自転車エルゴメーター：15〜20 W，15〜30分）を行った．
- 自重負荷を用いたレジスタンストレーニング（スクワット，カーフレイズ）を10回3セット，マシントレーニング（レッグプレス）20〜40% RMを15回2セット行った．

### 臨床推論

- 心不全の治療状況，呼吸循環動態ならびに呼吸困難感や疲労感などを指標に，低頻度，低負荷の運動強度から理学療法を再開したが，バスキュラーアクセスの事故抜去や刺入部の疼痛や出血，脱血不良などに配慮しながら理学療法を実施する必要性が考えられた．
- 第27病日に一般病棟へ転出となり，全身状態を観察しながら段階的に運動負荷増加および活動範囲の拡大を図った．
- 第30病日より心臓リハビリテーション室にて自転車エルゴメーターを使用した有酸素運動を開始した．ハンドヘルドダイナモメーターを用いて等尺性膝伸展筋力を測定したところ，体重比32%程度（同年代平均の約60%）と筋力低下を認めた．これは，入院前からの低活動，変形性膝関節症および心不全の増悪による臥症期間の増加による影響が考えられた．
- そこで，有酸素運動に加えて積極的なレジスタンストレーニングの適応と判断した．自転車エルゴメーターを用いた有酸素運動は，日本循環器学会の心血管疾患におけるリハビリテーションに関するガイドライン2012年改訂版[10]に準じて，Borg scale 13を上限として15分から開始し連続30分まで漸増した．
- マシンを用いた下肢レジスタンストレーニングの負荷設定は，表5のステップ②に準じて，最大1回反復負荷量〔1 repetition maximum（RM）〕を測定し，20% RM程度の負荷を15回2セットから開始して40% RMまで漸増した．

## エキスパートへのワンポイント講座

### 1．持続的腎代替療法（CRRT）施行中の理学療法

CRRTは，持続的に緩徐に施行されるため呼吸循環動態への影響が比較的に少ないといわれている．CRRTを行う際には，バスキュラーアクセスという脱血・送血用のカテーテルを内頸静脈，鎖骨下静脈または大腿静脈のいずれかに挿入して行われる．CRRT施行中に理学療法を行う際には，まず循環動態が安定していることは大前提であるが，このほかにも体動に伴い脱血不良などのアラームが鳴る場

合や，カテーテル刺入部からの出血に注意を払う必要がある．

##  理学療法計画の評価および検証（Check；表4）

- CRRTの開始後は，徐々に尿量増加，体重減少を認め，胸水および肺うっ血が改善し始めた．
- 心不全治療に反応し始めていること，安静時やベッド上での軽労作では呼吸困難感などの自覚症状もないことから，身体機能・ADL能力の低下予防も兼ねて，第24病日よりCRRTを施行しながら理学療法を再開した．
- 理学療法実施の際，バスキュラーアクセスの事故抜去や刺入部の疼痛や出血，脱血不良は認めなかった．
- CRRTの終了に伴い，一過性に腎機能低下を認めたため，その後の腎機能の推移，心不全症状の推移に留意しながら少量，低負荷の理学療法を継続した．
- 一般病棟に転出した第27病日以降は，腎機能も緩徐に改善しはじめ，心不全管理の至適目標体重の48 kg程度に徐々に近づいていった．
- 第30病日より自宅退院後の身体活動を考慮し，徐々に活動量の拡大を図ったが腎機能ならびに心不全の増悪はなかった．
- マシンを用いたレジスタンストレーニング導入に伴う変形性膝関節症の増悪や新たな疼痛の発生はなかった．

##  臨床推論

- CRRTより腎機能の改善および尿量の増加が認められ，呼吸循環動態も安定していたことから集中治療室管理中から理学療法を再開可能と考えられた．
- 数日間の理学療法の中止ならびに活動範囲の縮小があったが，著明な身体・精神機能の低下は認めず，呼吸循環動態や自覚症状を指標に理学療法を実施した．
- 腎機能低下は遷延していたものの，病棟内歩行や活動範囲の拡大に伴う心不全増悪はなく全身状態は良好なため，心臓リハビリテーション室にて自転車エルゴメーターを用いた有酸素運動ならびにマシンを用いたレジスタンストレーニングを併用する方針とした．
- 心臓リハビリテーション室での運動療法開始後も心不全の増悪徴候および腎機能の悪化を認めず，徐々に運動時間や運動強度を漸増することが可能と判断した．

##  エキスパートへのワンポイント講座

### 1．利尿薬と副作用

利尿薬は，うっ血を伴う心不全患者の治療の第一選択薬として多く用いられている．しかし，重症心不全患者やCKDを有する心不全患者では，利尿薬に対する反応性が低下しているため，通常よりも高用量を必要とする場合がある．これらの患者では，低ナトリウム血症や低カリウム血症などの電解質異常および血管内脱水を

きたしやすく，前述した AKI を生じやすいため注意が必要である．

## 理学療法計画の改善および再計画（Action）

### 1．第 37 病日
- 自宅への退院．
- 退院時 ADL 能力の低下なし．
- 通院型の回復リハビリテーションプログラムへの参加予定．

### 臨床推論
- 心臓外科術後の初発の心不全入院であったが，CKD など心不全増悪要因を保有しており，今後も心不全増悪の予防目的に長期的な管理が必要であると考えられた．

## 本症例を振り返って

　本症例は CKD（G4）を有した心不全増悪症例である．入院後早期に理学療法が開始されたが，AKI の発症ならびに心不全の増悪を認めた．第 11 病日ごろより，安静時の血圧が低下しており尿量が減少，体重も増加傾向であったものの，自覚症状の増悪は認めていなかった．そのため労作時の呼吸困難感や疲労感から至適活動範囲の調整を行う目的で理学療法を継続していた．AKI の発症ならびに心不全の増悪により，理学療法の一時中止および活動範囲の縮小を余儀なくされたが，幸いにも身体機能や ADL 能力の著明な低下をきたすことなく自宅退院となった．本症例においては心不全増悪中に理学療法を中止したが，ガイドラインなどを閲覧しても急性期理学療法の開始基準や中止基準などは明確になっていないのが現状である．したがって，現段階では施設ごとに理学療法開始および中止基準を設定し，医師や看護師などと協働しながら的確なフィジカルアセスメントにもとづき，理学療法の開始や中止のタイミングを判断し，治療状況に応じた理学療法を展開していくことが重要である．

## 文　献

1) Mebazza A, et al：Practical recommendations for prehospital and early in-hospital management of patients presenting with acute heart failure syndromes. *Crit Care Med* **36**：S129-139, 2008
2) Nohria A, et al：Clinical assessment identifies hemodynamic profiles that predict outcomes in patients admitted with heart failure. *J Am Coll Cardiol* **41**：1797-1804, 2003
3) 日本腎臓学会（編）：エビデンスに基づく CKD 診療ガイドライン 2013（http://www.jsn.or.jp/guideline/pdf/CKD_evidence2013/all.pdf）2018 年 4 月 13 日閲覧
4) Inohara T, et al：Prognostic impact of renal dysfundtion does not differ according to the clinical profiles of patients：Insight from the Acute Decompensated Heart Failure Syndromes（ATTEND）Registry. *PLoS ONE* **9**：e105596, 2014
5) Formiga F, et al：Basal functional status predicts three-month mortality after a heart failure hospitalization in elderly patients - the prospective RICA study. *Int J Cardiol* **172**：127-131, 2014
6) 齊藤正和，他：多施設共同研究による高齢心不全患者の退院時日常生活動作（ADL）に関連する因子の検討．理学療法学　**42**：81-89, 2015

7) Piepoli MF, et al : Exercise training in heart failure : from theory to practice. A consensus document of the Heart Failure Association and the European Association for Cardiovascular Prevention and Rehabilitation. *Eur J Heart Fail* **13** : 347–357, 2011

8) Kidney Disease : Improving Global Outcomes (KDIGO) Acute Kidney Injury Work Group. KDIGO Clinical Practice Guideline for Acute Kidney Injury. *Kidney inter Suppl* **2** : 1–138, 2012

9) Gottlieb SS, et al. The prognostic importance of different definitions of worsening renal function in congestive heart failure. *J Card Fail* **8** : 136–141, 2002

10) 心血管疾患におけるリハビリテーションに関するガイドライン（2012 年改訂版：http://www.j-circ. or.jp/guideline/pdf/JCS2012_nohara_h.pdf）2018 年 4 月 13 日閲覧

# よく迷い苦しむ難渋症例の攻略

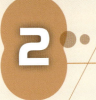

## 2 有意狭窄のある冠動脈疾患症例

◆舟見敬成[*1]

### Summary

急性心筋梗塞（AMI：acute myocardial infarction）に対して，緊急的に経皮的冠動脈インターベンション（PCI：percutaneous coronary intervention）が施行されたが，有意な残存狭窄病変がある．この残存狭窄病変に対して，待機的にPCIもしくは冠動脈バイパス術（CABG：coronary artery bypass graft）が予定されていた．本人の希望は，退院後早期に事務職への職場復帰であった．そのため次の治療までの間，日常生活動作を含め安全に，かつ運動負荷強度に注意しながら生活してもらう必要があった．しかし，本症例は再発のリスクを抱えて生活や運動を行うことに関して強い不安感があった．その不安感を抑えながら，いかに前向きに社会復帰させるかが，本症例の重要なポイントである．

### Key Words

急性心筋梗塞（AMI），残存狭窄，職場復帰，ダブルプロダクト，入浴動作

## 基礎的情報と医学的情報

**診断名**：急性心筋梗塞（ST上昇心筋梗塞）．
**年齢・性別・身長・体重・BMI**：71歳，男性，168 cm，65 kg，23.0 kg/m$^2$．
**嗜好**：機会飲酒，喫煙指数（Brinkman index）は600（30年×20本）で20年前に禁煙．
**現病歴**：午前10時ごろ，温泉より上がった際に突然胸痛の自覚が生じる．胸部を圧

---

[*1] Yoshinari Funami/総合南東北病院 リハビリテーション科

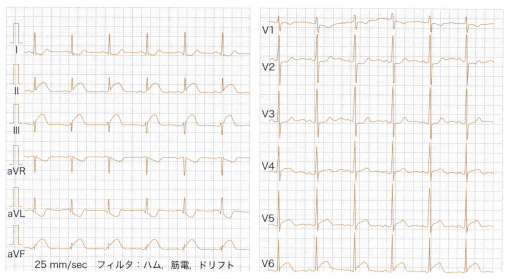

**図1　症例の入院時の心電図**

迫されるような痛みであった．救急外来にて心電図を施行後，下壁誘導にST上昇を指摘され（図1），急性下壁心筋梗塞の診断にて入院となる．

**既往歴：**糖尿病（Ⅱ型糖尿病），高血圧，高脂血症，高尿酸血症．

**服薬していた薬剤：**血管拡張薬はアゼルニジピン（カルブロック®）8 mg，プラゾシン塩酸塩（ミニプレス®）0.5 mg，DPP-4阻害薬はジャヌビア®50 mgである．

**医学的情報：**右大腿動脈アプローチ（rt femoral approach）からemergency冠動脈造影（CAG：coronary angiography）が施行される．その結果，右冠動脈（RCA：right coronary artery）#4PD diffuse 75％，左冠動脈前下行枝（LAD：left anterior descending coronary artery）#6distal〜#7jp 25〜50％，左冠動脈回旋枝（LCX：left circumflex coronary artery）#12 75％，LCX #13 totalであった．

**治療経過：**CAGの結果，責任病変はLCXと判断され，PCIが施行される．また，RCAとLADの有意な残存狭窄病変に関しては，待機的にPCI，もしくはCABGのどちらかを予定とされた．入院翌日よりICUにて急性期心臓リハビリテーションが開始となる．

**運動療法が開始されるまでのリハビリテーション経過（入院2〜14日目）**

①当院の急性期心臓リハビリテーションのスケジュールに準じて，座位負荷より開始した．クレアチンキナーゼ（CK）値が2,000 U/L台でピークアウト（peak out）しており，中等度の急性心筋梗塞と判断された．入院前より高血圧薬を内服されていたが，入院時の血圧が180/97 mmHgであり，今までも血圧コントロールが不良であったのではないかと予想された．20年前から禁煙しており，現在も遵守している．糖尿病に対してはDPP-4阻害薬を内服しており，血糖値やHbA1cは安定していたが，空腹時インスリンが36.9 μU/mL，インスリン抵抗性指数（HOMA-R：homeostasis model assessment insulin resistance）が

第 **Ⅱ** 章　PDCA 理論で学ぶ心血管疾患理学療法

**表1　LABO データ（心臓リハビリテーション開始時）**

| 炎症所見 | | 腎機能 | | 肝機能 | | 糖代N謝 | |
|---|---|---|---|---|---|---|---|
| WBC （$10^3/\mu$L） | 14.3 | BUN （mg/dL） | 8.6 | T-bil （mg/dL） | 1.1 | Glu （mg/dL） | 149 |
| Hb （g/dL） | 15.5 | CRE （mg/dL） | 0.74 | AST （U/L） | 165 | HbA1c （%） | 5.7 |
| PLT （$10^3/\mu$L） | 16.8 | eGFR （mL/min） | 79 | ALT （U/L） | 54 | Insulin （$\mu$U/ | 36.9 |
| CRP （mg/dL） | 0.87 | UA （mg/dL） | 5.0 | LDH （U/L） | 490 | mL） | |
| | | Na （mEq/L） | 134 | CK （U/L） | 1,090 | HOMA-R | 13.58 |
| | | K （mEq/L） | 3.3 | CK-MB | 96 | HOMA-$\beta$ | 154 |
| | | Cl （mEq/L） | 102 | | | | |

WBC：白血球，Hb：ヘモグロビン，PLT：血小板数，CRP：C反応性蛋白，BUN：尿素窒素，CRE：クレアチニン，eGFR：推算糸球体濾過量，UA：尿酸，Na：ナトリウム，K：カリウム，Cl：クロール，T-bil：総ビリルビン，AST：アスパラギン酸アミノトランスフェラーゼ，ALT：アラニン・アミノトランスフェラーゼ，LDH：乳酸脱水素酵素，CK：クレアチンキナーゼ，CK-MB：クレアチンキナーゼ MB 分画，Glu：グルコース，HbA1c：ヘモグロビン・エーワンシー，Insulin：インスリン，HOMA：インスリン抵抗性指数

**表 2　リポ蛋白分画**

| 分　画　名 | 分画比（%） | MI 値 |
|---|---|---|
| VLDL（超低比重リポ蛋白） | 10 | |
| IDL（中間比重リポ蛋白） | 8 | 0.16 |
| LDL（低比重リポ蛋白） | 53 | 0.40 |
| HDL（高比重リポ蛋白） | 29 | |

13.58 と高インスリン血症で，なおかつインスリン抵抗性が高い検査結果であった（**表1**）．脂質代謝に関しては，特記すべき値はなかったが，リポ蛋白分画より LDL の MI（migration index）値が 0.4 であった（**表2**）．

②急性期の心臓リハビリテーションは順調に消化し，入院 10 日目には病棟歩行が許可となる．その後，心肺運動負荷試験（CPX：cardiopulmonary exercise test）に耐えうるだけの運動耐容能を獲得すべく，トレッドミルにて軽負荷の運動療法を開始した．入院 14 日目には CPX 評価を行い，その結果をもとに嫌気性代謝閾値（AT：anaerobics threshold）レベルまで運動負荷を漸増した．加えて，退院後の運動負荷量や注意すべき観点についての患者教育を心臓リハビリテーション中に実施することとした．

**運動療法介入時の注意すべきポイント**

①本症例のように ST 上昇型心筋梗塞（STEMI：ST-elevation myocardial infarction）は，発症後 24 時間以内と発症後 3～5 日目に機械的合併症として僧帽弁閉鎖不全や左室自由壁破裂の危険を伴うため[1]，急性期の負荷量漸増の際は心拍数と血圧の上昇などのリスク管理に十分注意が必要である．

②本症例のように残存狭窄病変がある場合は，再発リスクを意識しすぎて，運動療法に対して消極的になりやすいといわれる．本症例も運動に対する不安があった．そのため，心臓リハビリテーションの中で行動心理的介入を行い，心臓リハビリ

テーションの冠危険因子の是正や再発予防に対する効果を理解してもらい，運動に対する不安を払拭する必要がある．
③現時点での本症例の病態は，急性期の心臓リハビリテーションを終え，前期第Ⅱ相（入院中，前期回復期）の段階といえる．この段階では身体活動範囲を拡大し，身体的にも精神的にも安心して社会復帰や職場復帰を目指す時期であり，CPXの結果に基づく積極的な運動療法をもとに，生活習慣の改善を含む二次予防の教育，加えて復職・心理カウンセリングなどを含む包括的体系的に実施する必要がある[2]．
④本症例の職業は，デスクワークが中心の事務職であり，退院後は復職を強く希望していた．そのため，退院後は日常生活に支障なく生活できる運動耐容能を獲得するとともに，リスク管理としてCPXに基づく運動負荷量を自覚してもらう必要がある．

# 初期の理学療法評価と臨床推論

## 初期の理学療法評価

- **クリニカルシナリオ（CS：clinical scenario）および各種検査値**：急性非代謝性心不全（ADHF：acute decompensated heart failure）CS Ⅳ，Forrester分類Ⅰ，Killip分類Ⅰ，CK 1,090 U/L，クレアチンキナーゼMB分画（CK-MB）96 U/L，血圧（BP）140/80 mmHg，心拍数（HR）80 bpm，空腹時インスリン 36.9 μU/mL，HOMA-R 13.58，MI 0.4．
- **肝機能**：アラニンアミノトランスフェラーゼ（ALT：alanine aminotransferase）と乳酸脱水素酵素（LDH：lactate dehydrogenase）が軽度上昇し，アスパラギン酸アミノトランスフェラーゼ（AST：2-oxoglutarate aminotransferase）が著明に上昇していた（表1）．
- **行動変化ステージ**：入院前の運動療法に対する行動心理を問診してみると，「そろそろ，ウォーキングなどの運動をしなければと思っていました」とのことから行動変化ステージにおける熟考期と考えられた．

## 初期の臨床推論

### 1．各種検査値

血液検査値からは高インスリン血症とインスリン抵抗性が認められていた．加えて，リポ蛋白分画より，LDLのMI値が0.4と高いことから，血管内にsmall dense LDLの存在があるのではないかと考えられた．これらのことより，肥満度は高くないが，内臓脂肪が多いか，もしくは運動習慣が乏しいものと考えられ，多くの動脈硬化病変が存在している血管内の環境であることも想定された．

第 II 章　PDCA 理論で学ぶ心血管疾患理学療法

表3　心肺運動負荷試験（CPX）の結果

| | AT point | Rc | Peak point |
|---|---|---|---|
| $\dot{V}O_2$ (mL/min) | 546 | 923 | 950 |
| $\dot{V}CO_2$ (mL/min) | 542 | 1,075 | 1,131 |
| $\dot{V}O_2$/W (mL/kg/min) | 8.8 | 14.9 | 15.4 |
| HR (bpm) | 84 | 97 | 100 |
| LOAD (Watt) | 39 | 68 | 71 |

| | |
|---|---|
| Peak $\dot{V}O_2$/HR | 9.5 |
| $\dot{V}E/\dot{V}CO_2$ slope | 36.9 |
| $\Delta\dot{V}O_2/\Delta$LOAD | 10.6 |
| $\dot{V}O_2$ Tc (sec) | 33 |

AT：嫌気性代謝閾値，Rc：呼吸性代償閾値，Peak out：ピークアウト，$\dot{V}O_2$：酸素摂取量，$\dot{V}CO_2$：二酸化炭素排出量，W：体重，HR：心拍数，LOAD：負荷強度，Peak $\dot{V}O_2$：最高酸素摂取量，$\dot{V}E$：分時換気量，Tc：タイムコンスタント

表4　心エコーの結果

| | | | |
|---|---|---|---|
| RVDd (mm) | 24 | FS (%) | 17.9 |
| IVSd (mm) | 12 | EF (%) | 36.9 |
| LVDd (mm) | 56 | CO (L/min) | 3.58 |
| LVDs (mm) | 46 | IVC (mm) | 10 |
| LVPWd (mm) | 9 | E/A | 0.56 |
| LAD (mm) | 37 | DcT (msec) | 330 |

RVDd：右室拡張末期圧，IVSd：拡張末期心室中隔壁厚，LVDd：左室拡張末期圧，LVDs：左室収縮末期径，LVPWd：拡張期左室自由壁厚，LAD：左房径，FS：左室内径短絡率，EF：駆出率，CO：心拍出量，IVC：下大静脈径拡，E/A：張早期波（E波）と心房収縮期波（A波）のピーク流速の比，DcT：E波の減速時間

## 2．肝機能

急性心筋梗塞後には，心筋蛋白の崩壊にて AST と LDH が上昇することがあり，これらの数値は経過観察することと考えた（その後，肝機能の検査値は，経過とともに正常化した）．

## 3．心肺運動負荷試験（CPX）の結果

CPX は入院 14 日目に実施し，ピークアウトは R＝1.2 となった時点とした．その結果，AT およびピークともに運動耐容能が低く，今までの運動習慣の乏しさが強く影響した結果であった．その他，最高酸素摂取量（peak $\dot{V}O_2$）/HR の低下に関しては，左室駆出分画（EF：ejection fraction）が 36.9％と低い心機能の影響と考えられ，$\dot{V}E/\dot{V}CO_2$ slope の上昇に関しては，AMI 後の肺循環血液量の相対的減少によるものと考えられた（表3，4）．また CPX 中，AT を超えると HR の上昇が徐々に認められ HR が 90〜100 bpm となった．胸部症状を含め，自覚症状の出現は認められなかったが，安静時 130 mmHg 台の収縮期血圧が 160 mmHg 台となり，

ダブルプロダクト（DP：double product）は 15,000 を超え，狭心症が出現する危険性があったため，慎重なモニタリングが必要と判断した．

### 4．薬物治療

回復期の時期となってから，アーチスト® 5 mg が追加投与されており，運動負荷時の心拍変動が少ないことを考慮する必要があると考えられた．

 **エキスパートへのワンポイント講座**

▶動脈硬化病変は，全身の動脈の 1 カ所に起こるものではない．そのため，血液検査値などを参考に，動脈硬化病変が全身にあることをイメージするとよい．

## 理学療法 PDCA サイクルから考える臨床推論①
～再発予防を兼ねて運動療法の習得を図る～

 ### 理学療法計画（Plan）

#### 1．問題点の抽出
- 冠動脈に有意な残存狭窄病変の存在．
- 運動耐容能の低下．
- 糖代謝異常．
- 行動変化ステージが熟考期．
- 温泉入浴時に発症．

#### 2．理学療法の目標設定
- プラン①として，再発予防を兼ねて運動療法の習得を図る．
- プラン②として，入浴を含めた日常生活や復職への不安を払拭する．

#### 3．考えられるリスク・リスク層別化
- 運動療法中の狭心症発作や心筋梗塞の再発．
- 入浴に対する不安感による交感神経の亢進．

 **臨床推論**

- これらの問題点は，お互い図 2 に示すような関連性が考えられた．
- この状態が続くと糖代謝異常やさらなる動脈硬化病変の進行により心筋梗塞の再発が危惧される．そのため行動心理面からのアプローチも含め，運動療法の介入にて再発予防を図る必要があると考えられた（図 2）．

 **エキスパートへのワンポイント講座**

▶生活習慣病から生じる疾病に対して問題点を抽出した際，それらの問題点はお互いに関連し合っていることが多い．

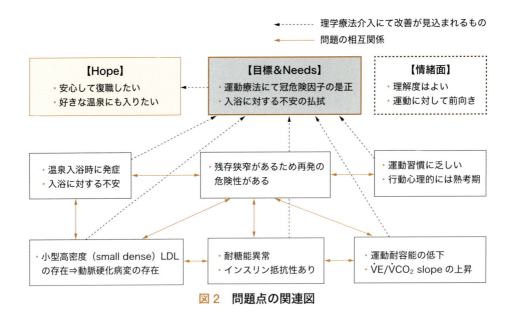

図2 問題点の関連図

 **理学療法計画の実行（Do）**

### 1．運動療法

- ウォーミングアップ10分間，トレッドミル3.0 km/hを20〜30分間，クールダウン10分間の運動療法を実施した（図3）．本症例の運動負荷強度の安全限界として，CPX結果から心拍数を95 bpm（AT値±10拍）とし，入院中のモニタリングとして直接監視下で運動療法を実施した．
- 前日の運動負荷では，運動療法中に血圧や心拍数が安定していたため，翌日の運動療法場面において，前日よりも速度を上げ，小走りの3.5 km/hを試してみた．その結果，すぐに心拍数が100 bpmと上昇し，その後も上昇し続け120 bpmとなった．収縮期血圧もすぐに150 mmHgまで上昇した．自覚症状を確認した際，話す余裕もなかったため，トレッドミルの速度を3.0 km/hまで落としたのち，バイタルを測定した．速度を落としてから3分後あたりから心拍数が80 bpm台まで低下し，収縮期血圧も130 mmHgまで低下したことを確認した．
- 本症例は，LDLのMI値が0.4を超え，動脈硬化が進行していると想定されている．そのため，交感神経刺激動作は容易に心拍数や血圧を上昇させやすいので，退院後に運動療法を実施する際は，心拍数の上昇に注意するよう説明した．

### 2．行動変容

- 行動心理状況に応じて，運動への心理的サポート介入を行った．熟考期の行動心理において，効果よりも不安のほうが大きいとその後の生活動作や運動習慣に影響を及ぼす．加えて，残存狭窄病変を抱える症例は，より不安感をもつことがある．症例の不安感の原因として，運動することで心臓に負担をかけるのではないかとのことであった．この不安感に対する対応として，心臓に負担がかかる状態

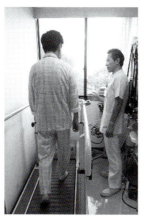

図3　心臓リハビリテーション室での運動療法の一場面

とは，脈拍と血圧の急激な上昇であると説明した．一方で，動かないがゆえに起こる問題についても説明した．具体的には，「動かないでいると，筋力の低下から歩けなくなり，その結果，ますます筋力が弱くなります．そうなると弱くなった筋力で動こうとするから，余計に心臓へ負担がかかることになります．そのため安全な運動強度で，適度に運動をすると，心臓に負担がかからなくて体力もつきますよ」と説明した．

### 3. 日常生活動作指導

- 退院後の日常生活動作における留意点について，リハビリテーション介入時に指導した．日常生活動作にも運動強度が軽度から重度まであることを説明し，安全な運動強度の層別化を図った．その例として，①息をこらえて重いものをもって運ぶこと，②多量の汗をかくこと，③息があがるような動作などは，運動強度が高いため気をつけるように説明した．これらを踏まえ，心臓リハビリテーションにおいて退院後の運動の習慣化も兼ねて週5回の頻度で実施し，運動療法中は運動することの楽しさや爽快感を体験してもらうこととした．

## ➡ 臨床推論

### 1. 運動療法における運動強度の設定

- 残存狭窄の箇所が左冠動脈主冠部病変でないため，運動療法の禁忌に該当しない[2]．このことから再発防止を考慮すると，収縮期血圧と心拍数をコントロールし，この2つの積であるDPを基準にATレベルでのトレーニングを実施することが安全と考えられた．また，退院後の生活を調査したところ自宅から職場までの距離は歩いて約20分間程度の距離であった．このことから理学療法内容は退院後の生活スタイルを想定し，歩行での通勤を推奨するとともに，その運動に慣れるように，トレッドミルで運動療法を行うことがより現実的であると考えられた．
- 本症例は，入院後よりインスリン抵抗性改善の目的でピオグリタゾン塩酸塩（アクトス®）15 mgが追加されていた．中等度以上の運動負荷にてインスリン抵抗

性の改善が期待できるとされている[3]．そのため，ATレベルでの運動強度が望ましいと考えられた．
- 運動中の低血糖の危険性については，内服されているDPP-4阻害薬が血糖依存性であるため，低血糖が起こりうる危険性は低いと思われた．
- 本症例にとって小走りの速度では，心拍数や収縮期血圧の上昇が認められ，しかも，心拍数はますます上昇していったことを考えると，トレッドミル3.0 km/h以上の速度は本症例にとって，明らかにAT値を超えていたと考えられる．一般的にAT値以下であれば，心拍数は一時的に上昇するが，その後は少し下がり定常状態（steady state）に落ち着くため，心拍数の上昇は危険信号と判断した．

### 2．行動変容
- 行動変化ステージが熟考期であったため，この段階における介入方法としては，リスクと効果を踏まえた正しい知識の習得をしてもらうことと，実行への行動を促すことが焦点となる．そのため，リスクと効果の説明が重要であると考えた．

## エキスパートへのワンポイント講座

▶ 冠動脈狭窄がある場合，どのような運動負荷を行うと冠動脈の狭窄を誘発する危険性があるかを，具体的な指標として示すことはとても重要である．

▶ 一方で，冠動脈狭窄が残存しているからといって運動療法の禁忌とはならない．しかしながら，安全な運動強度の設定から安全な運動療法の実践を行う必要があり，その評価指標の一つとしてDPがある．

## 理学療法計画の評価および検証（Check）

### 1．循環動態の評価
- 心臓リハビリテーションの実施前は心拍数70 bpm台〔心電図：洞調律（SR：sinus rhythm）〕，血圧130/80 mmHg（DP：9,000〜10,000）であった．
- 運動中のバイタルは，一時心拍数が120 bpm台〔心電図：SR＋上室性期外収縮（PAC：premature atrial contraction）〕，血圧150/95 mmHgまで上昇（DP＞18,000）したため，速度を下げた．その後は，心拍数80 bpm台，血圧130/90 mmHg（DP：12,000〜13,500）で継続できた．
- また，症例に心電図モニターにて直接心拍変動を確認してもらいながら，心拍数が上昇すると血圧も上昇するといった心拍数と血圧の関係についても認識してもらった．

### 2．症例の心理的変化
- 運動療法実施後，運動への心理変化にも着目したが，「運動すると気分がいいですね．運動しても大丈夫なようだ」と運動に対して前向きな発言が多く聞かれた．

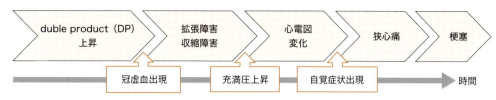

図4　運動負荷強度の上昇による冠虚血への推移と出現事象の順序

### 臨床推論

- DPはATの分岐点と関連性があるとされており，残存狭窄病変のある本症例のような再狭窄に対する管理として，早期に虚血症状の出現を予測できる有用な指標であると考えた．
- 本症例のCPXにおけるATでの心拍数が84 bpmで，その時の収縮期血圧が160 mmHgであった．心拍数の変動幅をAT±10拍としたため，計算上DPは94×160＝15,040となる．よって，本症例のDPを15,000以内に管理する必要がある．
- 退院後は，血圧測定を常時測定することはない．しかし，心拍数の管理であれば可能であり，症例に心拍数と血圧の関係を理解させることも重要と考えた．

### Point エキスパートへのワンポイント講座

▶ 一般的に，冠動脈の虚血が生じる時のメカニズムとしては，自覚症状や心電図上にST低下が生じる以前に虚血が生じるとされており，それを事前に判断する評価指標としてDPがある（図4）．DPとは，二重積といわれ心拍数と最高血圧値の積で示され，心筋酸素消費量に比例する指標である．

▶ 運動療法中は，会話を欠かさずに行った．その理由は，会話を通じて，呼吸状態を評価することができることと，運動に対する楽しさを意識させることができるからである．

### 理学療法計画の改善および再計画（Action）

- 虚血症状も認められず，運動療法後には軽度の疲労感があったが，胸部症状はなく，バイタルも安定しており，同一の運動負荷の継続が可能であった．
- 心電図上，虚血所見も認められず，単発のPACのみであった．運動療法の休息にて心拍数も安定された．

### 臨床推論

- 運動療法中に脈拍や血圧上昇が認められても，クールダウンにてすぐに安静時状態に回復されたことを考えると，実施した運動負荷が過負荷でなかったと考えられる．このことから，翌日も同様の運動負荷の継続が可能と判断した．

### エキスパートへのワンポイント講座

▶ 運動療法の効果として，同一運動負荷に対する運動耐容能の改善がある．一方で，その日の体調によっては血圧や心拍数が不安定な時もある．毎回同じ負荷量で行うのではなく，その日の状況に応じて柔軟に対応していくことが必要である．

## 理学療法 PDCA サイクルから考える臨床推論②
〜入浴を含めた日常生活や復職への不安を払拭する〜

### 理学療法計画（Plan）

- 実際に入浴してもらい，安全に行えることの評価とともに，入浴に対する不安の払拭を行う．
- CPX の結果をもとに，日常生活動作や職業動作に対する運動負荷量を説明する．

### 臨床推論

- 本症例にとっての入浴負荷は，単に運動負荷評価だけではない．入浴後に胸部症状が出現したことを考えると，実際に入浴動作を行うことで入浴に対する不安の払拭にもつながると考えた．
- 復職に関しては，仕事内容によっては配置転換も必要になることがある．そのため，運動負荷量の指標として CPX の結果を参考にできると考えた．

### エキスパートへのワンポイント講座

▶ CPX の結果は，単に運動負荷量の指標だけでなく，日常生活動作の負荷量評価にもつながる．

### 理学療法計画の実行（Do）

#### 1．入浴負荷試験および日常生活動作への指導

- 入浴負荷試験を行う前に，低い台からの立ち上がりや片側立位を評価し，安全に行えるかどうかを予め評価してから実施した．
- 入浴時の発汗や体温上昇などで，循環動態が不安定になりやすいため，実際の入浴場面において入浴前に水分摂取をするよう指導することで，脱水予防への意識を高めた．
- 本症例の AT 値は 8.8 mL/kg/min であり，1 METs が 3.5 mL/kg/min であることから 2.5 METs 程度の運動耐容能であった（表3）．日常生活動作の中には，一般的に階段昇降や入浴動作など 3 METs を超える動作もあるため[2]，症例が日常生活の中で必要となる入浴動作や階段昇降，軽重量（5 kg 程度）の荷物の運搬などにおいて，実際に実施してもらい心拍数や血圧の変化を評価した．なお，

本症例の職業はデスクワークであり，仕事内容を聴取すると日常生活動作程度の運動負荷であった．

### 臨床推論
- 入浴の一連動作の中には，更衣動作，低い椅子からの立ち座り動作，洗髪動作，洗体動作，浴室へのまたぎ動作，体温が上昇した後の浴室からの立ち上がり動作，清拭動作，そして再び更衣動作など幅広い応用動作や，立位や片側立位バランスなどの姿勢保持能力が必要となるため，入浴の実施前に評価すべきと考えた．
- 言葉で「この動作は大丈夫」「運動強度は低い」などといっても，客観性に欠けるため，CPXの結果をもとに客観的数値と日常生活動作の運動強度を照らし合わせて説明すると，より安心を与えられるものと考えた．

### エキスパートへのワンポイント講座
▶ 日常生活動作の一つひとつは，多彩に組み合わさった基本動作の組み合わせである．よって，それらの評価が必要となる．
▶ 言葉よりも客観的数値で示すほうが，納得を与えられることが多い．

### 理学療法計画の評価および検証（Check）
- 入浴前後で自覚症状の出現も認められず，血圧や心拍数，心電図上の変化もみられなかった．また，一連の入浴動作も安全に行えることを確認した．
- 症例も「温泉に入ることができて，ほっとしている（温泉がでる浴槽があり，そこで実際に温泉に入ってもらった）」と話しており，入浴への不安感も払拭されたものと思われる．
- 階段昇降や軽重量の荷物の運搬においても，心拍数が80 bpm台で，収縮期血圧も130 mmHg台で経過し，ATレベルでの運動療法と同程度の運動負荷強度であった．そのためAT値は低かったが，症例に必要な日常生活動作はAT値以下であることが確認できた．

### 臨床推論
- CPXでのMETs上では，入浴負荷は3METs以上となっているが，実際の動作方法や個人の能力，入浴時間によっては，運動負荷強度が増減する．そのため，指標はあくまでの参考指標として，各種の動作を実際に行ってみて評価する必要があると考えた．

### エキスパートへのワンポイント講座
▶ 入院に至った動作に対しては，退院後も不安を抱くことが多い．そのため各種の動作を実際に行うことは，動作方法の評価とともに不安の払拭にもなりうる．

## 理学療法計画の改善および再計画（Action）

- 症例は機会飲酒されるとのことであり，飲酒後は交感神経が亢進し，発汗から脱水になりやすい．そのため，飲酒後の入浴は控えるよう指導した．
- 今回の入院よりピオグリタゾン塩酸塩（アクトス®）が投与されているため，運動習慣がないと体重が増える可能性のあることを説明した．また，体重増加と血圧上昇は比例するため，血圧測定を毎朝行うよう指導した．
- その後，本症例は退院し，あれから6カ月を経過した．現在は，残存狭窄病変に対しては内服治療にて管理されており，再手術をせずに外来にてフォローアップされている．

### 臨床推論

- 残存狭窄病変があり，再入院するリスクがあったが，安全な動作や運動療法によって，残存狭窄病変が改善されつつある．このことは，運動療法的にも精神的にも安定している生活を過ごせているものと推測する．

### エキスパートへのワンポイント講座

▶ 有意狭窄がある場合，慎重になるあまり「これはだめ」「あれもだめ」と制限因子がより増えることが予想される．しかしながら，「こうすると大丈夫」「これは安全に可能」といったように，前向きに取り組めるような指導が望まれる．

## 本症例を振り返って

　本症例は，有意狭窄が残存しており，待機的な治療までの期間をどのように運動療法を実践させていくか，その有意狭窄というリスクを抑えながら，どのように安全に安心した生活を過ごしてもらうか，この2つに対して心臓リハビリテーションを実践しながら介入したケースである．

　特に運動負荷強度に対しては，再発予防の観点からDPを15,000とした．しかし，退院後の運動療法では，常時心拍数と血圧を測定することは不可能である．そのため，CPXの結果を用い，心拍数が上昇すると血圧も上昇することを理解してもらうことと，心拍数を一つのコントロールの目安としたことで，本症例自身のリスクに対する自己管理にもつながったものと考える．

　一方でCPXの結果，一般的な目安としてのAT値を超える動作の中に，今回イベントが発生した入浴動作や階段昇降などの日常生活動作があった．これに関しては，入院中に実際に動作を実施し，その時の心拍数や血圧上昇を確認してもらうことで，不安の解消を図った．症例の不安を払拭することは，活動意欲への勇気にもつながる．このような症例の場合，実際場面での動作確認は，症例にとって有意義と考えられる．

　まとめると，本症例のように有意な残存狭窄のある症例に関わる際には，狭窄があること

を理解させることで，運動負荷強度に注意喚起をすることは，リスク管理の視点からとっても重要な問題である．しかし，あまりにもマイナスのリスク因子のみを意識してしまうと，活動意欲の減退につながる．食事療法や運動療法，体重コントロールなど，前向きに取り組むべき課題に対しては，不安の払拭と意欲向上を図れるような関わりが重要であるため，介入に際してより具体的な動作の実践とその評価が重要であると考える．

## 文　献

1）ST 上昇型急性心筋梗塞の診療に関するガイドライン（2013 年度改訂版：http://www.j-circ.or.jp/guideline/pdf/JCS2013_kimura_h.pdf）2018 年 4 月 13 日閲覧
2）心血管疾患におけるリハビリテーションに関するガイドライン（2012 年度改訂版：http://www.j-circ.or.jp/guideline/pdf/JCS2012_nohara_h.pdf）2018 年 4 月 13 日閲覧
3）糖尿病診療ガイドライン 2016（http://www.fa.kyorin.co.jp/jds/uploads/GL2016-04.pdf）2018 年 4 月 13 日閲覧

## よく迷い苦しむ難渋症例の攻略

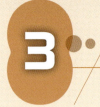

# 3 フレイルを有する心疾患症例

◆ 濱崎伸明[*1] ◆ 神谷健太郎[*2]

### Summary

人口の高齢化に伴い，フレイルを合併した心疾患患者は増加している．このような患者に対するリハビリテーションにおいて重要なことは，定量的な身体機能評価を行い，従来の有酸素運動を中心とした心臓リハビリテーションに加え，フレイルの程度に合わせた理学療法を立案することである．特に慢性心不全患者では，骨格筋の形態変化を惹起しフレイルを誘発する．また，栄養管理や身体活動の増加が重要とされるフレイルに対して，心不全増悪を予防する観点では制限も必要となる．本稿では，フレイルを合併した高齢心不全患者に対する急性期から回復期の心臓リハビリテーションによって，心不全管理のもとフレイルの改善を認めた症例を紹介する．

### Key Words

高齢心疾患患者，フレイル，慢性心不全，心臓リハビリテーション，有酸素運動

## 基礎的情報と医学的情報

**診断名（重症度）**：慢性心不全〔New York Heart Association（NYHA）の心機能分類Ⅲ度，クリニカルシナリオ（clinical scenario）2，Nohria-Stevenson 分類 B〕，大動脈閉鎖不全症．

**年齢・性別・身長・体重・BMI**：85歳，男性，162 cm，51.5 kg，20.3 kg/m$^2$．

---

[*1] Nobuaki Hamazaki/北里大学病院 リハビリテーション部，[*2] Kentarou Kamiya/北里大学医療衛生学部リハビリテーション学科理学療法学専攻

**現病歴**：慢性心不全および発作性心房細動に対して，通院加療していた．下肢の浮腫と労作時の呼吸困難を自覚し，1カ月間で4 kgの体重増加を認めたことから当院を受診した．受診時の心電図で頻脈および心房細動を認め，経胸壁心臓超音波検査では左室駆出率が低下し，血液検査では脳性ナトリウム利尿ペプチドが上昇していたことから，慢性心不全急性増悪の診断で緊急入院となった．

**既往歴**：高血圧症，発作性心房細動，慢性腎臓病，腰椎脊柱管狭窄症．

**医学的情報**

① **身体所見**：血圧 129/62 mmHg，経皮的酸素飽和度（SpO$_2$）92%（room air），湿性ラ音なし，頸静脈怒張あり，下腿の浮腫あり，労作時呼吸困難あり，起座呼吸なし．**血液検査**：血色素量 10.5 g/dL（正常値 男 14〜18 g/dL，女 12〜16 g/dL），総たんぱく 5.1 g/dL，アルブミン（Alb）3.0 g/dL（正常値 4.0〜5.0 g/dL），クレアチニン（Cr）2.2 mg/dL（正常値 男 0.5〜1.0 mg/dL，女 0.4〜0.8 mg/dL），推算糸球体濾過量（eGFR）23 mL/min/1.73 m$^2$（正常値 90>GFR≧60 mL/min/1.73 m$^2$），脳性ナトリウム利尿ペプチド（BNP）721.6 pg/mL（正常値 18.4 pg/mL）．

② **胸部単純 X 線**：心胸郭比（CTR：cardiothoracic ratio）59%（50%以下），両肺野うっ血像あり，浸潤影なし．

③ **経胸壁心臓超音波検査**：左室拡張末期径 70 mm（正常値 40〜55 mm），左室収縮末期径 55 mm（正常値 30〜45 mm），左室駆出率 28%（低下：40%以下，軽度低下：40〜49%，正常：50%以上），中等度の大動脈弁逆流，僧帽弁逆流および三尖弁逆流，左室の全周性に重度の壁運動低下．

④ **心電図**：心拍数 120/分，心房細動，完全右脚ブロック．

⑤ **冠動脈造影検査**：有意狭窄なし．

**治療方針と治療経過（投薬状況，処置，外科的治療など）**：治療内容として，急性期心不全治療（第2病日まで）では利尿剤（フロセミド 20 mg 静注），酸素投与を施行した．ガイドラインに則った薬物療法では，アンジオテンシン変換酵素（ACE）阻害薬（ペリンドプリルエルブミン 1 mg 内服，第1病日〜），利尿剤（フロセミド 40 mg 内服，第3病日〜），β遮断薬（カルベジロール 1.25 mg，第6病日〜）が処方された．さらに，心房細動に対する抗凝固療法として抗凝固薬（アピキサバン 5 mg 内服，第2病日〜）が処方された．治療経過として，第2病日には体重が2 kg 減少し，胸部単純 X 線でうっ血像が改善したことから，心臓リハビリテーションを開始した．第9病日には自宅退院し，外来で心臓リハビリテーションを継続した．

## 初期の理学療法評価と臨床推論

### 初期の理学療法評価

- **ベッドサイド**：酸素投与なし，意識清明，認知機能軽度低下，遅延再生の軽度障害．
- **身体所見**：湿性ラ音なし，頸静脈怒張なし，下腿浮腫あり，四肢冷感なし．
- **入院前のフレイル**：フレイルあり（筋力の低下，活動量の低下，歩行速度の低下，疲労感）．
- **バイタルサイン**：安静時の血圧 121/75 mmHg，安静時の心拍数 100〜120/分，心房細動，快適歩行中の最高心拍数 144/分，100 m 歩行後の血圧 138/89 mmHg，100 m 歩行後の心拍数 125/分，歩行後の自覚症状は Borg scale（息切れ/下肢疲労）12/12．
- **心電図**：心房細動，歩行前後で ST-T 変化なし．
- **周囲長**：腹囲 77.5 cm，上腕 21.0 cm，下腿 32.0 cm．**四肢筋量指数**：7.24 kg/m$^2$，体組成計を用いて生体電気インピーダンス（BIA：bioelectrical impedance analysis）法によって測定．**歩行速度**：0.32 m/秒．short physical performance battery（SPPB）：semi-tandem 位 10 秒，tandem 位 2.4 秒，5 回立ち座り 24.7 秒，合計点 4 点．**片脚立位バランス**：0 秒．**握力**（左右平均）：13.2 kg．**膝伸展筋力**（左右平均）：13.1 kgf（24.5％体重），徒手筋力測定機器（μTas F-1，アニマ）．**歩行 FIM**：5．**6 分間歩行距離**：160 m．

### 初期の臨床推論

#### 1．心不全の病態と治療

- 本症例は，虚血性心疾患がなく，弁膜症が慢性心不全の原因であり，体液貯留と発作性心房細動によって急性増悪を引き起こしたと考えられた．一方で，発作性呼吸困難や起座呼吸がなく（NYHA の心機能分類Ⅲ度），低心拍出症候群を認めていない（クリニカルシナリオ 2，Nohria-Stevenson 分類 B）ことから，徐々に心不全を発症し最重症となる前に入院加療に至ったと考えられた．
- しかし，経胸壁心臓超音波検査で左心拡大，左室駆出率の低下および大動脈弁逆流を認めたことから，水分過多や血圧上昇により症状が悪化しやすいと考えられるため，利尿剤により有効な利尿が得られ体重が減少したか否か，頻脈や呼吸困難が改善したか否かについて，医師や看護師と情報共有してリハビリテーションの開始時期を判断すべきである．

#### 2．心不全と骨格筋異常

- 本症例のように高齢かつ BMI が低く，血清総たんぱくおよびアルブミンの低下を認める心不全患者では，フレイルの合併リスクがきわめて高いということを念頭に理学療法評価を進める必要があると考えられた．

### 3. 既往歴より

- **慢性腎臓病**：慢性心不全患者における腎機能低下は重要な予後規定因子であり，eGFR＜30 mL/min/1.73 m² を示す患者の生命予後はきわめて悪い．フロセミドといったループ利尿薬の過剰使用は腎機能を悪化させることが明らかとなっており，リハビリテーション開始前後における血清クレアチニン値の変化は，心不全治療の効果判定や運動の安全性を評価するための重要な臨床指標と判断した．
- **腰部脊柱管狭窄症**：身体活動へ影響を与える整形外科疾患であり，フレイルを惹起する可能性があるため，入院前の日常生活へ支障があったか否かを確認する必要がある．また，運動療法の手段に工夫が必要となる場合もあり，症状の程度や特徴を把握する必要があると考えられた．

### 4. 治療経過，理学療法の評価結果（初回の歩行リハビリテーション）より

- 第2病日には，下腿の浮腫を除く心不全症状の身体所見に改善を認め，わずかな息切れで100 m歩行が可能であったことから，急性心不全治療に対する反応がよく，早期に自宅退院を見込めると考えられた．
- 一方で，労作による頻脈を認めたため，薬物療法による心拍数軽減の効果が得られるまでは，過負荷となるような運動を控える必要があると判断した．

### 5. フレイル

- 入院前の状況からフレイルが疑われた．
- SPPB 4～9点は，身体的フレイルの定義として汎用されている．握力＜26 kg（女性の場合：握力＜18 kg）および歩行速度＜1.0 m/secは，わが国におけるフレイル評価基準の一つである．本症例は，歩行速度0.32 m/秒，SPPB 4点，握力13.2 kgであり，それらの基準を満たしていると判断した．一方で，BIA法による筋量測定では，四肢筋量指数7.24 kg/m² であり，サルコペニアの基準に該当しなかった．これは筋量測定をBIA法で行っているため，心不全による体液貯留の影響で筋量を過大評価している可能性が高いと考えられた．
- 下肢筋力および運動耐容能の著しい低下を認めており，入院前のフレイルや腰部脊柱管狭窄症の既往などに，心不全増悪が寄与したものと考えられた．急性期治療による心不全状態の改善に伴って回復するか否か，回復期心臓リハビリテーションによってさらに改善するか否かを評価していく必要があると考えられた．

## エキスパートへのワンポイント講座

### 1. 心不全の病態と治療

▶ 心不全はすべての心疾患の最終的な病態であり，人口の高齢化ならびに虚血性心疾患や弁膜症の治療技術の進歩により，心不全患者数は増加の一途にある[1]．

▶ 急性心不全は，新規発症あるいは慢性心不全の急性増悪に起因し，症状の重症度や兆候によって治療方針や治療経過が異なり，NYHAの心機能分類（表1），クリニカルシナリオ（表2），ならびにNohria-Stevenson分類（p59の図2を参照）

## 表1 New York Heart Association（NYHA）の心機能分類

| 重症度 | | 活　動 | 症　状<br>（疲労，動悸，呼吸困難あるいは狭心症状） |
|---|---|---|---|
| Ⅰ度 | | ・心疾患はあるが身体活動に制限はない | ・日常的な身体活動では著しい症状を生じない |
| Ⅱ度 | Ⅱs度<br>Ⅱm度 | ・身体活動に軽度制限がある<br>・身体活動に中等度制限がある | ・安静時には無症状<br>・日常的な身体活動で症状を生じる |
| Ⅲ度 | | ・高度な身体活動の制限がある | ・安静時には無症状<br>・日常的な身体活動以下の労作で症状を生じる |
| Ⅳ度 | | ・心疾患のため，いかなる身体活動も制限される | ・心不全症状や狭心痛が安静時にも存在する<br>・わずかな労作で症状は増悪する |

## 表2 クリニカルシナリオ（急性心不全患者の管理アルゴリズム）

| | CS1 | CS2 | CS3 | CS4 | CS5 |
|---|---|---|---|---|---|
| 定義 | SBP><br>140 mmHg | SBP 100〜<br>140 mmHg | SBP<<br>100 mmHg | 急性冠症候群 | 右室不全 |
| 兆候 | 急激に発症 | 徐々に発症，体重増加 | 急激あるいは徐々に発症 | 急性心不全 | 急激または緩徐な発症 |
| 病態 | びまん性肺水腫 | 全身性浮腫 | 低灌流 | 急性冠症候群 | 右室機能不全 |
| その他 | ・肺水腫：あり<br>・全身性浮腫：軽度<br>・急性の充満圧の上昇<br>・体液量は正常あるいは低下の場合あり<br>・左室駆出率は維持されていることが多い<br>・病態生理は血管性 | ・肺水腫：軽度<br>・全身性浮腫：あり<br>・慢性の充満圧，静脈圧や肺動脈圧の上昇<br>・その他の臓器障害：腎機能障害や肝機能障害，貧血，低アルブミン血症 | ・肺水腫：軽度<br>・全身性浮腫：軽度<br>・充満圧の上昇<br>・以下の2つの病態がある<br>①低灌流または心原性ショックを認める場合<br>②低灌流または心原性ショックがない場合 | ・心臓トロポニン単独の上昇ではCS4に分類しない | ・肺水腫：なし<br>・全身性の静脈うっ血所見 |
| 治療 | ・NPPVおよび硝酸薬<br>・容量過負荷がある場合を除いて，利尿薬の適応ほとんどなし | ・NPPVおよび硝酸薬<br>・慢性の全身性体液貯留：利尿薬 | ・体液貯留所見なし：容量負荷<br>・強心薬<br>・改善が認められなければ肺動脈カテーテル<br>・血圧<100 mmHgおよび低灌流が持続：血管収縮薬 | ・NPPV<br>・硝酸薬<br>・心臓カテーテル検査<br>・ガイドラインが推奨するACSの管理：アスピリン，ヘパリン，再灌流療法<br>・大動脈内バルーンパンピング | ・容量負荷を避ける<br>・SBP>90 mmHgおよび慢性の全身性体液貯留：利尿薬<br>・SBP>90 mmHg：強心薬使用<br>・SBP>100 mmHgに改善ない場合は血管収縮薬 |
| 治療目的 | 呼吸困難の軽減，状態の改善，心拍数の減少，尿量>0.5mL/Kg/min，収縮期血圧の維持と改善，適正な灌流に回復 | | | | |

SBP：収縮期血圧，NPPV：非侵襲的陽圧換気，ACS：急性冠症候群

が広く使用されている[2]．

### 2．心不全と骨格筋異常

▶ 心不全は，骨格筋異常を引き起こすことが知られている．これは，低心拍出による骨格筋への低還流，ならびに神経体液性因子に伴う炎症性サイトカイン上昇が筋の蛋白異化を亢進することによる[3]．また，加齢に伴う活動量の低下，代謝の低下，食欲の低下，筋量の低下，身体機能の低下といった悪循環はサルコペニアの誘因となり，フレイルのリスクを高める[4]．さらに，心不全患者において約20～50％でフレイルが認められ[5]，身体的フレイルの合併は予後を悪化することが報告されている[6]．

▶ 高齢心疾患患者では，フレイルの合併を定量的に評価する必要がある．

## 理学療法PDCAサイクルから考える臨床推論

### 理学療法計画（Plan）

#### 1．問題点の抽出
- 身体的フレイル（歩行速度の低下，バランス能力の低下，筋力の低下）．
- 運動耐容能の低下．
- 運動時頻脈および息切れ．
- 軽度認知症．

#### 2．理学療法の目標設定
- 入院期（1週間）：バランス能力の改善，歩行能力の改善，筋力増強，運動耐容能の向上，自宅退院に向けた日常生活動作の獲得，自宅での心不全管理について理解する．
- 退院後（3～5カ月）：バランス能力の改善，歩行能力の改善，筋力増強，運動耐容能の向上，身体活動量の維持および拡大，心不全管理の継続．

#### 3．考えられるリスク・リスク層別化
- 慢性心不全の急性増悪に対する急性期治療後．
- 入院時に起座呼吸なし，低心拍出症候群なし．
- 左室駆出率＜30％，心房細動．
- 高齢者で軽度認知症．

### 臨床推論

#### 1．目標設定
- 急性期においては心不全が代償された後，ただちに自宅退院に必要な日常生活動作を獲得するととともに自己管理の指導が必要であり，退院後においては心不全の再増悪を予防していくことが求められると判断した．

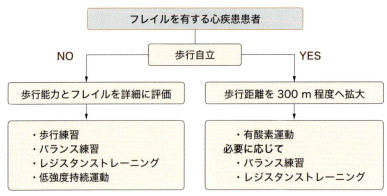

図1 フレイルを有する心疾患に対する運動療法の進め方の例

- 第2病日で100 m歩行が可能となっており，早期に自宅退院に向けた日常生活動作の獲得を目標とすることが可能と判断した．一方で，身体機能評価から身体的フレイルを有していたことから，従来，心臓リハビリテーションの目標となる運動耐容能の向上に加え，バランス能力や筋力，歩行能力の改善を目標としていくことが必要と考えられた．

**2．入院期の心不全に対するリスク管理**

- 左室駆出率の低下，大動脈弁逆流および心房細動を有していることから，水分過多や血圧上昇により症状が悪化しやすいと考えられるため，運動に伴う頻脈性不整脈や弁膜症に由来する呼吸困難をモニターし，適正な運動負荷を選択する必要があると判断した．
- 加えて，日々の心不全状態を体重，尿量，バイタルサインならびに症状の変化から評価し，運動療法の可否を判断する必要があると考えた．
- 急性期において，心不全症状が残存していたとしても，座位や病室内の歩行で症状の増悪がなく，バイタルサインの変動や虚血症状に問題がなければ，椅座位や室内歩行の安静度を許可することで，フレイルの増悪を予防する必要があると判断した．

##  エキスパートへのワンポイント講座

▶ 高齢心疾患患者では，入院によって能力障害を認めやすいことから，急性期の非代償性心不全状態を脱した後に，早期に日常生活動作の拡大を目的に理学療法を行う必要がある．

▶ 心不全状態は，起座呼吸の有無，低心拍出症候群の有無，尿量および体重の推移やバイタルサインを用いて評価する[7]．

▶ バランス能力や歩行能力，筋力ならびに運動耐容能といった身体機能は，急性期治療によって入院期の短期間で改善する症例を経験する．

▶ フレイルのレベルに合わせて，リハビリテーションの進行を図1のように計画す

るとよい．
▶ フレイルを有する場合，従来の運動療法に加えて日常生活動作に則した運動療法介入にも重きをおく必要がある[8]．
▶ 退院後においても心不全の安定した状態を維持しながら身体機能をより改善させ，身体活動量を増加させることが長期目標として重要である[8]．

## 理学療法計画の実行（Do）

- 歩行練習を行う．
- バランス練習として，tandem 位で 20 秒間，片手で軽く何かにつかまりながら行う．
- レジスタンストレーニングとして，10 回程度の反復運動が Borg scale 12〜13 で行える強度に設定する．実際には，自身の体重を負荷としたヒールレイズを両脚で 10 回 2 セット行う．
- 有酸素運動として，リカンベント型自転車エルゴメーターを用い，Borg scale 12〜13 の運動強度となるように負荷量を調節し行う．運動時の心拍数＞150/分が持続するようなら休息をとり，回復すれば運動を再開する．初回（第 4 病日）の運動強度と時間は，10W10 分 2 セットで実施した．
- 生活指導としては，以下に示す退院後の生活における注意点を指導した．
  ① 1 回/週程度の外来心臓リハビリテーションの継続．
  ② 毎日の血圧測定，体重測定．
  ③ 塩分摂取量 1 日あたり 6 g 以下．
- 適正な身体活動量の維持および増加として，退院後の身体活動量を評価し，1 日あたりの身体活動量の目標値を設定する．

## 臨床推論

### 1．フレイルに対して

- フレイルを認めていることから，心不全患者に対して従来行われる有酸素運動に加え，レジスタンストレーニングやバランス練習，歩行練習といった運動療法も重点的に行う必要があると判断した．
- レジスタンストレーニングには，従来 1RM の 50〜60％の強度が適応されるが，高齢のフレイル症例であり，リコンディショニングを目的に自覚症状に合わせた強度で実施するべきと判断した．
- 有酸素運動には，バランス能力の低下や腰部脊柱管狭窄症の既往があるため，リカンベント型自転車エルゴメーターの使用が望ましいと判断した．
- 運動処方には，心肺運動負荷試験の実施が困難であったことから Borg scale を用いて運動強度および運動時間を設定した．初期には，運動の持続が困難であったため，低強度のインターバルトレーニングから開始する必要があると判断した．

### 2．心不全管理

- 運動療法の実施前に，心不全症状の有無を観察する．特に，今回の心不全増悪要因として水分過多が疑われたことから，外来心臓リハビリテーションへの移行後は，自宅で塩分制限の食事や血圧・体重測定といった自己管理を行えているか否かを把握する必要があると考えられた．この自己管理なくして，運動療法の効果は得られないことが多い．

## エキスパートへのワンポイント講座

▶ 高齢心疾患患者やフレイルを有する心不全患者に対する運動療法として，リコンディショニングを目的とした場合，低負荷の運動処方が推奨される[8]．

▶ レジスタンストレーニングには，従来 1RM の 50〜60％の強度が適応されるが，フレイル症例においては自覚症状に合わせた強度で実施し，自主的なレジスタンストレーニングの実施が困難な症例であれば，神経筋電気刺激などの物理療法も検討する．

▶ 慢性心不全の急性増悪患者では，急性期治療によって心不全状態が回復することで，フレイルが改善することが多く，運動に対する自覚症状も日々変化するため，毎日の運動療法の中で至適運動強度を調整する必要がある．

## 理学療法計画の評価および検証（Check）

### 1．退院 2 カ月後における評価結果

- **血液検査**：色素量 12.1 g/dL，総たんぱく 5.7 g/dL，アルブミン（Alb）3.6 g/dL，クレアチニン（Cr）1.5 mg/dL，推算糸球体濾過量（eGFR）36 mL/min/1.73 m$^2$，脳性ナトリウム利尿ペプチド（BNP）226.8 pg/mL．
- **経胸壁心臓超音波検査**：左室拡張末期径 58 mm，左室収縮末期径 48 mm，左室駆出率 38％，中等度の大動脈弁逆流および僧帽弁逆流，左室の全周性に重度壁運動の低下．
- **内服薬**：ACE 阻害薬（ペリンドプリルエルブミン 1 mg），利尿剤（フロセミド 10 mg，スピロノラクトン 12.5 mg），β遮断薬（カルベジロール 1.25 mg），抗凝固薬（アピキサバン 5 mg）．

### 2．理学療法評価

- 認知機能の軽度低下，遅延再生の軽度障害．
- **身体所見**：湿性ラ音なし，頸静脈怒張なし，下腿浮腫なし，四肢冷感なし．
- **フレイル**：プレフレイルあり（筋力の低下，歩行速度の低下）．
- **バイタルサイン**：安静時の血圧 140/68 mmHg，安静時の心拍数 90/分，心房細動．
- **身体計測**：53.7 kg，周囲長：腹囲 78.9 cm，上腕 23.4 cm，下腿 33.1 cm，BIA 法による四肢筋量指数：8.09 kg/m$^2$，歩行速度：0.53 m/秒，SPPB：semi-tandem

位10秒，tandem位10秒，5回立ち座り17.8秒，合計点6点，**片脚立位バランス**：3.1秒，**握力（左右平均）**：22.8 kg，**膝伸展筋力（左右平均）**：15.9 kgf（30.7％体重），**歩行FIM**：6，**6分間歩行距離**：259 m，**有酸素運動**：リカンベント型自転車エルゴメーター，15W15分2セット，Borg scale 11/12，**身体活動量**：1日あたりの平均歩数2,700歩．

## 臨床推論

### 1．退院後の心臓リハビリテーションと評価
- 自宅退院後，1～2回/週の頻度で監視型運動療法に参加できたことから，自己管理に対するアドヒアランスを継続することができたと考えられた．
- 退院後1～3カ月以内で心不全増悪による再入院率が高いことから，退院2カ月で各種再評価を実施する必要があると判断した．
- 採血結果および身体所見から，心不全の悪化を認めず病態の管理を行えていると判断した．
- 退院2カ月後の理学療法評価では，筋力の増強および運動耐容能の向上を認めた．さらに，フレイルの改善を認めた．これは心不全状態の改善に加え，バランス能力や筋力が増強したことで身体活動が増加し，さらに有酸素運動によって骨格筋機能が改善したと考えられた．

### 2．改善すべき点
- 血圧および体重が上昇傾向であったため，食事内容の見直しが必要と考えられた．
- 下肢筋力および運動耐容能の改善を目的に，心不全症状の出現に注意して身体活動量の増加を図る必要があると考えられた．

## エキスパートへのワンポイント講座

▶ 慢性心不全患者において，退院後2～3カ月以内で心不全増悪による再入院率が高いことが知られている[9]．
▶ 心不全増悪を予防するためには，外来における包括的心臓リハビリテーションが重要となり[1]，退院後の心不全状態に加えて身体機能の変化や自己管理に対する理解度を把握していく必要がある．

## 理学療法計画の改善および再計画（Action）

### 1．理学療法内容の再計画
- 有酸素運動としてリカンベント型自転車エルゴメーター，15W 30分1セットを行う．
- 塩分摂取量の制限について家族に対しても再度指導を行う．
- 身体活動量として1カ月に500歩/日の増加を目標とする．

### 2. 退院 5 カ月後における理学療法の再評価
- **身体所見**：湿性ラ音なし，頸静脈怒張なし，下腿浮腫なし，四肢冷感なし．
- **フレイル**：プレフレイルあり（筋力の低下，歩行速度の低下）．
- **バイタルサイン**：安静時の血圧 122/66 mmHg，安静時の心拍数 90/分，心房細動．
- **身体計測**：53.0 kg，周囲長：腹囲 78.5 cm，上腕 23.5 cm，下腿 33.1 cm，BIA 法による四肢筋量指数：8.19 kg/m$^2$，歩行速度：0.67 m/秒，SPPB：semi-tandem 位 10 秒，tandem 位 10 秒，5 回立ち座り 12.3 秒，合計点 10 点，片脚立位バランス：3.8 秒，握力（左右平均）：23.2 kg，膝伸展筋力（左右平均）：19.8 kgf（40.6％体重），歩行 FIM：7，6 分間歩行距離：262 m．

## 臨床推論

### 1. 運動療法の再計画
- 退院後のリハビリテーション継続により歩行能力の改善を認め，日常生活動作が自立したことから，従来の有酸素運動に重点をおくことが可能と判断した．すなわち，下肢筋力の改善によって 30 分間の持続運動の実施が可能となったことから，低強度～中強度の持続運動を処方できると判断した．

### 2. 改善した点
- 退院直後において塩分摂取量が増えたことから，血圧の上昇と体重の増量を認めたと考えられた．しかし，心不全増悪を予防する目的で家族を含めた栄養指導を再度行ったことで，退院 5 カ月後において体重の増加を認めず適正な血圧となったと考えられた．
- 体組成評価では筋量が退院後から増加し，その後も維持できていた．四肢周囲長では，上腕周囲長の増大を認めたが，下腿周囲長はむしろ減少した．うっ血性の心不全症例における下腿周囲長は，浮腫の影響を受けるため筋量の測定に用いるには注意が必要と考えられた．
- 退院 5 カ月後の理学療法評価において，バランス能力，歩行速度および筋力がさらに改善したが，運動耐容能に大きな変化を認めなかった．これは骨格筋機能の改善を認めたが，心機能に大きな変化がなかったためと考えられた．

## エキスパートへのワンポイント講座

▶ 有酸素運動は，心不全管理および治療において，運動耐容能ならびに予後に対する改善効果のエビデンスが最も確立された運動療法である[7]．フレイルを有する患者では，日常生活動作の拡大ばかりでなく，有酸素運動の継続を可能にしていくことが，患者の予後に寄与する理学療法に発展すると示唆する．

▶ 重要なことは，心臓リハビリテーションの継続により心不全を増悪することなくフレイルならびに運動耐容能をさらに改善し，ひいては心不全の再発を予防すること

である．

## 本症例を振り返って

　従来，慢性心不全に対する再発予防を目的とした管理は，薬物療法と栄養管理に加え有酸素運動を中心とした運動療法を継続することからなる．しかし，本症例は身体的フレイルがあり，高齢で認知機能も軽度低下していたことから内服管理，栄養管理ならびに十分な運動療法の実施が困難であった．そして，心不全の再発は高リスクとなることが考えられた．そのため，医師，看護師および栄養士，さらには家族と協同した心不全管理のもとに，まずフレイルの改善を目的とした運動療法を展開した．

　退院後の心臓リハビリテーションを継続したことで，筋量の増加や下肢筋力の増強，ならびにフレイルの改善を認め，運動耐容能が向上した．特にフレイルの改善は，従来の有酸素運動の遂行を可能とした．さらに，日々の心不全状態を管理することで，心不全増悪を認めることなく運動機能が改善し，身体活動量を増加することが可能となった．すなわち，心不全再発およびフレイルの増悪といった多面的な病態の予防につながったと考えられた．

　フレイルを有する高齢心疾患患者に対して理学療法士が関わる際は，フレイルの状態を定量的に評価すること，フレイルの改善ばかりではなく再発予防を念頭においた最適な運動療法を処方することが重要と考えられる．

## 文　献

1) Group JCSJW：Guidelines for rehabilitation in patients with cardiovascular disease（JCS 2012）. *Circ J* **78**：2022–2093, 2014
2) Group JCSJW. Guidelines for treatment of acute heart failure（JCS 2011）. *Circ J* **77**：2157–2201, 2013
3) Okita K, et al：Exercise intolerance in chronic heart failure--skeletal muscle dysfunction and potential therapies. *Circ J* **77**：293–300, 2013
4) Fried LP, et al：Frailty in older adults：evidence for a phenotype. *J Gerontol A Biol Sci Med Sci* **56**：M146–56, 2001
5) Jha SR, et al：Frailty in advanced heart failure：a systematic review. *Heart Fail Rev* **20**：553–560, 2015
6) Chiarantini D, et al：Lower extremity performance measures predict long-term prognosis in older patients hospitalized for heart failure. *J Card Fail* **16**：390–395, 2010
7) Piepoli MF, et al：2016 European Guidelines on cardiovascular disease prevention in clinical practice：The Sixth Joint Task Force of the European Society of Cardiology and Other Societies on Cardiovascular Disease Prevention in Clinical Practice（constituted by representatives of 10 societies and by invited experts）Developed with the special contribution of the European Association for Cardiovascular Prevention & Rehabilitation（EACPR）. *Eur Heart J* **37**：2315–2381, 2016
8) Piepoli MF, et al：Exercise training in heart failure：from theory to practice. A consensus document of the Heart Failure Association and the European Association for Cardiovascular Prevention and Rehabilitation. *Eur J Heart Fail* **13**：347–357, 2011
9) Stevenson LW, et al：Optimizing therapy for complex or refractory heart failure：a management algorithm. *Am Heart J* **135**：S293–309, 1998

## よく迷い苦しむ難渋症例の攻略

# 4 呼吸困難感の強い心疾患症例

◆田屋雅信[*1]

### Summary

　徐々に労作時息切れが増強してきた心不全患者の精査入院後，外来で心臓リハビリテーションを導入した．労作時息切れの原因は，下肢骨格筋機能の低下が心疾患とあいまって生じた結果であると臨床推論できた．そのため骨格筋機能のうち下肢筋持久力と下肢筋量の改善が必要であった．下肢筋持久力の改善，下肢筋の肥大を目的に，それぞれ運動療法の種類・強度・頻度を設定した．また，冠危険因子を有していたので運動療法の導入だけでなく，多職種による患者教育を併用しながら心不全の悪化ならびに冠動脈疾患の発症を予防した．

### Key Words

労作時息切れ，拡張不全，運動耐容能の低下，骨格筋量の低下，患者教育

## 基礎的情報と医学的情報

**診断名**：閉塞性肥大型心筋症．
**年齢・性別・BMI**：76歳，女性，20.7 kg/m$^2$．
**現病歴**：1年前から労作時息切れが出現し，徐々に増強していた．かかりつけの当院にて経胸壁心臓超音波検査（心エコー）を実施したところ左室流出路狭窄，非対称性心室中隔肥厚（ASH：asymmetric septal hypertrophy）を認めた（図1）．そのため肥大型心筋症の疑いで精査目的に入院となった．退院後は外来心臓リハビリテーションへ移行した．

---

[*1] Masanobu Taya/東京大学医学部附属病院 リハビリテーション部

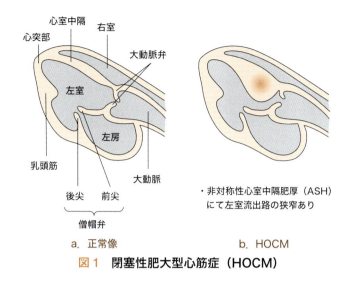

図1 閉塞性肥大型心筋症（HOCM）

**既往歴**：Ⅱ型糖尿病（39歳時よりHbA1c：7.2％），脂質異常症，家族歴なし．

**医学的情報**

① 冠動脈造影検査（CAG：coronary angiography）：左前下行枝 #7 50％，冠動脈有意狭窄なし．

② Swan-Ganz's カテーテル検査：心係数（CI：cardiac index）2.2 L/分/m$^2$，肺動脈楔入圧（PAWP：pulmonary artery wedge pressure）7 mmHg，Forrester 分類 subset Ⅰ．

③ 経胸壁心臓超音波検査：左室駆出率（LVEF：left ventricular ejection fraction）78％，E/E' 20.1．

④ 迷走神経刺激法（Valsalva手技）：左室流入路と流出路の収縮期圧較差 10 mmHg，僧帽弁前尖の収縮期前方運動（SAM：systolic anterior motion），僧帽弁逆流，左室流出路狭窄あり．

⑤ ホルター心電図：基本調律は洞調律，心室性期外収縮は単発，非持続性心室頻拍はなし．

⑥ 心肺運動負荷試験（CPX：cardiopulmonary exercise test）：ramp 5watts，最高酸素摂取量（peak $\dot{V}O_2$）14.9 mL/kg/min，嫌気性代謝閾値（AT：anaerobic threshold）12.0 mL/kg/min，$\dot{V}E/\dot{V}CO_2$ slope 36.5，負荷中の心室性期外収縮は単発のみ（表1）．

⑦ 生化学検査：脳性ナトリウム利尿ペプチド（BNP）113 pg/mL，推算糸球体濾過量（eGFR）86.7 mL/min/1.73 m$^2$，尿素窒素（BUN）18.0 mg/dL，クレアチニン（Cr）0.51 mg/dL．

⑧ 胸部X線：心胸郭比（CTR：cardiothoracic ratio）51％，肺うっ血，胸水なし．

**治療方針と治療経過**

- 薬物治療（β遮断薬の漸増）と外来心臓リハビリテーション．

表1 心肺運動負荷試験（CPX）の結果

| | |
|---|---|
| peak $\dot{V}O_2$ (mL/kg/min)（標準値との比率） | 14.9 (61%) |
| AT (mL/kg/min)（標準値との比率） | 12.0 (77%) |
| $\dot{V}E/\dot{V}CO_2$ slope | 36.5 |
| peak $O_2$ pulse（標準値との比率） | 7.0 (78%) |
| work rate @peak (watts) | 50 |
| work rate @AT (watts) | 32 |
| HR @peak (bpm) | 106 |
| HR @AT (bpm) | 94 |
| R @peak | 1.11 |
| Borg scale @peak（息切れ/下肢疲労） | 16/18 |

peak $\dot{V}O_2$：最高酸素摂取量，AT：嫌気性代謝閾値，$\dot{V}E$：分時換気量，$\dot{V}CO_2$：二酸化炭素排出量，peak $O_2$ pulse：最高酸素脈，work rate：仕事率，HR：心拍数，R：呼吸商

- β遮断薬（アーチスト®）1.25 mg，アンジオテンシン変換酵素（ACE）阻害薬（レニベース®）1.25 mg，糖尿病薬（メトグルコ錠®）250 mg，脂質異常症薬（エパデールS®）600 mg．

## 初期の理学療法評価と臨床推論

### 初期の理学療法評価（外来1日目）

- 問診：公共交通機関を利用し独歩で来院したが，途中ベンチで休憩を1回はさんだ．息切れのため駅の階段は利用できなかった〔New York Heart Association（NYHA）の心機能分類：Ⅱ度〕．倦怠感，睡眠不足，食思不振なし．労作時の息切れはあるが，めまい，胸部症状は認めていない．
- フィジカルアセスメント：手足の冷感なし，下腿浮腫なし，頸静脈拍動なし．
- 体重：49.6 kg（退院時：49.0 kg）．
- フレイル評価：short physical performance battery（SPPB）12点満点．
- 握力（デジタル握力計；スメドレー式，竹井機器工業）：右 16.4/左 16.9 kg．
- 膝伸展筋力（固定用ベルト付き徒手筋力測定機器；μTasF-1，アニマ）：0.49 kgf/kg．
- 体組成 BIA（bioelectrical impedance analysis）法（体成分分析装置；In Body 270，インボディジャパン）：体重 49.8 kg，筋量 33.8 kg〔骨格筋量指標（SMI：skeletal muscle index）：5.2 kg/m²，上肢に比して下肢筋量が少ない〕，体脂肪率 27.6%．
- 片脚立位時間：両側 20秒以上．

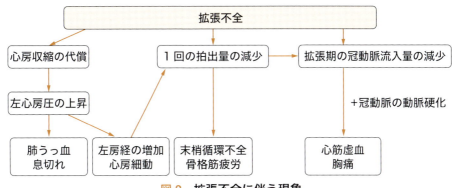

図2 拡張不全に伴う現象

##  臨床推論

### 1. 診断名
- 本症例は，迷走神経刺激法にて左室流出路圧較差（左室流入路と流出路の収縮期圧較差）が10 mmHgであること，これまで非持続性心室頻拍の出現や失神発作を認めていないことなどから，医師より心臓リハビリテーションの指示が出された．
- 閉塞性肥大型心筋症は，心筋壁厚の肥大により拡張不全を呈するためLVEFが保持された（LVEF≧50％）心不全（HFpEF：heart failure with preserved ejection fraction）である．左室が拡張しづらいことで左房がより代償的に収縮したり，心拍出量を心拍数の増加で代償したりするようになる．拡張不全患者が心房細動になると，左房が機能不全となり，容易に心不全をきたすので注意が必要である．さらに，頻脈から血圧低下を生じやすいことも息切れの原因として考えられた（図2）．

### 2. 既往歴
- 糖尿病の罹患歴が長く，HbA1c 7点台とコントロールはやや不良である．そのため，三大合併症の確認とバランス機能の評価も必要である．片脚立位時間は正常範囲であった．糖尿病性網膜症はなく腎機能障害（Cr＞2.5 mg/dL，3カ月間eGFR＜60 mL/min/1.73m$^2$）は認めていないため，運動療法の適応であると判断した．
- CAGにて左前下行枝 #7に50％の狭窄が認められている．心筋梗塞などの急性冠症候群は，有意狭窄ではない血管の不安定プラークの破綻から発症することが多いとされている[3,4]．脂質異常症も合併しており，生活習慣の聴取から冠動脈疾患発症予防のための患者教育も必要であると判断した．

### 3. 検査所見
- 心不全の重症度は，Swan-Ganz'sカテーテル検査からForrester分類にあてはめて評価する（図3）[5]．本症例はsubset Iで比較的に軽症であるが，今後，心不全症状が悪化していないかについてフィジカルアセスメントを併用して評価を継続する．フィジカルアセスメントと心不全症状の関連はNohria-Stevenson分類を用いることが多い（p102の「4．フィジカルアセスメント」を参照）．

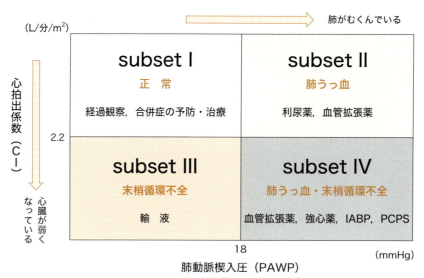

**図3 Forrester の病型分類による心不全病態の推定**
IABP：大動脈バルーンパンピング，PCPS：経皮的心肺補助装置

- CPX（**表1**）の結果より，ピーク時のR＞1.1であるので運動負荷として十分にかけられているが，peak $\dot{V}O_2$ の年齢標準値の比率が AT の年齢標準値の比率を下回っている．また，peak $O_2$ pulse は正常範囲である．この原因として，運動している末梢骨格筋機能の低下が考えられる．ピーク時の Borg scale では下肢疲労が高いことからも，息切れや運動耐容能低下の原因が下肢筋機能の低下であると判断した．

### 4．フィジカルアセスメント

- 本症例は，四肢の冷感，倦怠感などの低灌流所見や臓器浮腫による食思不振や下腿浮腫などのうっ血所見を認めていないため，Nohria-Stevenson 分類の A 群に属していると考えられた（**図4**）．各種所見の悪化がないため，運動療法は可能であると判断した．

### 5．フレイルの評価ならびに筋力，筋量の評価

- SPPB は満点によりフレイルは呈していない．膝伸展筋力は，連続歩行の自立に十分な筋力水準（0.40 kgf/kg 以上）を満たしているが[7]，握力低下（女性＜18 kg）と骨格筋量の低下（SMI＜5.7 kg/m$^2$）が認められており，サルコペニア肥満が認められる[8]．

- 労作時の息切れを呈する心不全患者は，骨格筋量の低下とそれに伴う運動耐容能の低下をきたしていることが報告されている（**図5**）[9]．骨格筋機能として十分ではなく，運動耐容能の低下に寄与していると考えられる．したがって，下肢筋機能の改善が運動耐容能の改善につながると判断した．

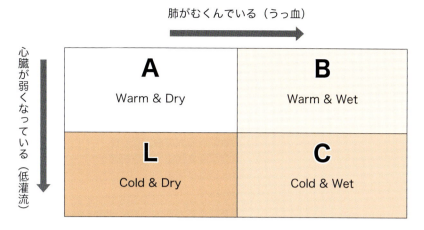

図4 **Nohria-Stevenson 分類**（文献6)より転載）

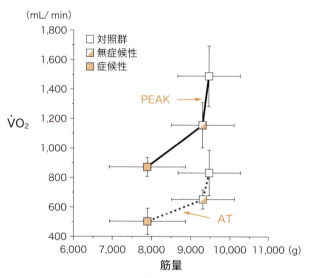

図5 **骨格筋量と運動耐容能との関係**（文献9)より転載）

労作時呼吸困難の症状を呈する（symptomatic）心不全患者は，骨格筋量が低下し，運動耐容能も低下している．$\dot{V}O_2$：酸素摂取量，AT：嫌気性代謝閾値

 **エキスパートへのワンポイント講座**

### 1. 診断

- ▶閉塞性肥大型心筋症の有病率は，調査方法の違いによりばらつきが多いとされているが，経胸壁心臓超音波検査によるスクリーニングでは見落としが少なく，人口10万人あたり374人とされている[1]．
- ▶重症の閉塞性肥大型心筋症は，運動時の左室流出量が低下することで脳血流や冠血流などが低下するため，重症大動脈弁狭窄症と同様に運動療法が禁忌となる（**表2**)[2]．

## 表2　運動療法の禁忌とリスク

| A. 運動負荷試験と運動療法の禁忌 | 1. 急性冠症候群の初期<br>2. 未治療の致死性不整脈<br>3. 急性心不全（血糖動態が不安定な発症初期）<br>4. コントロールされていない高血圧症<br>5. 高度房室ブロック<br>6. 急性心筋症と急性心膜炎<br>7. 症状のある大動脈弁狭窄症<br>8. 重症な閉塞性肥大型心筋症<br>9. 急性全身性疾患<br>10. 心内血栓 |
|---|---|
| B. 運動療法のみの禁忌 | 1. 運動耐容能の低下，または最近 3〜5 日間の安静時呼吸困難感<br>2. 低強度運動（<2 METs，<50 W）中の有意な虚血<br>3. コントロールされていない糖尿病<br>4. 最近の塞栓症<br>5. 血栓性静脈炎，新規の心房細動，心房粗動 |
| C. 運動療法によるリスクが高い | 1. 最近 1〜3 日間で 1.8 kg 以上の体重増加<br>2. 同時，連続または断続的なドブタミン療法<br>3. 運動中の収縮性血圧の低下<br>4. NYHA の心機能分類 IV度<br>5. 安静時または努力性労作時で出現する複雑な心室性不整脈<br>6. 安静臥位での心拍数が 100 bpm 以上<br>7. 既存の併存疾患による運動耐容能の制限 |

▶ 重症度分類はガイドラインに明記されていないが，安静時あるいは薬剤負荷や運動負荷により 30 mmHg 以上の左室流出路圧較差がみられた場合にカテーテル治療，50 mmHg 以上で外科的治療の適応とされている[1].

## 2．検査所見

▶ 心不全の重症度は BNP で評価できる．一般的に月 1 回測定が可能であり，200 pg/mL 以上で入院加療が必要となり 600 pg/mL 以上で重症化しやすく予後が悪い．なお，外来での定期診察時に確認し，運動が過負荷になっていないかを評価する．

## 3．心肺運動負荷試験

▶ AT や peak $\dot{V}O_2$ は性別，年齢から得られた標準値が設定されており，実測値との比率がレポートには記載され，80％以上で正常値と判断する．

▶ ピーク時の酸素脈（$O_2$ pulse）との関連をみることで結果の解釈が異なってくる．$O_2$ pulse は，$\dot{V}O_2$（酸素摂取量）/HR（心拍数）で算出される．Fick の式〔酸素摂取量（$\dot{V}O_2$）＝1 回拍出量（SV）×HR×動静脈酸素含量較差〕から考えると，$O_2$ pulse は SV×動静脈酸素含量較差であるので，SV に規定されていることがわかる．なお，ピーク時の $O_2$ pulse は最大の心機能を反映しているとされている．

▶ 運動強度が強くなると，AT の時点で代謝の変化が生じる．さらに，AT を超え

ていくと乳酸がたまることで代謝性アシドーシスとなるため，換気で代償するポイントを迎える．そのポイントは呼吸性代償開始点（RC point）と呼ばれ，それ以降，換気（$\dot{V}E$）が亢進する．RC point までの二酸化炭素排出量（$\dot{V}CO_2$）に対する $\dot{V}E$ の傾きは $\dot{V}E/\dot{V}CO_2$ slope と呼ばれている．傾きが急なほど（$\dot{V}E/\dot{V}CO_2$ slope が高いほど）換気が亢進しており，換気効率が悪いと評価できる．CPX から得られるパラメーターでは，予後を最も規定する因子であり，40 以上で予後不良とされている．本症例でも労作時の換気亢進から息切れを呈してるため，労作時の呼吸数を評価する．

### 4．フィジカルアセスメント

▶Forrester 分類は，あくまで Swan-Ganz's カテーテル検査の実測値から得られる分類である．実測値が得られない場合，どの分類のどの辺に位置しているかは薬物などの治療状況からの推測にとどまる．そのため，実際にはフィジカルアセスメントによる評価を行うことが必要となる．フィジカルアセスメントから Nohria-Stevenson 分類にあてはめてみると（図 4）[6]，Forrester の分類と同じ 4 つの分類であるが，必ずしも一致しない．ただし，重症度の捉え方と序列は同様である．この分類では，うっ血所見（右心不全），低灌流所見（左心不全）の有無により心不全の状態を評価できる．

▶近年，増加している大動脈弁狭窄症と臨床症状が似ているため，考え方は応用できる．よって，心臓から拍出される血流が低下しないよう運動の過負荷には注意し，血圧低下やめまい症状をモニタリングする．

▶フィジカルアセスメントは，問診，視診，触診によって行うことができる．必ず事前に行ってから血圧などの客観的評価を行っていく．

### 5．フレイルの評価ならびに筋力，筋量の評価

▶骨格筋を筋力だけでなく多面的に評価することで，それに準じた運動療法を選択する．例えば，フレイルに対して筋の収縮速度を速くさせる筋パワー改善運動を選択することが必要である．

## 理学療法 PDCA サイクルから考える臨床推論

### 理学療法計画（Plan）

#### 1．問題点の抽出
- 労作時の息切れ（換気効率の低下）．
- 運動耐容能の低下．
- 骨格筋量の低下（SMI＜5.7 kg/m$^2$）．

#### 2．下肢筋持久力および理学療法の目標設定
- 運動耐容能および換気効率の改善．

- 下肢筋量および下肢筋持久力の増加.

### 3．考えられるリスク・リスク層別化
- 肺うっ血の増強による心不全の増悪（労作時息切れの増悪）.
- 頻脈および心房細動の出現.
- 心筋虚血による胸痛の出現.

## 臨床推論

- 閉塞性肥大型心筋症ではあるが，失神やめまいの既往はなく運動療法は可能であると判断した．
- 非持続性心室頻拍は認められていないが，運動耐容能は低く（peak $\dot{V}O_2$＜17.5 mL/kg/min）運動中の心電図モニター管理は1カ月程度行う必要があると思われた[10]．
- 心不全増悪を起こさないように，過度な運動強度には注意が必要であると思われた．
- 冠動脈の有意狭窄はないが，糖尿病や脂質異常症を合併しており，急性冠症候群の発症のリスクは残存すると考えられた．

## Point エキスパートへのワンポイント講座
▶ 病状の進行によりめまいを生じることもあるため，日常生活の症状や血圧の変動（低下）をモニタリングする必要がある．

## 理学療法計画の実行（Do）

### 1．Step1—準備体操（運動筋のストレッチ），プレトレーニング（表3）
- 心不全患者に対し，筋のコンディショニングを整えることから始めることが推奨されている[2]．
- トレーニングの導入段階を3つに分け，強度，回数，量を漸増させて行うプログラムを導入していく．
- カーフレイズやスクワットなど，自重を用いた軽い抵抗運動をプレトレーニングとして行っていく（10回×2セット，週3回）．

### 2．Step2—有酸素運動，レジスタンストレーニング
- わが国のガイドライン[11]から逸脱しない範囲で有酸素運動を開始する．CPXの結果（表1）よりAT時の運動強度が32 wattsであった．Ramp負荷5wattsで実施しているので，1分前の32－5＝27wattsがAT処方となる．AT処方以下の運動強度で1セット10分から始め，心拍数＞94 bpm，息切れ症状の悪化（Borg scale 15以上），体重（1週間で1.8 kg）の増加，BNPの増加（1カ月で200 pg/mL以上の増加）がないことをモニタリングしながら時間を増やしていく（最大30分まで）．心拍数については$\beta$遮断薬が投与されているので参考程度となるが，運動療法導入当初は少量であるので心拍数のモニタリングも有効である．
- レジスタンストレーニングは，プレトレーニングを数回行った後に導入する．

表3 心不全患者に対するレジスタンストレーニングの段階的プログラム（表4を参照）

| Step | 目的 | タイプ | 強度 | 回数 | 量 |
|---|---|---|---|---|---|
| Step 1<br>プレトレーニング | ・正しい方法を学ぶ<br>・感触を覚える<br>・筋肉間のコーディネーションを改善 | ダイナミック | 30% 1RM<br>RPE＜12 | 5〜10 | 2〜3セット/週,<br>1〜3サーキット/セット |
| Step 2<br>抵抗/持久力運動 | ・局所有酸素持久力を改善<br>・筋肉間のコーディネーションを改善 | ダイナミック | 30〜40% 1RM<br>RPE＜12〜13 | 12〜25 | 2〜3セット/週,<br>1サーキット/セット |
| Step 3<br>筋力トレーニング,<br>筋肥大トレーニング | ・筋肥大<br>・筋肉内のコーディネーションを改善 | ダイナミック | 40〜60% 1RM<br>RPE＜15 | 8〜15 | 2〜3セット/週,<br>1サーキット/セット |

RPE：自覚的運動強度

　　カーフレイズやスクワットの回数を1セット15〜20回に増やしていく．また，セラバンドやウェイトマシンを併用する．強度の設定は適定法を採用し20〜30回連続でできる重さ（約40〜50% 1RM）を採用する．
- 持続的な有酸素運動は，レジスタンストレーニングよりも総運動時間が長いことで心負荷が強くなり，原疾患もあいまって血圧が低下することが懸念される．有酸素運動の前にレジスタンストレーニングを行うことで筋力や神経筋収縮効率，最大運動強度に対して高い効果を得た報告もあるので[12]，その場合はレジスタンストレーニングを先に行っていく．

### 3．その他
- 糖尿病を考慮して，食後1時間後に行うように時間を設定する．

## 臨床推論
- 各stepを段階的に進める際，同じ負荷量に対する息切れの増加，心拍数の上昇，血圧の低下がないことを確認して進めることが重要であると考えられた．
- BNPは基本的に月1回の評価となるので，体重変化（1〜3日で1.8 kg以上の増加）がないことで確認することとした．

## エキスパートへのワンポイント講座
▶ 息切れの程度は，Borg scaleだけでなく会話ができるかどうかで判断するのもよい．
▶ 設定した運動時間，回数の途中でも会話が途切れるようであれば，休憩をはさむことが重要である．
▶ 心電図モニターが外れても，脈診により脈の不整や頻脈については簡易的に判断することができる．

## 理学療法計画の評価および検証（Check）

### 1．外来初期
- 運動中のバイタルサインとして，血圧は 119/69 → 101/57 mmHg，心拍数は 72 → 69 bpm（運動時 90 bpm まで上昇），呼吸数は 17 → 22 回/分（運動中は測定不可），Borg scale（息切れ/下肢疲労）は 14/13．

### 2．再評価（1 カ月後）
- BNP 176 pg/mL，体重 50.2 kg，筋量 33.9 kg（SMI：5.2 kg/m$^2$），体脂肪率 27.7% で，筋量の改善は認めなかった．

### 臨床推論
- 運動による血圧の低下やめまいもなく，症状が安定して経過していると考えられた．
- 心拍数<110 bpm で心拍出量が低下することがあり，運動中の上昇については著明に認めていないと判断した．
- さらに BNP の著明な上昇，体重の増加を認めていないと判断し，運動プログラムの段階を増やしていくことができると考えられた．
- 現状の運動強度では，筋肉量の増加を認めなかった．

### エキスパートへのワンポイント講座
- ▶ フィジカルアセスメントをしながら心不全悪化の所見がなければ，1 週間ごとに有酸素運動の運動時間を増加させていく．
- ▶ 体組成は 1 カ月後ごとに評価し，骨格筋量に変化がなければレジスタンストレーニングの方法，負荷強度を調節する．
- ▶ CPX は頻回に行うのではなく，2 カ月程度経過したら再評価を行うことが望ましい．その代わり，運動療法時や日常生活作業時に症状が改善しているかを適宜評価する．

## 理学療法計画の改善および再計画（Action）

### 1．Step3—筋肥大を目的としたレジスタンストレーニング
- 1 カ月経過後，筋肥大を目的としたレジスタンストレーニングを導入する．しかし，筋肥大を目的とした負荷強度（表 4）[13,14] は高負荷となるので，息切れ感の増加や心拍数の上昇をきたしやすい．ウェイトマシンを用いて行うことは臨床経験上，特に高齢者では難しいことがほとんどである．その際の工夫としてカーフレイズやスクワットの種目でスロートレーニングを検討する（図 6）[15]．スロートレーニングは少ない回数，かつ短い時間で行えることが利点である．休止期をいれないことで常に筋収縮を促すこととなり，血中乳酸の増加が見込まれ，筋肥大の効果が得られると報告されている．ただし，息こらえをしないように行うことが重要である．

表4 目的別のトレーニングプロトコル

| 目的 | 定義 | 負荷 | 量 | 安静期間 |
| --- | --- | --- | --- | --- |
| 筋力 | 最大外力を発揮するための筋の能力 | ・60〜70% 1RM（初級）<br>・80〜100% 1RM（上級） | ・1〜3セット×8〜12回（初級〜中級）<br>・2〜6セット×1〜8回（上級） | ・2〜3分（高強度の場合）<br>・1〜2分（低強度の場合） |
| 筋パワー | 筋パワー＝筋力×速度（距離/時間） | ・30〜60% 1RM（上肢）<br>・0〜60% 1RM（下肢） | ・1〜3セット×3〜6回 | ・2〜3分（高強度の場合）<br>・1〜2分（低強度の場合） |
| 筋肥大 | 筋サイズの増大 | ・70〜85% 1RM（初級〜中級）<br>・70〜100% 1RM（上級） | ・1〜3セット×8〜12回（初級〜中級）<br>・3〜6セット×1〜12回（上級） | ・2〜3分（高強度の場合）<br>・1〜2分（低強度の場合） |
| 筋持久力 | 最大下抵抗を発揮し続ける能力 | ・<70% 1RM | ・2〜4セット×10〜25回 | ・セット間30秒から1分 |

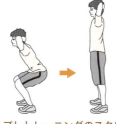 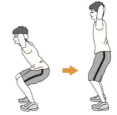

a. プレトレーニングのスクワット　　b. スロートレーニングのスクワット

図6　スロートレーニング

スロートレーニングのスクワットは，求心性を3秒，遠心性を3秒の低速度トレーニングである．膝関節を完全伸展しないことで常に筋収縮をしている状態をつくる

## 2．その他

- 息切れ症状が改善すれば，活動量の評価を追加する．その際，歩数計を使用して日常の活動量をモニタリングしていく．本症例は冠危険因子を有しており，新規に冠動脈疾患を発症させないようにする．最近では，耐糖能異常の患者で活動歩数が1日2,000歩増加すれば心疾患のイベントを8％抑えられることが報告されている[18]．具体的な歩数目標を設定することでアドヒアランス向上につながる．

## 臨床推論

- 現状の運動量によって心不全の増悪を認めないため，下肢筋量の増加を目的としてレジスタンストレーニングの運動強度を上げていくことができると判断した．
- また，引き続き運動耐容能の改善を目的に活動量を評価して，徐々に増加していくことができると判断した．

## エキスパートへのワンポイント講座

▶ 定期的に運動方法を確認し，週3回以上を正しく行えるように指導していく．

▶ 実際に使用する歩数計を確認し，装着位置によって歩数の誤差が少なくなるようテストするとよい．

## 本症例を振り返って

　心疾患患者は，息切れの原因が骨格筋に由来することが多い．本症例は心機能が比較的に保持されフレイルも呈していないが，息切れ感は残存し日常生活活動を制限していた．そのため，骨格筋機能改善の目的（最大筋力，筋パワー，筋肥大，筋持久力）のうち，筋持久力と筋肥大に焦点を絞ってトレーニングプロトコルを設定した．その際，有酸素運動，レジスタンストレーニングといった画一的なプログラム構成ではなく，運動療法のオプションを追加していくことが重要であった．

## 文　献

1) 肥大型心筋症の診療に関するガイドライン（2012改訂版：http://www.j-circ.or.jp/guideline/pdf/JCS2012_doi_h.pdf）2018年4月17日閲覧
2) Piepoli MF, et al：Exercise training in heart failure：from theory to practice. A consensus document of the Heart Failure Association and European Association for cardiovascular prevention and rehabilitation. *Eur J Heart Failure* **13**：347-357, 2011
3) Falk E, et al：Coronary plaque disruption. *Circulation* **92**：652-671, 1995
4) Libby P：Molecular bases of the acute coronary syndromes. *Circulation* **91**：2844-50,1995
5) Forrester JS, et al：Medical therapy of acute myocardial infarction by application of hemodynamic subsets（second of two parts）．*N Engl J Med* **295**：1404-1413, 1976
6) Nohria A, et al：Clinical assessment identifies hemodynamic profiles that predict outcomes in patients admitted with heart failure. *J Am Coll Cardiol* **41**：1797-1804, 2003
7) 古谷野亘，他：地域老人における活動能力の測定—老研式活動能力指標の開発．日本公衆衛生雑誌 **34**：109-114，1987
8) Chen LK, et al：Sarcopenia in Asia：consensus report of the Asian Working Group for Sarcopenia. *J Am Med Dir Assoc* **15**：95-101, 2014
9) Miyagi K, et al：Importance of total leg muscle mass for exercise intolerance in chronic heart failure. *Jpn Heart J* **35**：15-26, 1994
10) American Association of Cardiovascular and Pulmonary Rehabilitation. Guideline for Cardiac Rehabilitation and Secondary Prevention 4th ed. Human Kinetics, Champaign, 2004
11) 心血管疾患におけるリハビリテーションに関するガイドライン（2012年改訂版：http://www.j-circ.or.jp/guideline/pdf/JCS2012_nohara_h.pdf）2018年4月17日閲覧
12) Cadore EL, et al：How to simultaneously optimize muscle strength, power, functional capacity, and cardiovascular gains in the elderly：an update.Age（Dordr）**35**：2329-2344,2013
13) American College of Sports Medicine：Resistance Training for Health and Fitness（http://www.acsm.org/docs/brochures/resistance-training.pdf）2018年4月17日閲覧
14) ACSM position stand：Progression models in resistance training for healthy adults. *Med Sci Sports Exerc* **41**：687-708, 2009
15) Watanabe Y, et al：Effect of very low-intensity resistance training with slow movement on muscle size and strength in healthy older adults. *Clin Physiol Funct Imaging* **34**：463-470, 2014
16) Yates T, et al：Association between change in daily ambulatory activity and cardiovascular events in people with impaired glucose tolerance（NAVIGATOR trial）：a cohort analysis. *Lancet* **22**：1059-1066, 2014

## よく迷い苦しむ難渋症例の攻略

# 5 心疾患をかかえる在宅理学療法の症例

◆竹村 仁[*1]

### Summary

心疾患があるということで，生活期および在宅でのリハビリテーションは安全にという言葉で適切な運動量がなされないことが多い．また，在宅での疾病管理は重要であり，多職種と協働して自立を支援する視点が必要となる．本稿では，要介護1で心不全のある利用者をとおして，疾病管理と自立支援の視点について学ぶ．

### Key Words

心不全，自立支援，疾病管理

## 基礎的情報と医学的情報

**診断名**：第1,2腰椎圧迫骨折，慢性心不全〔New York Heart Associatton (NYHA) の心機能分類Ⅱ度〕，要介護1．

**年齢・性別・身長・体重・BMI**：87歳，女性，135 cm，36 kg，19.8 kg/m²．

**現病歴**：今回の入院は，2カ月前の転倒による第1,2腰椎圧迫骨折だが，1年間で慢性心不全急性増悪により3回も入退院を繰り返している．腰椎圧迫骨折の入院中は，心不全増悪はないため，一人ぐらしの在宅生活になんらかの課題があると思われる．そのため，体力向上やADL向上とともに在宅生活の再構築が課題である．なお，一人暮らしだが，近所に娘夫婦がおり，その娘がキーパーソンである．

**既往歴**：70歳で心筋梗塞（#9ステント留置），74歳で心筋梗塞（#7ステント留置）を発症した．

---

[*1] Jin Takemura/臼杵市医師会立コスモス病院リハビリテーション部

**治療方針と治療経過**

　総合的課題は，①下肢筋力低下による再転倒の可能性が高い，②家事動作が一部介助，③腰痛が残存している，④心不全の再発予防である．課題に対する目標と具体策としては，①訪問リハビリテーションおよびデイサービスでの下肢筋力向上，②ヘルパーによる家事援助，③デイサービスでの物理療法，④訪問リハビリテーションとヘルパーによる疾病管理とした．また，1日の目標は訪問リハビリテーションおよびデイサービスで習った下肢の体操ができること，さらに1年後の目標は，①公民館で趣味だった絵手紙を再開する，②心不全再発による再入院を予防するとした．訪問リハビリテーション開始時には，この程度の医学的情報で依頼される場合が多い．そのため，疾病管理上の必要な情報やケアマネジャーのアセスメント不足を補填する情報を収集する必要がある．

■**新たな情報**：かかりつけ医へ心不全の程度や疾病管理上の注意点について確認をしたところ，3カ月前の心不全において入院時の脳性ナトリウム利尿ペプチド（BNP）は849 pg/mL，前々回の入院時は579 pg/mL，初回は421 pg/mLと入院のたびに悪化していることがわかった．また，経胸壁心臓超音波検査において左室駆出率（LVEF：left ventricular ejection fraction）29％で，中等度の大動脈弁閉鎖不全症あり，塩分制限はできれば6 g，水分制限は1,000 mL/日（栄養指導は実施済み）ということであった．運動については，安静時心拍数＋20bpm程度までで行ってよいことが確認できた．服薬については，抗血小板薬（プラビックス®），利尿薬（ラシックス®），降圧薬（ミカルディス®），β遮断薬（アーチスト®）が処方されていた．

■**社会的情報**：「家事動作が一部介助」だけでは，どの家事をどう改善すればよいかわからないため，ケアマネジャーに一部介助が必要な家事動作について具体的に問い合わせたところ，転倒前（3カ月前）までは，高齢に加え繰り返す心不全の入院で下肢の筋力低下から家の中は伝い歩きだったが，なんとか家事全般は行っていた．洗濯物の最中に転倒したことで洗濯に自信がないとのこと．その他，減塩には気をつけているが，3回も入院したことで調理にも自信をなくしている状態や，趣味だった公民館での絵手紙教室を1年前より休んでいるとの情報が得られた．

## 初期の理学療法評価と臨床推論

###  初期の理学療法評価

- **歩容**（図1）：歩幅は普通だが，ふらつきがあるため壁や手すりを手で触っての伝い歩きである．
- **表情**：緊張しているが笑顔はでる．唇が乾燥している．
- **バイタルサイン**（図1）：血圧 98/56 mmHg，心拍数 81 bpm，洞調律，体温

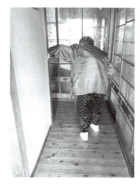 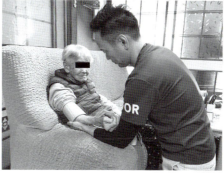

a. 歩容の確認　　　　　　　　b. 血圧測定

**図1　玄関で招き入れてくれた利用者の歩容確認とバイタルチェックの様子**
初回訪問時の玄関まで来てくれた時の歩行状態から評価は始まっている

36.0℃，身長141 cm，体重36 km，BMI 18.1 kg/m²．
- **残薬の確認**：アドヒアランスについては問題ない．
- **義歯**：総義歯であるが，適合は良好で漬物をカリッと食べられることを確認した．
- **腰痛**：訴えなし．**下腿浮腫**：なし．
- **聴診**：ゴロゴロ音なし，拡張期に心雑音あり．
- **呼吸パターン**：浅く，歩行後に少し息切れあり．
- **経皮的酸素飽和度（SpO₂）**：97％，歩行後も同様である．
- **徒手筋力検査法（MMT）**：握力13 kg（右）/12 kg（左），上腕二頭筋4（右）/4（左），三角筋4（右）/4（左），大腿四頭筋3（右）/4（左），前脛骨筋4（右）/4（左），腓腹筋3（右）/3（左）．
- **30秒椅子立ち上がりテスト（CS-30）**：テーブルにつかまりながら4回．
- **連続歩行距離**：屋外をシルバーカーで30 mほどで息切れのため休む．修正Borg scale 7．心拍数（脈拍）は安静時+34 bpmである．
- **洗濯動作の確認**：洗濯機を回すや，干すなどの動作は可能であるが，息切れが出現する．疲労感も強い．

## 臨床推論

### 1．整形外科的課題の確認

- 玄関まで伝い歩きで出迎えてくれた歩容は，やはりふらつきがある．それを裏づけるようにMMTおよびCS-30では下肢の筋力低下を認め，また歩行後には息切れもあり持久力も低下していると考えられた．
- 圧迫骨折による腰痛を引きずっているとのことであったが，評価の最中に痛みを訴えることもなく，痛みのためにできない動作もないし，痛み止めも処方されていない．「腰が痛いですか？」と聞けば，「長く同じ姿勢を続けた時に少し痛い」程度であったため，腰痛は問題なしと判断した．

表1　肥満とBMIの関係

| 判　定 | BMI (kg/m²) |
|---|---|
| 低体重 | 18.5 以下 |
| 標　準 | 18.6～25 |
| 肥　満 | 25.1 以上 |

### 2．心不全の状態
- 表情は硬いが笑顔はでている．ただし，唇の乾燥から脱水が疑われた．
- バイタルサインは問題なし．残薬はなし．安静時息切れや下腿浮腫もなく，肺雑音はクリアー．心音は大動脈弁閉鎖不全症を指示するもので，それ以上は問題ない．心不全は心筋梗塞の既往および弁膜症によるものが原因と考えられ，また呼吸器および心不全は安定していると考えられた．
- 歩行時に息切れが出現し，心拍数も＋34と上昇することからも，持久力低下がうかがえ，体力の低下状態と予想された．

### 3．生活課題と栄養
- 洗濯動作をはじめ動作そのものはできるが，下肢筋力・全身持久力の低下のため疲労しやすく転倒の可能性も高い．そのためヘルパーや家族のフォローが必要と考えられた．
- 円背の場合は，身長を過小評価されやすいため，柱に身体の正面をあずけてもらい，背中を伸ばして測定すると，事前の情報よりも身長が6 cmも高かった．これによりBMIが19.8 → 18.1 kg/m²に低下し低体重（表1）[1]となった．
- 義歯の適合性は問題なかった．塩分には継続して気を配るべきだが，筋肉をつけ，体力をつけるためにはしっかりと食べることが大事とはっきり伝える必要があると考えられた．

## エキスパートへのワンポイント講座

▶ 心不全で再入院になる原因は，主に医療側の不十分なフォローアップ，塩分・水分制限が守れない，服薬のアドアヤランスが悪い，過労，感染症やストレスである[2,3]．これらに十分に配慮することが心不全の再発予防につながる．

▶ 痛みの評価についてケアマネジャーは，入院中やずいぶん前の「痛みの記憶」を聞きとっていることがよくある．したがって，いつ，どのような時に，どれくらい痛いのかを評価するとよい．

▶ 高齢者では，利尿剤の服薬などで排尿が頻回となることを嫌がったり，入院中の水分制限により水分摂取に気をつかいすぎたりして，在宅で脱水傾向になりやすいため注意が必要である．

## 理学療法 PDCA サイクルから考える臨床推論

### 理学療法計画（Plan）

#### 1．問題点の抽出
- 心不全と低栄養による体力の低下状態．
- 歩行の安定性の低下による洗濯動作の一部介助．

#### 2．理学療法の目標
- 栄養状態の改善．
- 歩行の安定性，体力・持久力の向上．
- 心不全を増悪させない疾病管理．

#### 3．考えられるリスク
- 過労による心不全の増悪．
- 腰痛の再発．
- 転倒による圧迫骨折の再発．

### 臨床推論

#### 1．ゴール設定
- 入院による体力の低下からか，それまで行えていた洗濯で転倒し，さらに家事全般に不安を抱え，生活不活発状態となっていると考えられた．
- 心不全再発予防の観点から，実際の塩分制限や水分制限を確認すると同時に，食事量を確認しタンパク質の摂取など低栄養の改善を図る必要があると考えられた．
- 心不全に対する安全な負荷設定での下肢筋力の強化と，代償動作や環境設定を含め，洗濯動作は一人で自立できると考えられた．

### エキスパートへのワンポイント講座

▶ 高齢者に対して食事制限をすると，食事量が激減しサルコペニアを助長しやすい．そのため口腔機能の改善と栄養の改善があってこそ，運動療法の効果が得られる．

▶ 弁膜症があれば，運動で効果が得られる負荷量と心不全を再発する負荷量の幅が狭い（図2）．よって，ギリギリの状態での家事は心不全を再発させる可能性があるため，楽に家事動作が行えるという視点も重要となる．

### 理学療法計画の実行（Do）

#### 1．下肢筋力低下に対する運動療法
- 過負荷にならないように息切れをさせない．心拍数を安静時+20 bpm程度で行えるスピードでの下肢筋力トレーニング（スクワット，カーフレイズ，片足立ちなど）を実施する（図3）．

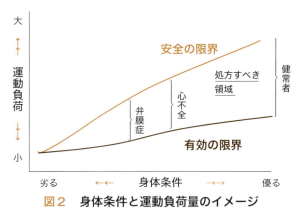

**図2 身体条件と運動負荷量のイメージ**
身体状況が悪くなるに従い，安全で効果的な処方領域は狭くなる

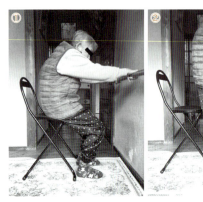
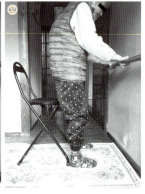

**図3 手すりと高めの椅子を利用して起立と着席練習**

通常は4秒で立ち，4秒でしゃがむスロースクワットを指導するが，年齢と心拍数を考慮して，高めの椅子から起立と着席運動を指導した．10回反復するのに，心拍数が安静時＋20 bpm程度までの上昇で収まるようにスピードを調整した．また，手すりを利用し安全にも配慮した．この場所でカーフレイズも行い，これらの運動は毎日の自主練習とした

- ケアマネジャーに腰痛が残存していないことを伝え，デイサービスでの物理療法を中止してもらうよう連絡する．その時間を有効活用して，下肢筋力強化メニューをデイサービスにも伝える．
- デイサービスと週1回の訪問時のみの運動では効果を得にくいため，下肢筋力トレーニングを自主練習として指導し，ヘルパーや家族の見守りで行えるようにする．なお，運動を行った日は印をつけるようなチェックシートやカレンダーを用意するとよい．

## 2．低栄養改善への介入

- 2015年における食事摂取基準の日本人高齢者のBMI目標値からも，栄養状態の改善が目標の一つとなる（表2）[4]．そのため，塩分や水分の確認とともに摂取カロリーを増やす方法を検討する（図4）．
- 食事の用意もできる範囲は，自分で継続してもらう．また，家族などの協力で朝昼晩3食の食事については，3日分程度を写真などで記録してもらい，管理栄養士に相談して，摂取カロリー量や塩分量，必要なタンパク量を摂取できているかなどコンサルテーションを行う．

表2 食事摂取基準からみた高齢者のBMI目標値

| 年　齢 | 目標（kg/m²） |
|---|---|
| 18〜49歳 | 18.5〜24.9 |
| 50〜69歳 | 20〜24.9 |
| 70歳以上 | 21.5〜24.9 |

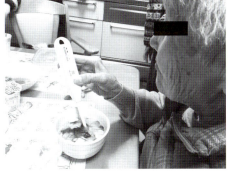

図4 塩分チェックをしてみているところ

利用者本人が料理した味噌汁の塩分を確認してもらっているところ．うす味に抑えられていた．また，水分もペットボトルで1,000 mLで管理されていたが，よく残ることがあるとのことであった

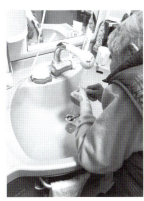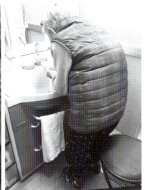

図5 義歯を磨いているところ

義歯磨きは十分に行えている．体勢も肘を洗面台について姿勢を保持している．長くなるようであれば腰かけてするのもよいと椅子を用意した

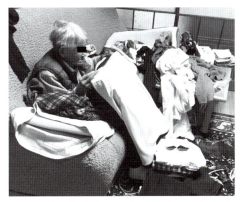

図6 洗濯物を畳むことは継続してもらう

現在の能力では洗濯動作は転倒の危険が高く，また過負荷と判断した．しかし，洗濯動作すべてを家族やヘルパーで行ってしまえば，自立を支援することにはならず，精神活動の低下や生活不活発を助長してしまう

### 3．洗濯動作を含めて心不全を再発させないADL動作の提案

- 現在はギリギリ家事ができるレベルであるので，楽にできる環境設定を踏まえセルフケアや家事動作を見なおす（図5，6）．
- 洗濯物については，家族とヘルパーの介護（洗濯物を運ぶ，干す，取り込む）を受けるが，洗濯機を回す，洗濯物を畳むことは継続し，すべての家事を奪わないようヘルパーと家族にも依頼した．
- 持久力が戻れば，洗濯物を小分けにして運ぶ，洗濯物干しを低くする，椅子を設置し座ったまま干せるなどの環境調整を行い再開する予定とした．

## ▶ 臨床推論

- トレーニングメニューについては，息切れに注意しながら一つひとつ一段階負荷試験のように進めることが重要と考えた．
- 栄養の改善と運動療法により，下肢筋力の改善および歩行の安定性向上は図れる

と考えられた．
- ヘルパーと協力して環境調整を行い，洗濯動作の再獲得も可能と考えられた．
- 栄養改善には，実際の調理場面にヘルパー介入を行い，タンパク質量が多く，栄養価の高い食事をしてもらうように依頼した．

## エキスパートへのワンポイント講座

▶ 今まで行っていなかった運動などへの介入が心理的負担にならないように，服薬や水分制限などのできていることには，ねぎらうことが重要である．

▶ 心不全で入院した病院の理学療法士などへ連絡をとり，退院時のトレーニングメニューと運動量を聞くことで，目標とする体力や行いやすい運動などが推察できる．

▶ 管理栄養士の訪問指導など，地域での他職種の訪問サービスが利用できないか，地域包括支援センターなどへ相談してみるのもよい．

## 理学療法計画の評価および検証（Check）

### 1．1週間後の2回目の訪問での評価実施の理由
- 理学療法介入による心不全の増悪がないか，また前回の指導内容の実施状況を確認する．

### 2．心不全の増悪の有無
- 浮腫の増悪なし，体重も増減なし．
- 運動負荷に対する心拍応答は，同じ起立運動で運動後の脈拍上昇の幅は同じであった．
- 聴診は，前回と変化なし．

### 3．指導したことは実施できているか
- 自主運動は，週2回だが行えていたのでしっかりと褒めた．
- 食事内容は，食事時間にかかるように訪問し，理学療法士自身も利用者宅で弁当を食べながら確認した．味噌汁など薄味だが，漬け物と梅干しを3食で食べている．水分は残らないようになったためか，唇の乾燥は改善している．脱水傾向は改善されたようだが，減塩にはなっていない可能性がある．
- 公民館までの距離は300 mあり，現状では歩いて行けないが本人に「また行きたい」という意欲はある．

 臨床推論

- 自主運動の姿勢やスピードを確認すると，正しい方法で行えていると考えられた．
- 浮腫の出現なく過ごせていることは，運動介入が過負荷になっていないと考えられた．
- 公民館まで行き，絵手紙を再開するという長期目標を達成するためには，シルバーカーでの休憩の仕方と歩行距離を伸ばす練習を安全に実施する必要がある．

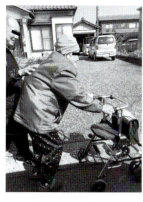 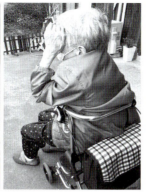

a. 家族の見守りでの歩行　　b. 休憩

**図7　シルバーカーでの休憩の仕方の確認と家族へ歩行介助の依頼**
息切れが生じたら休憩するように家族にお願いした

そのためには心拍数（脈拍）と息切れを指標に，実際に歩行練習を行っていく必要があると考えられた．
- 心不全増悪を繰り返す原因は，本人のがんばり屋の性格で家事全般を息切れしながら行っていたことと，汁物や焼き魚などの塩分は控えていたが，梅干しに加え，小鉢一杯の白菜の漬け物や大根の漬け物を毎食，食べていたことが減塩となっていなかったことの原因と考えられた．

##  エキスパートへのワンポイント講座

▶ 運動負荷に対する心拍数（脈拍）の上昇を$SpO_2$モニターや橈骨動脈で確認しながら進める．
▶ 2回目の訪問では，同じ運動での心拍数（脈拍）の上昇を確認すると体力の増強が確認できる．

##  理学療法計画の改善および再計画（Action）

- 手すりの場所での足踏み練習や屋外歩行練習（図7）を開始し，持久力の向上を図る．
- 最終的には公民館での絵手紙教室への参加を目指すが，公民館まで歩行で行けるかは，体力の向上具合をみながらシルバーカーでの屋外歩行練習を行っていく．
- 味噌汁など気をつけて調理をできていることをねぎらったうえで，漬け物は減量してもらうように指導していく．
- 運動の負荷量とメニューおよび栄養と減塩の視点，疾病管理のための体重測定については，ケアマネジャーを通じてデイサービスでも行ってもらうようにした．

###  臨床推論

- 運動の負荷量は適量と判断し継続していくと判断した．
- シルバーカー歩行および息切れ時での休憩の練習により，公民館までの歩行も実現可能と考えられた．

## エキスパートへのワンポイント講座

- ▶ ケアプランにある長期目標には，以前行っていた活動など記載されていることが多い．例えば，長期目標が本人の「したい」であり，そこに「グランドゴルフを再開する」など書かれていても，実際に訪問リハビリテーションなどで一緒に行わないと自信が回復しないことも多い．
- ▶ かかりつけ医での定期受診で血液検査や経胸壁心臓超音波検査なども確認しながら介入することは重要である．
- ▶ デイサービスには理学療法士がいない場合も多い．必要であればデイサービスに出向き，どの場所で，どうやって運動し，その時の注意点などを情報提供することが規範的統合には重要である．

## 本症例を振り返って

　本利用者は，1カ月後に運動の定着と持久力の増強が認められ体重も 37 kg へ増加した．

　2カ月後には，洗濯物を座って干せるように椅子など環境設定を工夫し，洗濯動作全般が再び行えるようになった．3カ月後の心不全の定期受診では，BNP 312 pg/mL と高値ではあるものの，心不全の増悪はなく 39 kg まで体重が増加し，筋力・持久力が向上しシルバーカーで 150 m の歩行が息切れせずに可能となり，1度の休憩で公民館まで行けるようになった．その後，家族の見守りで公民館まで行けるようになり，絵手紙教室に参加できたため，4カ月で訪問リハビリテーションは終了し，デイサービスの利用のみとなった．

　心不全の増悪を繰り返す場合は，なんらかの原因がある．入院のたびに栄養指導を受けて，実際に減塩に気を使っていても，今回のようなケースもある．つまり，今の高齢者はがんばり屋の人が多い．生活場面での聞き取りだけでなく，実際の評価による指導（漬け物の小鉢，息切れしながらの家事を回避したこと）が有効であった．また，自立を支援するうえで家事動作をすべてヘルパーや家族に任せるのは得策でない．できないところ，できるところを正確に把握し，できない部分を手伝い，ほかは見守ることは本人の運動（活動）にもなるなど，介護スタッフおよびケアマネジャーと運動の仕方だけでなく介助量についても連携を図ることが重要となる．

　心不全があると，生活期では腫れ物を触るように，適切なリハビリテーションが受けられないことが多い．急性期病院からの情報収集および環境整備に加えて，少ない評価機器の現場でもフィジカルアセスメントを駆使して臨床推論を行うことで利用者の自立を支援し，生活課題が改善できる．

## 文　献

1) 日本肥満学会：肥満症診断基準 2011．肥満研究　**17**：1-3, 2011
2) 嶋田誠治, 他：再入院を繰り返す心不全患者の実態調査と疾病管理．心臓リハ　**12**：118-121, 2007
3) Tsuchihashi M, et al：Medical and socioenvironmental predictors of hospital readmission in patients with congestive heart failure. *Am Heart J*　**142**：20-26, 2001
4) 日本人の食事摂取基準（http://www.mhlw.go.jp/stf/seisakunitsuite/bunya/kenkou_iryou/kenkou/eiyou/syokuji_kijyun.html）2018 年 4 月 1 日閲覧

# 第 Ⅲ 章

# PDCA理論で学ぶ
# 内分泌代謝疾患・
# 腎疾患理学療法

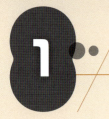

# 身体活動・運動のエビデンス

◆野村卓生[*1]

## はじめに

本章では，糖尿病，肥満症，末梢動脈疾患および慢性腎臓病を伴う患者のケーススタディについて解説する．表1には，これら疾患に関するわが国の治療ガイド・ガイドラインを示す．ここでは糖尿病，肥満症，末梢動脈疾患および慢性腎臓病を伴う患者の身体活動・運動のエビデンスについて概説する．

## 糖尿病

糖尿病（diabetes mellitus）とは，インスリン作用不足による慢性の高血糖状態を主徴とする代謝疾患群である[1]．糖尿病は成因に基づいて1型，2型，その他の特定の機序・疾患によるもの，および妊娠糖尿病の4つの型に分類される．

糖尿病治療としての運動療法の効果は，以下にまとめられる[1]．①運動の急性効果として，

**表1 わが国における糖尿病，肥満症，末梢動脈疾患および腎疾患に関する治療ガイド・ガイドライン**

| 発行元 | 誌名 | 発行年 |
|---|---|---|
| 日本糖尿病学会 | 糖尿病治療ガイド 2018-2019 | 2018 |
| | 糖尿病医療者のための災害時糖尿病診療マニュアル | 2018 |
| | 糖尿病診療ガイドライン 2016 | 2016 |
| 日本糖尿病学会・日本老年医学会 | 高齢者糖尿病治療ガイド 2018 | 2018 |
| | 高齢者糖尿病診療ガイドライン 2017 | 2017 |
| 日本糖尿病学会・日本小児内分泌学会 | 小児・思春期1型糖尿病の診療ガイド | 2017 |
| 日本肥満学会 | 小児肥満症診療ガイドライン 2017 | 2017 |
| | 肥満症診療ガイドライン | 2016 |
| 日本循環器学会他 | 末梢閉塞性動脈疾患の治療ガイドライン | 2015 |
| 日本腎臓学会 | エビデンスに基づくCKD診療ガイドライン 2018 | 2018 |
| 日本腎臓リハビリテーション学会 | 腎臓リハビリテーションガイドライン | 2018 |

[*1] Takuo Nomura/関西福祉科学大学 保健医療学部

ブドウ糖および脂肪酸の利用が促進され血糖値が低下する．②運動の慢性効果として，インスリン抵抗性が改善する．③エネルギー摂取量と消費量のバランスが改善され，減量効果がある．④加齢や運動不足による筋萎縮や骨粗鬆症の予防に有効である．⑤高血圧や脂質異常症の改善に有効である．⑥心肺機能をよくする．⑦運動能力が向上する．⑧爽快感，活動気分など日常生活の QOL を高める効果も期待できる．

2型糖尿病では，運動療法のみならず，日常的な身体活動量を高めることも有効であることが証明されている．特に肥満者と痩せている者の間には，日常生活におけるエネルギー量（NEAT：non-exercise activity thermogenesis）の違いが影響することが報告されている[2]．運動療法プログラムについては，有酸素運動だけでなく，レジスタンス運動も筋肉量や筋力を増加させる観点から推奨される．2型糖尿病患者の運動療法に関しては，米国心臓協会[3]，米国糖尿病学会と米国スポーツ医学会の共同ガイドライン[4] が発表されている．

1型糖尿病については，運動により血糖は低下するが，長期的な血糖コントロールへの運動の効果は一定の見解は得られていない[2]．運動効果について国際的にコンセンサスの得られたエビデンスは存在しないが，QOL の向上などを目的とした中等度強度以下の運動療法は勧められる[2]．

## 肥満症

肥満症（obesity disease）とは，肥満に起因ないしは関連する健康障害を合併し，医学的に減量を必要とする病態をいい，疾患として取り扱う[5]．肥満の中から肥満症を取り出すことにより健康障害を伴わない肥満と，健康障害を伴う肥満を区別する．BMI が 35 kg/m$^2$ 以上を高度肥満者と判定するが，減量治療を必要としない対象が含まれるため，医学的に減量治療が必要な対象を選出して高度肥満症と判定する必要がある[5]．

運動療法を行うことにより，体重減少が 3％未満の場合でも肥満に合併する代謝指標の改善が期待できる[6]．また，食事療法を併用し 3〜5％の減量を維持することで血圧，糖質，脂質代謝指標の改善が認められ，より大幅な減量では代謝指標の改善の程度が大きくなることが明らかにされている[6]．2型糖尿病患者と同様，NEAT を増加・維持することが重要であり，肥満の合併症改善が期待される．有酸素運動を含む身体活動による体重増加への予防効果は報告により違いはあるが，体重増加を予防する効果が期待できる．一方，レジスタンス運動による減量の長期維持効果は不明である．高度肥満症患者でも，運動療法の効果は期待できるが，HDL コレステロールの改善は大きくは期待できず，運動器障害の予防にも十分に注意を払う必要がある[6]．

## 末梢動脈疾患

末梢動脈疾患（PAD：peripheral arterial disease）は，本来冠動脈以外の末梢動脈のさまざまな疾患を指す用語である．しかし，ガイドラインにより含まれる PAD の種類が異なっているため，「PAD」が意味する疾患も少しずつ異なることに留意を要する[7]．運動療法に関しては，監視下運動療法は非監視下よりも間欠性跛行の改善効果が大きいというエビデン

スがある．また，運動には下肢のみならず QOL やリスクファクターを改善する効果が期待できる[7]．特に重症下肢虚血の場合は，安静時疼痛の軽減，虚血性潰瘍の治療，救肢が治療目標となるため薬物療法が適応となり，運動療法は一般的に非適応とされる[8]．古典的な運動療法プログラムとしては，Büerger 体操，Büerger-Allen の変法，Ratschow 運動（下肢を挙上しながらの足関節回旋と下垂を 1 日に何回も繰り返す）などがある．最近の PAD の運動療法プログラムとしては，軽度～中等度強度のプログラム（例：自転車エルゴメーターで最大強度の 70％でのプロトコルなど），歩行練習（例：速度は 2 km/h に固定し，傾斜を徐々に増加させていくプロトコルなど）などがあり，1 回に 30 分程度が一般的となっている[8]．

## 腎疾患

慢性腎臓病（CKD：chronic kidney disease）とは，慢性に経過するすべての腎臓病を指す．特に糸球体濾過量（GFR：glomerular filtration rate）の低下と蛋白尿およびアルブミン尿は，末期腎不全の危険因子である[9]．

透析患者の死亡と身体の不活動の間には関連があるが，CKD 患者における検討は少なく，運動が CKD の発症および進展に影響を与えるか現状ではエビデンスが乏しい[9]．運動療法は，透析患者に対して運動耐容能の改善，低栄養・炎症・動脈硬化複合症候群の改善，蛋白異化抑制，QOL 改善をもたらすことが報告されている[10]．短期的に運動を行うと尿蛋白排泄量が増加し，腎血流量や GFR が減少することから，強すぎる運動を行うことにより腎機能障害の悪化や腎病変が悪化する可能性があるとされてきた．透析までに至らない患者においては，運動は制限される患者が少なくなかった懸念がある．しかし，長期間にわたって運動や身体活動を制限すると QOL の低下，運動耐容能の低下やインスリン抵抗性の増大などを招き，それがより腎疾患の進行速度を増す危険性がある．最近の考え方では，CKD 患者の活動を過度に制限せず，逆に運動を推奨する施設が増えつつある．

## 文　献

1) 日本糖尿病学会（編著）：糖尿病治療ガイド 2018-2019．文光堂，2018
2) 日本糖尿病学会（編著）：糖尿病診療ガイドライン 2016．南江堂，2016
3) Marwick TH, et al：Exercise training for type 2 diabetes mellitus：impact on cardiovascular risk：a scientific statement from the American Heart Association. *Circulation* **119**：3244-62, 2009
4) Colberg SR, et al：Exercise and type 2 diabetes：the American College of Sports Medicine and the American Diabetes Association：joint position statement. *Diabetes Care* **33**：e147-167, 2010
5) 日本肥満学会肥満症診断基準検討委員会：肥満症診断基準 2011．肥満研究 **17** 臨増，2011
6) 日本肥満学会（編）：肥満症診療ガイドライン 2016．ライフサイエンス出版，2016
7) 末梢閉塞性動脈疾患の治療ガイドライン（2015 年改訂版：http://www.j-circ.or.jp/guideline/pdf/JCS2015_miyata_d.pdf）2018 年 4 月 27 日閲覧
8) 野村卓生，他：末梢動脈疾患に対する保存的治療と理学療法．理学療法 **31**：990-997，2014
9) 日本腎臓学会（編）：エビデンスに基づく CKD 診療ガイドライン 2018．東京医学社，2018
10) 上月正博（編著）：腎臓リハビリテーション．医歯薬出版，2012
11) アメリカスポーツ医学会（著），日本体力医学会体力科学編集委員会（監訳）：運動処方の指針 原著第 8 版．南江堂，2011
12) 上月正博（編著）：よくわかる内部障害の運動療法．医歯薬出版，2016

# よく遭遇するスタンダード症例の攻略

## 1 2型糖尿病の教育入院における理学療法

◆溝口　桂[*1]

### Summary

　糖尿病治療の目標は，健康な人と変わらない QOL の維持と寿命の確保である．運動療法は，糖尿病治療の3本柱の一つであり食事療法と併用した時の効果は高い．特に日本の糖尿病の95%を占める2型糖尿病患者での有効性が高く，血糖コントロールの改善，心肺機能の改善，脂質代謝の改善，インスリン感受性の改善の効果などがある．糖尿病の問題点は，脳梗塞や心筋梗塞のリスクファクターになることであり，健康寿命を短縮させる．また，糖尿病は合併率も高く脳卒中再発の因子となるため，再発予防として血糖コントロール指導は重要なポイントである．本稿では，代表的な2型糖尿病症例をとおして運動療法の意義や方法（種類，頻度など），リスク管理について解説する．

### Key Words

2型糖尿病，運動療法，教育入院，リスク管理

## 基礎的情報と医学的情報

**診断名**：2型糖尿病．

**年齢・性別・身長・体重・BMI**：34歳，男性，167.6cm，73.1 kg，26.3 kg/m²．

**嗜好**：喫煙 10 本/日，菓子類．

**現病歴**：数年前より健康診断にて高血糖を指摘されていた．特に受診することなく経過していたが，数日前より倦怠感を認め近医を受診し，血糖値の増悪を認めたため

---

[*1] Katsura Mizoguchi/周東総合病院 リハビリテーション科

治療目的でA病院へ紹介となり教育入院となる．

**既往歴**：なし．

**医学的情報（入院時）**：血糖値（空腹時）334 mg/dL（正常値70〜110 mg/dL），HbA1c 11.4 %（正常値4.6〜6.2 %），尿糖陽性，尿ケトン陽性，収縮期血圧136 mmHg，拡張期血圧75 mmHg，脈拍71 bpm．

**治療方針と治療経過**：糖尿病治療は，食事療法として糖尿病食1,800 kcal/日，塩分制限6 g/日であった．薬物療法は，超速効型インスリン5-6-5-0単位（朝・昼・夕・眠前），持効型インスリン8-0-0-0単位（朝・昼・夕・眠前）であった．糖毒性解除後，身体活動量の改善を目的に理学療法（運動療法）が開始となった．

**社会的情報**：職業は事務職で車にて通勤しており，家族構成は父親，母親，兄と同居している．家屋環境は，一戸建ての持ち家で2階に部屋がある．

## 初期の理学療法評価と臨床推論

### 初期の理学療法評価

1. **問診・診察**
   - 自覚症状：倦怠感，視力低下，感覚障害などなし．
   - 家族歴：父親が2型糖尿病，母親が高血圧症．
   - 運動歴：運動習慣はなし（運動経験はあり）．

2. **足の観察**
   - 足関節および足趾で関節可動域の低下なし．
   - 足部変形，胼胝形成，皮膚乾燥，爪病変なし．

3. **胸部X線**
   - 胸部X線は問題なし．

4. **心電図**
   - 安静時心電図は，虚血変化なし，不整脈なし，運動負荷時は不明．

5. **血液検査**
   - 糖/脂質代謝：血糖値（食後）226 mg/dL（正常値70〜110 mg/dL），尿糖陰性，尿ケトン陰性，総コレステロール240 mg/dL（正常値125〜220 mg/dL），中性脂肪180 mg/dL（正常値45〜150 m/dL），HDLコレステロール36.5 mg/dL（正常値40〜120 mg/dL），LDLコレステロール145 mg/dL（正常値70〜139 mg/dL）．

6. **糖尿病合併症の検査**
   - 眼底検査：網膜症なし．
   - 神経伝導速度（下肢）：感覚神経伝導速度（SCV：sensory nerve conduction velicity）43.5 m/s（正常値33〜47 m/s），運動神経伝導速度（MCV：motor nerve conduction velicity）48.5 m/s（正常値40〜60 m/s）．

- 足部自覚症状：しびれ，疼痛，異常感覚なし．アキレス腱反射：正常．内果振動覚検査：10秒以上．
- R-R間隔変動係数（CVRR）：安静時3.99%→負荷時6.49%
- 尿素窒素（BUN）11 mg/dL（正常値8～20 mg/dL），クレアチニン0.89 mg/dL（正常値0.6～1.2 mg/dL），尿中微量アルブミン陰性．
- 頸動脈超音波検査（総頸動脈体部，球部～内頸動脈）：正常範囲
- 足関節上腕血圧比（ABI：ankle brachial index）：右1.25/左1.10．
- 大動脈脈波伝播速度（PWV：pulse wave velocity）：右1,247/左1,168．

### 7．理学療法評価
- 徒手筋力検査（MMT）：下肢筋力に低下なし．
- バランス能力：ロンベルグ立位，マン肢位，片脚立位で30秒以上．
- 歩行：屋内外で独歩自立．10 m歩行時間は6.3秒．
- 身体活動量（IPAQ：international physical activity questionnaire）：歩行時間90分/週，座位時間8時間/日．
- 行動変容ステージ：熟考期．
- 自己効力感：22点/36点．

## 臨床推論

### 1．糖尿病
- 明らかな耐糖能異常の期間は不明だが，以前より健康診断にて高血糖を指摘されており，数年間の罹病期間と予測できる．
- 近医を受診時は，自覚症状として倦怠感を認め，入院時の尿ケトン体は陽性であり，糖質の不足，糖代謝の障害が起きており，インスリン抵抗性が問題になると予測される．
- BMIも25 kg/m² 以上で肥満であり，血糖コントロールや減量など運動療法の有効性が期待される．

### 2．合併症
- 耐糖能異常の状態で数年間経過しているが，明らかな合併症は認めない．
- 最小血管症および大血管症の合併症は認めず，運動療法を開始することができる．

### 3．メディカルチェック
- 理学療法の開始時点では，血糖値が改善しており運動を控える必要はない．
- 血液検査から脂質代謝異常を認め，動脈硬化へと進展しないように指導する必要がある．
- 家族歴で両親が生活習慣病であり，食事など協力的かを確認していく必要がある．
- 運動習慣もなく，運動に対して苦手意識がないか確認する必要がある．

### 4．理学療法評価
- 筋力低下，足部の関節可動域の低下はなく，ADLも自立レベルで運動療法（有

### 表1　メディカルチェックの実際（文献2）より転載

**全例に行うべき項目**

1. 問　診
   自覚症状，既往歴，家族歴，運動歴（身体活動量など），嗜好（喫煙，飲酒など），服用薬剤
2. 診　察
   身長，体重，身体組成，血圧，脈拍数，整形外科的所見（骨，関節など），下肢動脈の触知
3. 検　査
   胸部X線，安静時心電図，血液・尿検査（貧血，肝機能，腎機能，電解質，血糖コントロール，血清脂質）

**合併症の存在が疑われる場合，または合併症を有する場合の項目**

1. 眼科所見
2. 神経障害の評価
   神経伝導速度，心電図R-R間隔変動係数，起立性低血圧，腱反射，足部の知覚・皮膚観察など
3. 大血管症の評価
   運動負荷試験，ホルター心電図，頸動脈超音波検査，足関節上腕血圧比など
4. 肺機能検査
5. 運動器障害の評価
   足関節・足趾関節の可動性，下肢筋力，バランス検査，歩行観察など

酸素運動，レジスタンス運動）の実施は可能であると考えられた．
- 事務職であり運動習慣もないことから身体活動量（生活活動＋運動）が少ない．また座業であり，座位時間も長く身体活動量の改善とともに座位行動の中断を促していく必要がある．

 ## エキスパートへのワンポイント講座

▶ 運動療法を開始する際には，合併症をすでに有している患者においてはその程度を，また合併症のリスクが高い患者においては合併症の有無を評価する必要がある（表1）[1,2]．

▶ 本症例のように無症候の糖尿病患者では，心血管疾患のスクリーニングが有効である．明確なエビデンスは示されていないが，複数のリスクファクターを有する場合や脳血管または末梢動脈疾患を有する場合，心電図で虚血のある場合は，高強度の運動を行うことが勧められる[1,3]．

▶ 糖尿病合併症（最小血管症，大血管症）の予防には，高血圧症，脂質異常症，肥満，喫煙などのリスクファクターを包括的に，かつ早期から厳格にコントロールすることが糖尿病診療ガイドライン2016[1]では有効とされている．

▶ メディカルチェックおよび理学療法評価の目的は，①血糖コントロールの改善・維持を目的とした運動の適否について判定する，②糖尿病の病態，糖尿病特有の合併症およびその他の合併疾患について把握する，③理学（運動）療法実施時のリスクを把握する，④運動処方に必要な情報収集を行う，⑤運動療法の治療効果を判定することである．

▶ メディカルチェックおよび理学療法評価のタイミングとしては，運動療法導入前，運動療法中，運動療法導入後に行い評価する．
▶ 運動療法を開始する際に血糖コントロールが不良（空腹時血糖 250 mg/dL 以上）であれば，運動療法は控える．
▶ 心電図検査では，安静時だけでなく運動負荷試験による運動時の変化を確認するのが望ましい．
▶ 糖尿病の状態，合併症（糖尿病神経障害，糖尿病網膜症，糖尿病性腎症，大血管症など）や運動障害の有無および程度を評価し，運動療法の可否が判断されたら具体的な運動処方（種類，強度，時間）の頻度を決定する．なお，運動不可の場合は医師の専門的治療を優先する．

## 理学療法 PDCA サイクルから考える臨床推論

### 理学療法計画（Plan）

#### 1．問題点の抽出
- 身体活動量の不足．
- 肥満．

#### 2．理学療法のゴール設定
- 身体活動量の改善と継続．
- 運動方法の獲得（有酸素運動＋レジスタンス運動）．
- 糖尿病合併症の予防．
- 減量．

#### 3．考えられるリスク
- 運動中の低血糖の出現．
- 運動による疼痛の発生．

### 臨床推論

#### 1．ゴール設定
- メディカルチェックから合併症はなく，運動の実施が可能と判定されたことから身体活動量の増加によるエネルギー消費の増加を目標とした．
- 2型糖尿病であり，減量によるインスリン抵抗性の改善を目指した．
- 糖尿病患者では最小血管症および大血管症だけでなく，関節可動域・筋力・バランス低下の問題が報告されており，運動器への予防も必要であった．

#### 2．継続のための支援
- 運動器の既往歴もなく運動の経験もあるが継続できなかった背景を踏まえ，継続のための支援も必要であった．

図1　セルフケア行動の実行度（文献2）より改変転載）

- 行動変容ステージは熟考期であり，運動に関心はあるが行動に移していない状態であった．
- セルフケア行動に影響を与える要因に自己効力感があり，自己効力感を高める情報提供が必要であった．

**3．運動によるリスク管理**

- 強化インスリン療法中であることに加えて，有酸素運動の血糖降下作用による低血糖リスクが考えられた．

## Point エキスパートへのワンポイント講座

▶ 代謝調節が良好な場合，筋においてブドウ糖および遊離脂肪酸の利用促進が起こり，運動による血糖降下の作用が起こる（急性効果）．

▶ 運動療法を長期間継続することにより，2型糖尿病で問題となるインスリン抵抗性の改善が得られる（慢性効果）．ただし，運動の慢性効果は3日以内に低下し，1週間で消失するため継続的な支援が必要となる．

▶ 運動による筋収縮は，糖輸送担体（GLUT4：glucose transporter 4）を活性化させ，インスリンに依存せずに糖の取り込みを促進させる．

▶ 運動により食後の高血糖も是正でき，血糖コントロールの改善も期待できる．

▶ 運動による動脈硬化のリスクファクターである脂質代謝異常，心肺機能，精神的健康の改善も期待できる．

▶ 関節可動域制限，足部の観察など糖尿病足病変の進展因子への予防的な理学療法介入が必要である[4]．

▶ セルフケア行動の実行度は種類によって異なり，運動療法は40〜60％である（図1）．

▶ 患者教育を行うには，行動変容ステージに応じたアプローチが必要であり，熟考期では運動による肯定的側面と否定的側面（利益と不利益）を明らかにし，運動による利益の認識を高め，運動を行わないことによる不利益に対する教育を行う．

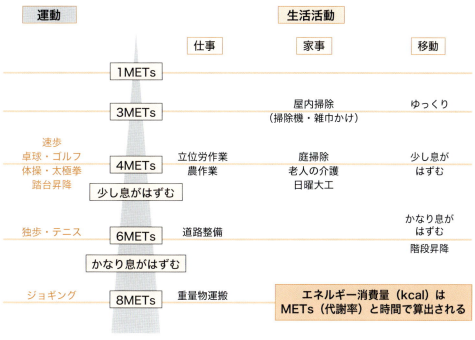

**図2 METs表**（文献5）より改変転載）

 **理学療法計画の実行（Do）**

### 1．運動の種類・強度・時間・頻度

- 有酸素運動として自転車エルゴメーターおよび歩行を，またレジスタンス運動として自重トレーニングを行う．
- 運動強度は中等度を目標に，Karvonen法〔Karvonenの式：（最高心拍数－安静時心拍数）×k（0.4～0.6）＋安静時心拍数〕より目標心拍数を120～130 bpmとし，自覚的運動強度を確認する．
- 時間と頻度は，有酸素運動が20～60分で合計150分/週，少なくとも週に3～5回は行うように指導する．
- 運動による運動器疾患の増悪を防止するために準備体操または整理体操（ストレッチング）を，また足病変予防のために足部の観察および関節可動域運動を指導する．

### 2．継続のための支援

- 運動の効果を確認するために有酸素運動の前後で血糖測定を行い，血糖値の変化を視覚的に確認する．
- METs表（図2）を用いて生活活動でもエネルギー消費が改善できることを説明し，階段昇降など生活活動の改善を指導する．
- 平日（仕事）と休日のタイムスケジュールを確認し，運動できそうな時間や休憩時間などにできる運動を立案する．

表2 運動強度と1分間あたりの脈拍数の目安 (文献6)より転載)

| PRE点数 | 強度の割合 %V̇O₂max | 強度の感じ方 | 60代 | 50代 | 40代 | 30代 | 20代 | その他の感覚 |
|---|---|---|---|---|---|---|---|---|
| 19 | 100 | 最高にきつい | 155 | 165 | 175 | 185 | 190 | からだ全体が苦しい |
| 18 | | | | | | | | |
| 17 | 90 | 非常にきつい | 145 | 155 | 165 | 170 | 175 | 無理,100%と差がないと感じる,若干言葉が出る,息がつまる |
| 16 | | | | | | | | |
| 15 | 80 | きつい | 135 | 145 | 150 | 160 | 165 | 続かない,やめたい,のどがかわく,がんばるのみ |
| 14 | | | | | | | | |
| 13 | 70 | ややきつい | 125 | 135 | 140 | 145 | 150 | どこまで続くか不安,緊張,汗びっしょり |
| 12 | | | | | | | | |
| 11 | 60 | やや楽である | 120 | 125 | 130 | 135 | 135 | いつまでも続く,充実感,汗が出る |
| 10 | | | | | | | | |
| 9 | 50 | 楽である | 110 | 110 | 115 | 120 | 125 | 汗が出るか出ないか,フォームが気になる |
| 8 | | | | | | | | |
| 7 | 40 | 非常に楽である | 100 | 100 | 105 | 110 | 110 | 楽しく気持ちがよいがもの足りない |
| 6 | | | | | | | | |
| 5 | 30 | 最高に楽である | 90 | 90 | 90 | 90 | 90 | 動いたほうが楽,まるでもの足りない |
| 4 | | | | | | | | |
| 3 | 20 | | 80 | 80 | 75 | 75 | 75 | |

PRE:自覚的運動強度,%V̇O₂max:最大酸素摂取量の割合

### 3. 運動によるリスク管理

- 運動前後,運動中の血圧,脈拍を測定し,自覚症状の確認を行う.
- 薬物治療中は,食後に運動することで低血糖を防止する.
- 運動開始時期は,自己血糖測定で低血糖を確認する.
- 運動前後の水分摂取を促す(水分摂取の必要性を十分に説明する).

## 臨床推論

### 1. 運動方法(種類,強度,時間,頻度)

- 有酸素運動は導入しやすい歩行を選択し,スポーツなどに展開していく必要があった.また,レジスタンス運動では自重トレーニングとすることで休憩時間などでも容易に実施できることが期待された.なお,運動強度の簡易的な指標である自覚的運動強度でも運動強度を確認するとよい(表2).
- 退院後も運動強度を確認できるように自己検脈の獲得も必要であると考えられた.

糖尿病治療のための運動療法を行う自信（できるという思い）を調べるアンケートです．今，実際に運動療法を行っているかどうかのアンケートではありません

以下の質問について，ご自身にあてはまる質問だけで結構ですので，今の自分に最もあてはまる 0（まったく自信がない）から 4（非常に自信がある）までの回答肢に，それぞれ一つだけ「○」を付けてください

| 質　　問 | 回　答　肢 | | | | |
|---|---|---|---|---|---|
| ・少し疲れていても，運動療法を行う自信がある | 0 | 1 | 2 | 3 | 4 |
| ・あまり気分がのらない時でも，運動療法を行う自信がある | 0 | 1 | 2 | 3 | 4 |
| ・忙しくてあまり時間がない時でも，運動療法を行う自信がある | 0 | 1 | 2 | 3 | 4 |
| ・雨または雪が降っている時でも，運動療法を行う自信がある | 0 | 1 | 2 | 3 | 4 |
| ・暑いまたは寒い時でも，運動療法を行う自信がある | 0 | 1 | 2 | 3 | 4 |
| ・平日（仕事の日）でも，運動療法を行う自信がある | 0 | 1 | 2 | 3 | 4 |
| ・土日や祝祭日（休日）でも，運動療法を行う自信がある | 0 | 1 | 2 | 3 | 4 |
| ・特別な期間（お正月，夏休みなど）でも，運動療法を行う自信がある | 0 | 1 | 2 | 3 | 4 |
| ・一人でも，運動療法を行う自信がある | 0 | 1 | 2 | 3 | 4 |

【回答肢の内容】
0．まったく自信がない，1．あまり自信がない，2．どちらともいえない，3．少し自信がある，4．非常に自信がある

図3　運動療法の自己効力感を評価するための質問票の例（文献7）より転載）

- 本症例の質問紙による入院前の歩行時間は90分であり，具体的な歩行時間を改善する方法を指導する必要があると考えられた．

## 2．継続のための支援

- 運動前後の血糖測定により運動による血糖値の改善を確認することで，セルフケア行動に影響する内的要因である自己効力感の改善が期待されると考えられた．
- 生活活動の改善により身体活動量の改善が期待でき，振り返りができるように歩数計，もしくはウェアラブル端末の提案も必要となると考えられた．
- 運動導入の当初から高い目標を設定するとドロップアウトする危険があるため，タイムスケジュールを確認し，段階的に運動時間を増やしていく必要があると考えられた．

## 3．運動によるリスク管理

- 症例は薬物治療中であり薬物の内容を確認する必要があると考えられた．
- 症例は低血糖症状を未経験であり，事前に低血糖症状について確認する必要があると考えられた．

## エキスパートへのワンポイント講座

▶ 一般的に中等度の運動とは，最大酸素摂取量の40～60％であり，最大心拍数に至るまでの50～70％程度であるものを指す．

▶ 自己効力感は質問紙での測定が可能で，日常の臨床でも評価として使用される（図3）．

▶ 健康づくりのための運動指針2006[5]では，身体活動を「運動」と「生活活動」に分け，生活習慣病の予防を目標として1週間に23エクササイズ（そのうち，4エクササイズは3METs以上の運動）以上を実施することが推奨されている（図4）．

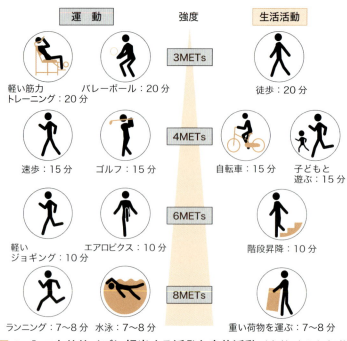

**図4** 1エクササイズに相当する活発な身体活動 （文献5）より転載）

- ▶ レジスタンス運動により筋力増強や筋量の増加が図られ，基礎代謝量の維持および増加に有効であり，週に2～3回，主要な筋肉群を含んだ8～10種類のレジスタンス運動を10～15回繰り返し，徐々に強度やセット数を増やしていく．
- ▶ 運動の時間としては，食後1～2時間が最適であるが，本症例は勤労者であり，休日など時間帯の配慮が可能な日のみ食後1～2時間とした．
- ▶ 有酸素運動の指導の際には，自転車エルゴメーターが有用である（バイタルサインが確認しやすい，定量的な負荷がかけられる）．また，レジスタンス運動の指導は退院後も継続できるようにパンフレットを使用して指導する．
- ▶ 血糖測定については理学療法士は行えないため，自己血糖測定（SMBG：self monitoring of blood glucose）とするか，SMBG手技を獲得していなければ看護師による血糖測定とする．
- ▶ 糖尿病診療ガイドライン2016[1]でも，歩数計は身体活動量を増やす可能性があるとしているが，付け忘れの問題などもある（スマートフォンといった携帯し忘れることの少ない端末での測定でも有用）．
- ▶ インスリンや経口血糖降下薬（特にスルホニル尿素薬）を使用している場合，低血糖のリスクが高まり，運動中および運動後から翌日に低血糖を起こす可能性がある．

##  理学療法計画の評価および検証（Check）

### 1．運動効果の評価

- ● 有酸素運動（自転車エルゴメーター）により，低血糖もなく運動前後で血糖値の

改善が得られた．
- 歩行指導でも自覚的運動強度の至適レベルで 20 分以上の歩行可能で，自己検脈も可能となった．
- 入院中も積極的に歩行するようになり，歩数の改善が得られた．

**2．継続のための支援**
- 退院後の具体的な行動目標として，自転車で通勤する，階段を使用する，スマートフォンで活動量を記録することとした．
- 振り返りができるように自己管理ノート（日本糖尿病協会）に歩数，体重，レジスタンス運動，ストレッチング実施の可否を記録することとした．

### 臨床推論
- 運動による血糖の改善を確認できたことから，運動による利益を実感できたと考えられた（自己効力感：22 点→ 29 点/36 点）．
- 入院中ではあるが積極的に歩行するようになり，行動変容ステージとして準備期に移行できたと考えられた．
- これまで平日または休日のタイムスケジュールを変更することなく，生活活動を高める方法が立案できており，負担の少ない身体活動量の目標設定となっていると考えられた．

### エキスパートへのワンポイント講座
▶ 遂行行動の成功体験は自己効力感を高める情報であり，運動による血糖値の改善が自己効力感を高めたと考えられる．
▶ 普段の生活が多忙で運動する時間が確保できない場合は，自動車での通勤，エレベーターでの移動を控え，日常生活を活性化〔非運動性熱産生（NEAT：non-exercise activity thermogenesis）の増加〕させることも有用である．なお，NEAT とは生活活動としてのエネルギー消費であり，家事や通勤などの移動，余暇活動などさまざまな活動が含まれる．
▶ 準備期では具体的な目標を設定し，段階的に目標を高めていくことが基本となる．なお，運動療法の継続を支援するためにセルフモニタリングは有用であり，準備期に効果的で糖尿病診療ガイドライン 2016[1] でも推奨されている．

### 理学療法計画の改善および再計画（Action）

**1．経過（退院後 3 カ月）**
- 糖/脂質代謝：血糖値（空腹時）93 mg/dL，HbA1c 8.6％，中性脂肪 148 mg/dL．
- 歩数：6,000〜8,000 歩/日．
- 体重・BMI：70.5 kg，25.3 kg/m$^2$．
- 運動の種類：平日の生活活動の増加に加え，休日にウォーキングを追加している．

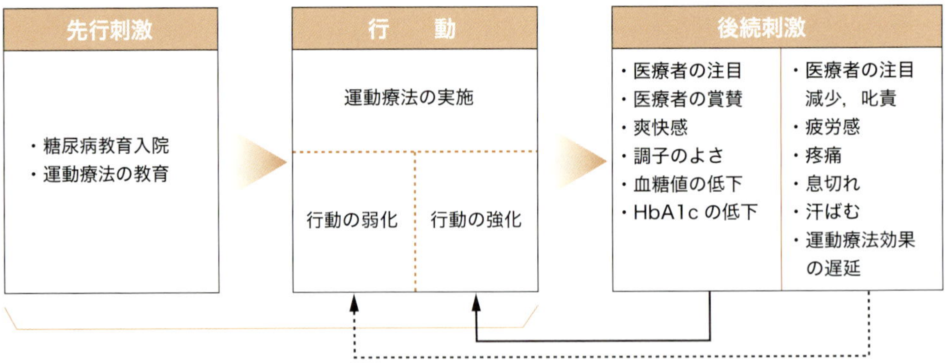

**図5 行動を生み出すきっかけ（先行刺激）と行動の弱化・強化に影響する行動後の刺激（後続刺激）の例**（文献7）より転載）

なお，自己管理ノートでのセルフモニタリングも継続している．
- **行動変容ステージ**：行動期．
- **身体活動量（IPAQ）**：歩行時間180分/週，座位時間8時間/日．

### 2．再計画
- 身体活動量および糖/脂質代謝が改善しており，そのため賞讃しつつセルフケア行動の阻害因子を確認する．
- 座位行動の中断（仕事中，60〜90分に1回の立位作業を導入する）について指導する．

## 臨床推論

- 身体活動量の増加（歩数，歩行時間の増加）の割に減量効果は不十分である．本症例からも体重の変化について満足できていないとの訴えがあり，セルフケア行動の阻害因子となる可能性がある（減量についての振り返りで食事療法の課題点があがった）．しかし，自主的に休日の身体活動量を増加させるなど，行動変容ステージとして行動期に移行できたと考えられた．
- 質問紙から身体活動量の増加はできているが，座位時間は入院前と同じであり座位行動についても改善が必要であると考えられた．

## エキスパートへのワンポイント講座

▶ 行動期は変容ステージの後退が最も多い時期[2]で，変容ステージを促進し，後退を防止するのに先行刺激のコントロール（刺激統制法）も有効である[5]．
▶ 医療者からの賞讃は，望ましい行動（運動療法）の継続を強化させる（図5）．
▶ 食事療法や薬物療法との併用により効果的な体重やHbA1cをアウトカムとして評価する場合は十分な改善が得られない可能性もあるため，運動療法の継続に対して賞讃する必要がある．
▶ 日常生活において座位時間が長いほど死亡率と心血管疾患が増加するため，90分

を超えて座位行動を持続しないようにする.
▶ 事務職などの座業で座位時間が持続する場合は，30分ごとに座位行動を中断する
だけでも食後の血糖値上昇を抑制することが可能なことを指導する.

## 本症例を振り返って

　合併症はなく積極的に身体活動量の増加を目標にできた症例であった.　薬物治療中であり
運動刺激に伴う低血糖に対してリスク管理は必要としたが，30代と理解力も高く罹病期間
も短く心血管疾患のリスクファクターも少ないことから，身体活動量を主眼においた典型的
な2型糖尿病症例といえる.　ただ単に運動療法のやり方を伝えるだけでなく，継続するため
の支援として患者教育に必要な科学的理論やアプローチ法を用いたことで運動の継続ができ
たと考えられる.　糖尿病の基本治療は，生活習慣（食事＋運動）の改善と必要に応じた薬物
療法であり，セルフケア行動の継続が到達目標となる.　そのためには患者教育が骨幹となり，
セルフケア行動を高めるための関わりが重要である.

## 文　献

1) 日本糖尿病学会（編）：糖尿病診療ガイドライン2016.　南江堂，2016
2) 日本糖尿病療養指導士認定機構（編）：糖尿病療養指導ガイドブック2017.　メディカルレビュー社，2017
3) Marwick TH et al：Exercise training for type 2 diabetes mellitus：：impact on cardiovascular risk：a scientific statement from the American Heart Association. *Circulation* **119**：3244-3262, 2009
4) 河辺信秀：糖尿病足病変の臨床研究と理学療法介入.　理学療法学　**40**：688-695，2013
5) 健康づくりのための運動指針2006.　厚生労働省，2006
6) 伊藤　朗：図説・運動生理学入門―生理学の基礎からスポーツトレーニング・運動処方まで.　医歯薬出版，1990
7) 野村卓生：糖尿病治療における理学療法―戦略と実践.　文光堂，2015

## よく遭遇するスタンダード症例の攻略

# 2 肥満症に対する理学療法

◆森本信三[*1]

### Summary

　肥満症に対する理学療法は，整形疾患を呈する患者が対象となることが多い．また，地域での保健事業や介護予防などでも，肥満やメタボリックシンドローム，運動器疾患などの相談をされることが多くある．しかしながら，整形疾患を呈する患者を目の前にすると，骨・関節・筋などの運動機能に視点がいき，肥満や糖尿病などの内部疾患や身体組成に対する評価および治療を怠るケースが多くある．肥満症に対する理学療法は，いかに関節痛を出現させずに，減量に取り組みながら運動機能の向上および疼痛を軽減させ，また疾病予防につなげるかが重要である．本稿では肥満症を理解し，肥満を呈した整形疾患に対する効果的な理学療法を解説する．

### Key Words

肥満症，変形性膝関節症，糖尿病，運動指導，減量

## 基礎的情報と医学的情報

**診断名**：右変形性膝関節症．
**年齢・性別・身長・体重・BMI**：64歳，女性，158 cm，71 kg，28.4 kg/m$^2$．なお，ウエスト周囲長96 cm．
**既往歴**：2型糖尿病（2年前より治療開始，合併症なし），高血圧，脂質異常症．
**嗜好**：間食のおやつを食べることが多い．
**膝関節X線**：右膝関節はKeiigren-Lawrence分類Grade Ⅱで進行期，左膝関節は正

---

[*1] Shinzou Morimoto/白浜はまゆう病院 南紀白浜温泉リハビリテーションセンター

常であった.

**血液所見**：空腹時血糖値 230 mg/dL（正常値 55～109 mg/dL），HbA1c 6.5%（正常値 4.9～6.2%），総コレステロール 162 mg/dL（正常値 130～219 mg/dL），中性脂肪 232 mg/dL（正常値 35～149 mg/dL），HDL コレステロール 36 mg/dL（正常値 40～83 mg/dL），LDL コレステロール 125 mg/dL（正常値 70～139 mg/dL）．

**現病歴**：約 10 年前から特定健診で過体重を指摘されており，5 年ほど前からは歩行時に右膝関節に疼痛を感じていたが，まだ歩けるということで受診せず過ごしていた．2 年前より疼痛の程度が強くなったため身体活動量が減り体重が増加し，特定健診にて過体重と血糖高値，脂質異常を指摘され，内科を受診し糖尿病および脂質異常症と診断され糖尿病の服薬治療のみ開始する．3 カ月ほど前から右膝関節の疼痛がさらに増加し，日常生活に影響が出てきたので病院を受診し，右変形性膝関節症と診断されて外来リハビリテーション開始となった．

**社会的情報**：職業は会社員．営業担当で移動は車を使用することが多く，1 日の身体活動量は少ない．休日は自宅で過ごすことが多く，外出は 1 km ほど離れたお店に車で買い物に行く程度であった．1 回の食事量は多くないが，仕事の休憩中や休日は間食をすることが多い．

**治療方針と治療経過**：整形外科医より変形性膝関節症は保存的治療とし，疼痛コントロールを目的に薬物療法（ロキソニン® 錠 60 mg/日）が実施されていた．しかし，減量に対しての具体的な指導は行われていなかった．また，糖尿病専門医不在のため，内科医による糖尿病治療では，血糖コントロールを目的に薬物療法〔スルホニル尿素（SU）薬：アマリール® 3 mg/日〕を実施し，食事指導に関しては医師から間食のことについての注意喚起のみであった．

## 初期の理学療法評価と臨床推論

### 初期の理学療法評価

- **運動習慣**：なし〔運動を行っていないが，近い将来に始めようかと考えている（熟考期）〕．
- **右膝関節の腫脹・熱感**：なし．**膝蓋跳動**：なし．
- **疼痛**〔VAS（visual analogue scale）〕：安静時は 0.0，立ち上がり動作は 4.6，歩行時は 5.5，階段昇降時 6.1．
- **関節可動域**：膝関節屈曲は右 115°/左 130°，膝関節伸展は右 −5°/左 0°．
- **徒手筋力検査（MMT）**：膝関節伸展は右 3/左 4，膝関節屈曲は右 3/左 4，下肢伸展挙上（SLR）は右 3/左 4．
- **片脚立位**：右 4 秒，左 30 秒以上可．
- **歩行**：1 日の歩数は約 4,000～5,000 歩．屋内ではフリーハンドで自立，屋外では仕

事以外で杖を使用して歩行，10 m 歩行の時間は9秒．階段昇降は手すりを使用して1足1段．
- 日常生活動作（ADL）：自立

## 臨床推論

### 1．肥　満
- 本症例の食事習慣では間食が多いこと，運動については習慣化されていないことからBMI 28.4 kg/m$^2$ と高値を示し，過体重になっていると考えられた．

### 2．変形性膝関節症
- 生活習慣の乱れから過体重となり，体重が膝関節に大きな負担となっているため動作時に疼痛が出現し，これにより身体活動量の低下に伴い運動機能に問題が生じていると考えられた．

### 3．糖尿病
- 治療期間は約2年と短いが，血糖高値のためアマリール® 3 mg を処方していることから，理学療法時または日常生活の中で低血糖発作に十分注意する必要があると考えられた．

## エキスパートへのワンポイント講座

▶ 日本肥満学会[1] では，肥満は脂肪組織が過剰に蓄積した状態であり，肥満の判定には体脂肪量との相関が高い体格指数であるBMI が国際的に用いられている（表1）．また，肥満症とは肥満に起因ないし関連して発症する健康障害の予防および治療に医学的な減量が必要である病態を呼び，疾患単位として取り扱われている（表2，図1）．肥満症の診断基準に必須な合併症として，脂肪細胞の質的異常と量的異常があり，脂肪細胞の量的異常が強く関与する整形外科的疾患に変形性股関節症，変形性膝関節症，変形性脊椎症，腰痛症がある．これらに対しては減量が必要とされている．

▶ 変形性膝関節症の危険因子は，加齢，女性，肥満，膝関節内反変形，外側スラスト，大腿四頭筋の筋力低下などであるといわれている[2]．その中でも肥満は，変形性関節症に対する重要な危険因子であり，膝関節症の人が股関節症よりも関連が深く，肥満の重要な危険因子である．

▶ 肥満や生活習慣の乱れは，メタボリックシンドロームとロコモティブシンドロームの共通要因であるといわれている（図2）．特に肥満はロコモティブシンドロームの主要疾患である変形性膝関節症のリスクを高め，またメタボリックシンドロームの構成要因にあてはまる数が多いほど変形性膝関節症のリスクを高めるといわれている[3]．

▶ 糖尿病では全身の動脈硬化が促進され，これが心筋梗塞，脳梗塞，下肢の閉塞性動脈硬化症の原因となる[4]．

## 表1 肥満の判定と肥満症の診断基準 （文献1）より転載）

**肥満の定義**

脂肪組織に脂肪が過剰に蓄積した状態で，体格指数（BMI＝体重［kg］/身長［m］$^2$）≧25 のもの

**肥満の判定**

身長あたりの BMI をもとに右表のごとく判定する

**肥満症の定義**

肥満症とは肥満に起因ないし関連する健康障害を合併するか，その合併が予測される場合で，医学的に減量を必要とする病態をいい，疾患単位として取り扱う

**肥満症の診断**

肥満と判定されたもの（BMI≧25）のうち，以下のいずれかの条件を満たすもの

　①肥満に起因ないし関連し，減量を要する（減量により改善する，または進展が防止される）健康障害を有するもの

　②健康障害を伴いやすい高リスク肥満（ウエスト周囲長のスクリーニングにより内臓脂肪蓄積を疑われ，腹部 CT 検査によって確定診断された内臓脂肪型肥満）

### 肥満度分類

| BMI (kg/m$^2$) | 判　定 | WHO 基準 |
|---|---|---|
| ＜18.5 | 低 体 重 | Underweight |
| 18.5≦〜＜25 | 普通体重 | Normal range |
| 25≦〜＜30 | 肥満（1 度） | Pre-obese |
| 30≦〜＜35 | 肥満（2 度） | Obese class Ⅰ |
| 35≦〜＜40 | 肥満（3 度） | Obese class Ⅱ |
| 40≦ | 肥満（4 度） | Obese class Ⅲ |

注1：ただし，肥満（BMI≧25）は，医学的に減量を要する状態とは限らない．なお，標準体重（理想体重）はもっとも疾病の少ない BMI 22 を基準として，標準体重（kg）＝身長（m）$^2$×22 で計算された値とする

注2：BMI≧35 を高度肥満と定義する

## 表2 肥満に起因ないし関連し，減量を要する健康障害 （文献1）より転載）

1. **肥満症の診断基準に必須な健康障害**
　　①耐糖能障害（2 型糖尿病・耐糖能異常など）
　　②脂質異常症
　　③高血圧
　　④高尿酸血症，痛風
　　⑤冠動脈疾患：心筋梗塞，狭心症
　　⑥脳梗塞：脳血栓症，一過性脳虚血発作（TIA）
　　⑦非アルコール性脂肪性肝疾患（NAFLD）
　　⑧月経異常・不妊
　　⑨閉塞性睡眠時無呼吸症候群（OSAS），肥満低換気症候群
　　⑩運動器疾患：変形性関節症（膝関節・股関節），変形性脊椎症，手指の変形性関節症
　　⑪肥満関連腎臓病

2. **診断基準には含めないが，肥満に関連する健康障害**
　　①悪性疾患：大腸がん，食道がん（腺がん），子宮体がん，膵臓がん，腎臓がん，乳がん，肝臓がん
　　②良性疾患：胆石症，静脈血栓症，肺塞栓症，気管支喘息，皮膚疾患，男性不妊，胃食道逆流症，精神疾患

3. **高度肥満症の注意すべき健康障害**
　　①心不全
　　②呼吸不全
　　③静脈血栓
　　④閉塞性睡眠時無呼吸症候群（OSAS）
　　⑤肥満低換気症候群
　　⑥運動器疾患

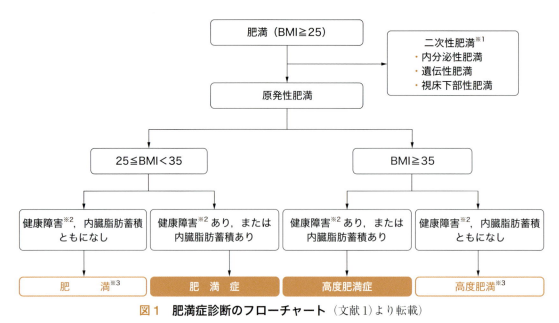

**図1 肥満症診断のフローチャート**（文献1）より転載）

※1 常に念頭において診療する．※2 p142の表2の「1．肥満症の診断基準に必要な健康障害」に相当．
※3 肥満，高度肥満でも減量指導は必要

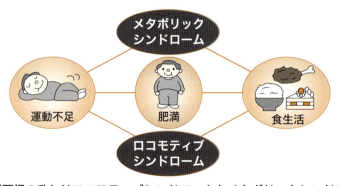

**図2 肥満や生活習慣の乱れはロコモティブシンドロームとメタボリックシンドロームの共通要因**

▶低血糖に関して，SU薬単独またはSU薬と他剤併用時に低血糖を起こしやすいとされている[5]．

## 理学療法PDCAサイクルから考える臨床推論

 ### 理学療法計画（Plan）

**1．問題点の抽出**

- 肥満症．
- 変形性膝関節症による歩行能力の低下．

### 2. 理学療法のゴール設定
- 体重の減量（体重の 5％：約 3.5 kg）．
- 関節痛の軽減．
- 歩行能力の向上．

### 3. 考えられるリスク
- 関節痛の悪化．
- 運動中の低血糖発作．

## 臨床推論

### 1. ゴール設定
- 歩行能力向上のためには，変形性膝関節症による疼痛を軽減させる必要がある．そこで変形性膝関節症による疼痛の軽減のためには，体重の減量と運動機能向上のための下肢筋力向上が必要であると考えられた．
- 生活指導として運動習慣の定着および食習慣の是正が必要と考えられた．

### 2. 肥満による関節への影響
- 膝関節への荷重負荷は，両側立位で体重の 1.07 倍，片脚立位で 2.59 倍，歩行で 2.61 倍，階段の昇りで 3.16 倍，階段の降りで 3.46 倍と報告されている[6]．体重が増加するとさらに膝関節への負荷が多くなり，関節の軟骨をすり減らし，変形を助長してしまうため注意が必要と考えられた．

### 3. 運動中の低血糖発作
- 本症例は，SU 薬を服薬していることから，自宅での運動や理学療法の時間帯を食前にすると低血糖発作が引き起こされやすくなると考えられた．

## エキスパートへのワンポイント講座

▶ 運動の効果としてインスリンの働きをよくし，減量，脂質異常の是正，筋力向上，持久力の向上などの効果が期待できる．

▶ 歩行運動では，長い距離を歩行すると膝が痛くなるから歩かないではなく，痛くならない範囲での距離を設定することや，T 字杖またはロフストランド杖，ノルディックウォーキングのポールを使用して，膝関節への負担を軽減するような工夫で身体活動量を維持および向上させる方法もある．

▶ 天気や気候の関係で屋外での運動が困難な場合や足腰に負担がかからないように，椅子に座って行う足踏み運動も有効である（図 3）．また，膝関節の可動域に問題がなければ，自転車エルゴメーターでの運動も有効である．

▶ 近年，短時間の運動を数回繰り返す，いわゆる細切れ運動の効用が示されるようになり，継続的な運動でなくても 1 日の総運動時間が同じであれば，細切れ運動でも十分な血糖降下作用が得られる[7]．

▶ 体重増加に影響を与えている間食を控えることが必要である．特に糖質の多い菓子

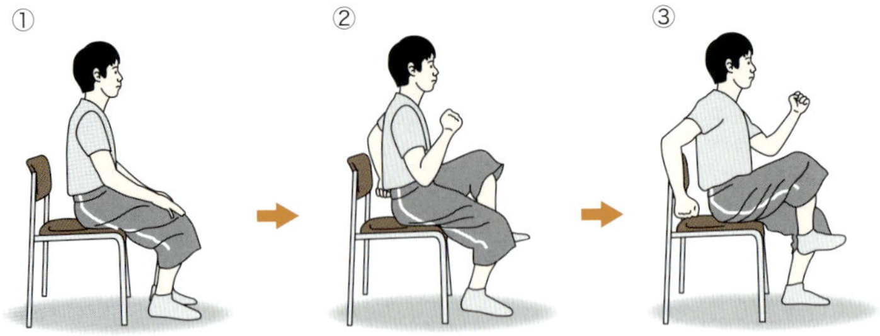

① ② ③

図3 座って行う足踏み運動
座位で姿勢をよくして，できる限り上下肢を大きく動かし，足踏み運動を行う．運動時間は個々の体力に応じて行う

類は，血糖上昇しやすいとともに脂肪もつきやすいとされている．
▶糖尿病の服薬治療をされている人は，食後の運動が基本となる．

##  理学療法計画の実行（Do）

### 1．肥満を呈する変形性膝関節症に対する理学療法
- 下肢の筋力トレーニング．
- 歩行運動．
- 運動指導．

### 2．リスク管理
- 運動習慣のない肥満症に対して運動を行う場合，運動前・中・後の血圧や脈拍などのバイタルチェックおよび疲労度の確認は，オーバーワークなどをみるうえで重要である．
- 膝関節の疼痛をがまんしながら運動を続けてしまうと，変形した関節をさらに悪化させてしまう危険性があるので注意が必要である．

## 臨床推論

- 運動習慣のない症例に対しては，目標は小さく，スモールステップで目標を達成していく設定が必要であると考えられた．
- 減量においては，体重の約5％（体重60 kgであれば3 kg）を減量することにより症状が軽減すると考えられた．
- 体重の約5％の減量では，腹囲の短縮はわずかであっても，変形性膝関節症の症状改善以外にも血糖値や脂質，血圧も改善させる効果がある．しかし，減量によりさまざまな効果が認められるが，筋肉の重量（徐脂肪体重）を減らさないように，食事療法のみならず運動療法も組み合わせて実践する必要があると考えられた．

##  エキスパートへのワンポイント講座

▶変形性膝関節症患者には，定期的な有酸素運動，筋力トレーニング，関節可動域練

習を実施し，かつこれらの継続が推奨されている[8]．
- 肥満症診療ガイドラインより運動器疾患においては，非薬物療法として骨格筋量を増加させるための運動療法と食事療法が減量とともに推奨されており，20週間に体重の5％以上減量した結果，疼痛の改善が認められたという報告がある[9]．
- 運動の強度に関しては，最大酸素摂取量の40～60％程度で軽く息が弾むくらいの中等度運動（有酸素運動）を指導する．または予測最大心拍数を（220－年齢）で求め，運動強度を最大運動能力の50～60％に設定する．よって，目標心拍数の算出方法は「（220－年齢）－（安静時心拍数）×50～60％＋安静時心拍数」で求める．
- 1gの脂肪を燃焼させるには，7kcalの運動などによる消費エネルギー量が必要であり，1kgの除脂肪には7,000kcalものエネルギー消費を要することになる[7]．

## 理学療法計画の評価および検証（Check）

### 1．評価実施の理由
- 理学療法介入から約3カ月，順調に外来での理学療法プログラムを週3回と自宅での運動を実施し，目標としていた体重の5％の減量を達成した．この減量に伴い，関節痛の軽減，身体活動量の改善，運動機能の向上も認められた．
- 医師からも注意喚起されていた間食については，やめることができていなかったが，以前より間食の頻度と一回量が減少していた．
- 自宅での運動では，毎日は行えていないが，週3～5日の頻度で関節に負担のかからない有酸素運動やレジスタンス運動を実施していた．

### 2．低血糖発作の評価
- 間食を控え，運動量が向上したことにより，以前まで感じていなかった倦怠感を時折感じることはあったが，補食にしていた少量の飴やチョコレートで対応することができていた．

## 臨床推論
- 本症例における行動ステージが，熟考期から準備期（運動をときどき行っているが定期的ではない状態）に変化した．
- 運動習慣の定着や食習慣の是正までは到達していないが，前向きな行動が認められた．
- 体重では，3カ月で5％の減量は本症例にとって大きな成果であった．
- 減量による関節痛の軽減は，今後さらに身体活動量の向上，運動機能の向上が期待できると考えられた．
- SU薬の中でも，アマリール®はインスリン分泌を刺激する働きがほかのSU薬に比べて弱いため，インスリンの過剰な分泌による体重増加が起こりにくいとされている．

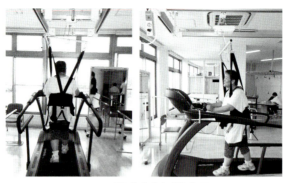

図4　懸垂式歩行補助具

 **エキスパートへのワンポイント講座**

▶ 熟考期においては，何か始めようとしていることに対して称賛し，運動の利点を説明する．

▶ 準備期においては，運動が定着していない状態であるので，退行する可能性が高いとされている．運動を行った肯定的な評価のフィードバックの方法を教育することが重要である．

▶ 減量による成功体験を一つでも多くし，モチベーションを維持していく．

▶ 運動や食事で指導どおり行えていないことに対して指導者が叱責したり，運動中・後に疼痛が増悪する体験は，行動の継続に結びつかなくなると予想される．

 **理学療法計画の改善および再計画（Action）**

### 1．理学療法の再計画
- 運動指導の継続支援．
- 有酸素運動とレジスタンス運動に関しては，これまでとほぼ同様．

### 2．経　過
- 懸垂式歩行補助具は，脳卒中患者のリハビリテーションにおいて用いた報告は多くあるが，肥満の変形性膝関節症患者に対して減量の動機づけをする減量体験ツールとしても用いることができる（図4）．懸垂するキログラム数を調整することができ，例えば3 kgまたは5 kg懸垂した状態で歩行した時に，膝への負担が軽減していることを実感しながら歩いてもらう．どれくらいの懸垂量で負担が軽減したかによって，目標の体重を設定することができる．
- 歩行運動の指導としては，休日の身体活動量を増やすために車で行っていた買い物を，体調や天気のよい時は歩いて行くことを提案した．

### 3．再評価の結果
- 体重66 kg，BMI 26.4 kg/m$^2$，ウエスト周囲長91 cm．
- 血液所見：空腹時血糖値131 mg/dL，HbA1c 6.2％，総コレステロール159 mg/dL，中性脂肪172 mg/dL，HDLコレステロール44 mg/dL，LDLコレステロー

ル 123 mg/dL．内科医による糖尿病治療では，血糖コントロール目的であった薬物療法を離脱することができた．
- 運動習慣：準備期．
- 疼痛（VAS）：安静時は 0.0，立ち上がり動作は 1.4，歩行時は 2.2，階段昇降時は 3.1．
- 関節可動域：膝関節屈曲は右 120°／左 130°，膝関節伸展は右 − 5°／左 0°．
- MMT：膝関節伸展は右 4／左 5，膝関節屈曲は右 4／左 5，SLR は右 4／左 5．
- 片脚立位：右 17 秒，左 30 秒以上可．
- 歩行：1 日の歩数は約 6,000〜7,000 歩．屋内はフリーハンド自立，屋外では仕事以外で杖を使用して歩行，10 m 歩行時間は 7 秒．階段昇降は手すりを使用して 1 足 1 段．
- ADL：自立．

### 臨床推論

- 運動や食事に対してモチベーションを維持するために，減量体験のツール（水中歩行運動など）は有効であると考えられた．
- 運動や食事に対する言動に変化がみられた時には，ほんのわずかなことでも称賛し，行動の変化を支援していく必要がある．行動が変化していく時間には，個人差があるため，指導者が焦らないように注意する．
- 生活習慣への改善の取り組みにより，体重が減量するとともに膝関節機能が改善し，身体活動量も増えたことにより，血液所見の改善も認められたと考えられた．

## エキスパートへのワンポイント講座

▶ 懸垂式歩行補助具がなくても，杖などの歩行補助具や水中歩行で，膝関節への荷重を軽くさせることで負担が軽減する体験を実感してもらうこともできる．

▶ 運動習慣が定着している，または定着しつつある準備期から維持期に対しては，運動を一時的に中断したり，逆戻りや逸脱しないように運動プログラムがマンネリ化しないような工夫が必要である．運動の種類や頻度，強度を自分で決定できる人に対しては，否定的な意見は禁句であり，肯定的な意見や助言をし，運動行動のリスク管理をする．

▶ 最大酸素摂取量が高いほど将来の糖尿病リスクが少ないことから[11]，運動不足と糖尿病発症には強い因果関係がある．

## 本症例を振り返って

生活習慣の乱れから過体重となり，変形性膝関節症，糖尿病，脂質異常症に大きな影響を与えていた症例であった．このような症例は，関節機能への理学療法のみでは改善が認められづらい場合が多く，糖尿病や脂質異常症などの合併症を見逃してしまう危険がある．また，

本症例のように生活習慣の乱れから過体重となり，変形性膝関節症となっている症例が多いと考えられる．したがって，肥満症を呈する変形性膝関節症患者への理学療法士としての関わりは，従来の理学療法技術および知識をもちつつ，肥満や糖尿病，脂質異常などの代謝疾患に対して，服薬内容を理解したうえで運動指導が行える技術・知識を得ることも重要である．

当院へ運動器疾患で入院となり，理学療法対象となった185名のBMIと糖尿病の有無を調べたところ，BMI 25 kg/m$^2$以上の人が45名，糖尿病を有する人は25名いた．このように，生活習慣病を有する人が4人に1人の割合で認められたことから，運動器疾患患者の障害に対する理学療法のみならず，生活習慣病の予防改善に対する指導が必要不可欠ではないかと考えられる．

## 文　献

1) 日本肥満学会（編）：肥満症診療ガイドライン 2016. ライフサイエンス出版，2016
2) 大森　豪，他：大規模集団検診の縦断的調査による変形性膝関節症の発生要因と危険因子. *THE BONE* **23**：27-30, 2009
3) 吉村典子：わが国における変形性膝関節症の疫学―大規模住民コホート研究 ROAD より. *CLINICAL CALCIUM* **21**：25-29, 2011
4) 日本糖尿病学会（編著）：糖尿病診療ガイドライン 2016. 南江堂，2016，p23，pp84-85
6) Kutzner I, et al：Loading of the knee joint during activities of daily living measured in vivo in five subjects. *J Biomech* **43**：2164-2173, 2010
7) 清野　裕，他（監），大平雅美，他（編）：糖尿病の理学療法. メジカルビュー社，2015
8) Zhang W et al：OARSI recommendations for the management of hip snd knee osteoarthritis：part II OARSI evidence-based,expert consensus guidelines. *Osteoarthritis Cartilage* **16**：137-162, 2008
9) 日本肥満学会（編）：肥満症診療ガイドライン 2016. ライフサイエンス，pp96-97
10) 松尾善美（監），橋本雅至（編）：教科書にはない敏腕 PT のテクニック 臨床実践 変形性膝関節症の理学療法. 文光堂，2016
11) Sawada SS, et al：Long-term trends in cardiorespiratory fitness and the incidence of type2 diabetes. *Diabetes Care* **33**：1353-1357, 2011

よく迷い苦しむ難渋症例の攻略

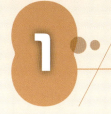

# 血糖変動の著しい1型糖尿病症例

◆浅田史成[*1]

## Summary

1型糖尿病患者に対する理学療法は，2型糖尿病患者と異なる点が多く，合併症の頻度も多く発生する．1型糖尿病の治療はインスリン療法が主体であり，運動療法に関する介入報告は少ない．今回，自律神経障害が重度な1型糖尿病患者に対し，自律神経障害と血糖コントロール不良による，意識障害を伴う重度の低血糖からの回避を目的とした理学療法の介入を提示した．通常の運動療法では，インスリンの感受性を向上させるために運動量や頻度，強度を増加させることが重要となるが，本稿では低血糖予防のための効果的な理学療法とし，運動量および強度の制限を実施した経過から1型糖尿病の理学療法を解説する．

## Key Words

1型糖尿病，糖尿病多発神経障害，糖尿病自律神経障害，インスリン，低血糖

## 基礎的情報と医学的情報

**診断名**：1型糖尿病．
**年齢・性別・身長・体重・BMI**：37歳，男性，172 cm，58.9 kg，19.9 kg/m$^2$．
**主訴**：意識障害（低血糖発作）．
**既往歴**：糖尿病網膜症（前増殖型），糖尿病多発神経障害，糖尿病自律神経障害（慢性便秘），糖尿病性皮膚潰瘍，白内障．
**家族歴**：特記事項なし．

---

[*1] Fuminari Asada/大阪労災病院 治療就労両立支援センター

第 II 章　PDCA 理論で学ぶ心血管疾患理学療法

**表 1　開始時の臨床検査値**

| 尿検査 | | 生化学検査 | |
|---|---|---|---|
| ・尿蛋白 | （−） | ・総たんぱく（TP） | 6.7 g/dL |
| ・尿糖 | （−） | ・アルブミン（Alb） | 3.8 g/dL |
| ・尿ケトン体 | （−） | ・総ビリルビン（T-Bil） | 0.7 mg/dL |
| ・尿中微量アルブミン | 17.2 mg/g·cr | ・アスパラギン酸アミノトランスフェラーゼ（ASL） | 10 IU/L |
| 血球数算定 | | ・アラニンアミノトランスフェラーゼ（ALT） | 8 IU/L |
| ・白血球（WBC） | 5,900/$\mu$L | ・乳酸脱水素酵素（LD） | 173 IU/L |
| ・赤血球数（RBC） | 385×10$^4$/$\mu$L | ・アルカリホスファターゼ（ALP） | 212 IU/L |
| ・ヘモグロビン（Hb） | 12.1 g/dL | ・$\gamma$-GTP | 12 IU/L |
| ・ヘマトクリット（Ht） | 35.4% | ・総コレステロール（T-cho） | 137 mg/dL |
| ・血小板数（Plt） | 26.6×10$^4$/$\mu$L | ・中性脂肪（TG） | 48 mg/dL |
| 糖尿病関連データ | | ・LDL コレステロール | 67 mg/dL |
| ・空腹時血漿血糖値（FPG） | 48 mg/dL | ・HDL コレステロール | 55 mg/dL |
| ・HbA1c | 7.2% | ・尿素窒素（BUN） | 11 mg/dL |
| ・グルタミン酸脱炭酸酵素（GAD）Ab | 18 U/mL | ・クレアチニン（Cr） | 0.8 mg/dL |
| ・抗 IA-2 抗体（IA-2）Ab | <0.4 U/mL | ・ナトリウム（Na） | 140 mEq/L |
| ・24 時間蓄尿 C ペプチド（Urine CPR） | ≦4.5 $\mu$g/day | ・カリウム（K） | 3.4 mEq/L |
| ・C ペプチド（C-peptide） | ≦0.03 ng/mL | ・クロール（Cl） | 107 mEq/L |

**嗜好：** 飲酒歴なし．喫煙歴は過去習慣者（25 歳まで喫煙）．

**糖尿病罹病期間：** 17 年．

**現病歴：** 20 歳時に 1 型糖尿病を発症し，インスリン皮下注射療法を加療中にて，近医で経過観察されていた．1 型糖尿病と診断されてから，薬物療法と食事療法を中心とする糖尿病療養に関して，適切な自己管理行動の継続は困難な状態であった．診断されてから 15 年後，血糖コントロールの不良継続のため合併症の進行を認めた．この時点から「とにかく血糖値が低いことが何より大事である」という考えが強くなり，自己判断で食事減量を行うと同時に，インスリン皮下注射量の一方的な増量を行うようになった．このため，1 年ほど前から無自覚性低血糖に伴う急性意識障害による救急搬送が，月に 1 回程度と頻回に生じるようになった．その後も，インスリンの種類や量を細かく調整しては退院し，再々の意識消失による緊急入院を 2 カ月に 1 回程度の頻度で繰り返す状態であった．今回の緊急入院のきっかけは，当日の朝食前血糖値が 300 mg/dL を超えたことから，夕食の弁当を少量に自己制限したため，夕食後に低血糖と意識障害をきたし救急搬送され，同日緊急入院となった．今回の入院時の検査値を**表 1** に示す．

**入院当初の治療**

①**薬物療法：** 入院前はグラルギン（持効型溶解インスリン）を使用していたが，インスリンデテミルに変更し〔2-0-6-0 単位（朝・昼・夕・眠前）〕，超速効型インスリンはインスリンアスパルト（7-7-6-0 単位）で薬物療法が開始された．

150

> **質　問**：あなたは，医師もしくは理学療法士などから指導された，糖尿病の治療としての運動療法を定期的に行っていますか？
>
> **前熟考期**
> 　いいえ，これから6カ月以内に始めるつもりはありません
> **熟考期**
> 　いいえ，しかし6カ月以内に始めるつもりです
> **準備期**
> 　いいえ，これから30日以内に始めるつもりです（ときどき実施）
> **実行期**
> 　はい行っています．しかし，始めて6カ月以内です
> **維持期**
> 　はい，6カ月以上行っています

**図1　行動変容ステージ評価のための質問と回答例**

②**食事療法**：エネルギー1,800 kcal，蛋白質80 g，脂質50 g，炭水化物260 g，食塩6 g．

③**身体活動**：制限なし，運動は食後1～2時間後に歩行や階段昇降などが許可された．

**医師からの依頼**：食前血糖値は80～150 mg/dL，夕食後は100～200 mg/dL程度にて推移していたが，食後血糖値の上昇ピークが3時間後付近に多く認められること，また食後1時間後に運動を行うと低血糖を生じやすいことを認めたため，運動の許可時間帯は食後3時間後に変更された．その後，食事量を一定にして薬物の量や種類を検討したが，意識障害を伴う低血糖と高血糖を頻回に繰り返すため，入院5週後に運動・身体活動と低血糖の関連性の精査，および運動・身体活動の調整による血糖コントロールの安定化と低血糖発作の予防が可能かを検討することを目的に，理学療法が依頼された．

# 初期の理学療法評価と臨床推論

##  初期の理学療法評価

- 入院前の運動状況は，血糖値が高い時に連続した歩行を疲労困憊まで実施するのみで，定期的な運動療法はできていなかった．
- 入院後の運動状況は，朝と夕方に歩行運動20分間と階段昇降5分間を実施しており，糖尿病の運動療法における行動変容ステージの変容段階は実行期と判断した（図1）．
- 運動の自己効力感（self-efficacy）の評価（図2）は疲労が1点，気分が3点，時間不足が1点，悪天候が3点，一人が4点であった．
- 体成分分析は体脂肪量が10.1 kg，体脂肪率が17.1％，骨格筋量が26.5 kgと同性，

1. 少し疲れている時でも，運動する自信がある
2. あまり気分がのらない時でも，運動する自信がある
3. 忙しくて時間がない時でも，運動する自信がある
4. あまり天気がよくない時でも，運動する自信がある
5. 一人でも運動する自信がある
   - □ まったくそう思わない……………0 点
   - □ 少しだけそう思う………………1 点
   - □ そこそこ，そう思う……………2 点
   - □ そう思う……………………3 点
   - □ かなりそう思う…………………4 点

図2　運動セルフ・エフィカシーの評価（文献1）より一部改変転載）

- 同年代の標準（27.8〜34.0 kg）に比較して低い筋量であった．
- 膝伸展筋力は右 29.0 kgf（体重比 49％），左 25.4 kgf（体重比 43％）であり，同年代の男性の参考基準値[2]）より約 30％低値であった．
- 安静時心拍数 85 回/分に対し，速歩 10 分直後の脈拍は 102 回/分，呼吸数 15 回/分，主観的運動強度（Borg scale）13 であった．
- 階段昇降 5 階分を 1 足 1 段で実施直後の脈拍は 150 回/分，呼吸数 22 回/分，主観的運動強度 17 であった．
- 足関節背屈および足趾の MP 関節伸展角度が−5°の可動域制限があった．
- 閉眼片足立ちが 2 秒とバランス能力の低下により，歩容はワイドベースで歩き，足関節背屈制限により，足底全体で初期設置を行うフットスタンプ様[※1]の歩行であった．

## 臨床推論

### 1．診断名
- グルタミン酸脱炭酸酵素（GAD：gultamic acid decarboxylase）Ab が陽性（基準値＜1.5 U/mL）ということからも，1 型糖尿病と考えられた．

### 2．患者の全体像
- 救急搬送を何度しても食事を抜くなどの自己判断を修正できない学習能力の低さや執着気質（高血糖が最も悪いという考え）を考慮すると，診断はされていないが，精神疾患が背景に潜んでいると考えられた．
- 運動・身体活動と低血糖関連の調査，ならびに血糖の安定化および低血糖の予防が依頼目的であることから，本症例に対する理学療法介入の第 1 の目的は低血糖予防であり，かつ現状を認識するために運動を含む身体活動が血糖（特に低血

---

※1　フットスタンプ様歩行は，立脚期の初期接地の際に，踵接地からではなく，初期から足底全体で接地するように歩くこと．足底で判子を押すように踏みしめながら歩き，立脚終期における踵離地がみられないような歩容である

糖）のコントロールにどのような影響を及ぼしているのかを評価する必要があると考えた．

- 入院後の運動療法として階段昇降を実施しているが，主観的運動強度が 17 ということから，運動強度が強すぎると考えられた．
- 糖尿病と診断されてから 15 年間，生活習慣の改善を実施せずに過ごし，合併症の発症という経験を経ることにより，高血糖に対する意識の変化が生じ生活習慣改善のための運動行動の変容ステージが実行期になったと推察された．

### 3. 合併症

- 罹病期間が 17 年と長いが，20 歳ごろから肥満を経験していないためか，糖尿病合併症のうち，網膜症は単純網膜症，腎症は第Ⅰ期と軽症であったため，網膜症と腎症に関しては運動制限はほとんどなく，バルサルバ運動[※2]のみ禁忌と判断した．
- 神経障害に関しては，自律神経障害に伴う胃腸の蠕動運動の低下に対し，食後血糖値のピークを確認する必要があると考えた．

### 4. 薬物療法・食事療法

- 入院中は，決まった時間に朝・昼・夕方に栄養バランスの整った食事療法が実施され，就寝時間も比較的管理されやすく，自由に使える時間も多いので，普段の日常生活より運動量が増えることも多いと考えられた．
- 入院時は食事量と運動量に適したインスリン量を処方されたが，退院して通常の日常生活を開始することにより，食事量や運動量に見合ったインスリン量ではないため，血糖コントロールが困難となることが多いと考えられた．
- 入院前と退院後の運動や生活活動を把握し，日常生活の食事内容も管理栄養士からの情報を得て，入院中も日常生活と同レベルの運動や生活活動を実施させることと，運動に関しては運動の時間帯も考慮すべきと考えられた．

## エキスパートへのワンポイント講座

▶ 1 型糖尿病は，原因不明なことが多いが，自己免疫によって β 細胞が破壊され（GAD 抗体などの膵島関連自己抗体が証明できたもの），インスリンの分泌ができなくなることによる自己免疫性と，自己抗体の証明ができない特発性があるとされている[3]．

▶ 1 型糖尿病では，低血糖に対してグルカゴンの分泌不全が出現すると知られており重症低血糖が出現しやすい．本症例のように血糖変動が著しい糖尿病患者をブリットル型と呼ぶ．

▶ 通常，1 型糖尿病患者に対する基本的な治療方針は，合併症の進展予防と血糖コン

---

※2　バルサルバ運動とは，呼吸を止めて力を入れる（いきむ）ことで，筋緊張が高まり，強い筋力を発揮しやすくする方法である．しかし，血圧上昇のリスクや息を止めるのをやめた瞬間に血圧低下のリスクが生じやすいため，基本的に高血圧，脂質異常症，網膜症，腎症などには禁忌である

トロールのため，薬物療法および食事療法ともに運動療法を推奨することが多い．本症例においても，当初は積極的な運動療法の許可が出ており，本人も入院中は運動を心がけて実施していた．

▶低血糖に関しては，2型糖尿病患者を対象にしたACCORD（action to control cardiovascular risk in diabetes）試験において，症候性重度低血糖が心疾患および脳血管疾患などの心血管イベントを誘引したため，死亡リスク増大の可能性が示唆されている[4]．

▶行動変容ステージは，ある行動（今回は糖尿病治療として必要な定期的な運動行動）の心の準備状態を示し，トランスセオレティカルモデル[※3]（TTM：transtheoretical model）の構成要素の中心として存在するため，各段階によってアプローチ内容を変えて介入することが望ましいとされている（図1）．また，セルフエフィカシー（図2）の操作がTTMに最も影響するため，セルフエフィカシーへの介入も重要である．

## 理学療法PDCAサイクルから考える臨床推論

### 理学療法計画（Plan）

#### 1．問題点の抽出
- 頻回な意識消失を伴う低血糖（入院中にもかかわらず1回/2～3日出現）．
- 低血糖からの復帰時の高血糖による血糖コントロールの不良．
- バランス能力の低下．
- 筋力および筋量の低下．

#### 2．理学療法の目標設定
- 低血糖を生じない運動強度，量，時間帯の模索．

#### 3．考えられるリスク
- 血糖コントロールの不良．
- 無自覚性低血糖．
- 転倒（意識消失，バランス能力の低下のため）．

### 臨床推論
- 現在の問題点は，薬物療法と食事療法を検討しても重度の低血糖発作を繰り返していることと考えられた．
- 入院前は，本症例自身で食事量の減少やインスリンの増量を実施したために，血糖

---

※3 トランスセオレティカルモデルは，行動変容ステージの向上・退行に関わる主な要素として，セルフエフィカシーおよび恩恵と負担があり，前熟考期，熟考期には認知面への介入が主となり，準備期，実行期，維持期には行動へのアプローチが推奨されており，各ステージに合わせた指導が有効である

コントロールが不安定となっていたが，入院後は管理された食事療法かつ薬物療法も病棟管理によってなされていたにもかかわらず，低血糖が頻発している状況は，運動強度・量・時間帯の精査が必要であると考えた．
- 階段昇降という健常者では特に怖くない活動においても，本症例ではバランス能力が低下しているため，通常以上に筋力とバランス維持のための活動が必要となることが予想される．そのため，運動強度が健常者より高くなると判断した．
- 運動に付随したリスクとして，転倒および自律神経障害による無自覚性低血糖に注意することとした．

## エキスパートへのワンポイント講座

▶ 糖尿病において重症低血糖イベントの既往は，全死亡および心血管疾患のリスク上昇と関連している[5,6]．
▶ 1型糖尿病患者の抵抗運動は，単一より複数回の頻度のほうが血糖を低下させるという報告があるため[7]，1日における高強度の運動や生活活動に関する運動頻度の評価が必要である．
▶ 糖尿病患者において，無自覚性の低血糖や心筋梗塞は非常にリスクが高いことを認識すべきである．

## 理学療法計画の実行（Do）

### 1．身体活動量の把握と指導
- 時間帯における身体活動量および強度などを把握するために，加速度センサーが内蔵され，数十日のデータが保存でき，またコンピューター管理が可能な加速度計（ライフコーダー，スズケン）で評価した．

### 2．血糖変動の把握と指導
- 運動前，運動後の血糖値を記入する用紙を渡し，病棟看護師の協力も得ながら血糖の変動を記録した（表2）．

### 3．運動療法
- 朝夕において平地歩行を20分間のみ指導した．

## 臨床推論

- 筋力および筋量の低下が存在するため，将来的に本症例が高齢化した際に不安を感じるが，まず初期目標として低血糖の予防と血糖変動の安定化を目標とした．
- 血糖変動の要因として，運動量および身体活動量が影響を及ぼしていないかを確認するために，加速度計による身体活動の把握と運動前後の血糖を測定し，より客観的な数値での評価が必要と考えられた．
- 強度の高い運動および身体活動は，急激な血糖低下を生じる可能性があるため，現在の身体活動において最も主観的運動強度の高い階段昇降を中止し，経過観察する

**表2 血糖チェック表**

- 運動前および運動後に血糖値測定をお願いします
- 低血糖を認めたり，しんどい時には運動は中止してください
- 自分で血糖値を測定した場合は「自」，看護師が測定した場合は「看」に○をしてください

**12月3日（金）** 特記事項（体温37.1℃　朝食前血糖 158　3～4回下痢あり　　　　　　　　　　）

○午前　　運動内容：平地歩行 10分
　　　　　運動前　時間 11時 10分　　運動前　血糖値　74　⊜・看　11時
　　　　　運動後　時間 11時 20分　　運動後　血糖値　50　⊜・看　12時 10分
　　運動前後の特記事項（運動後　ブドウ糖10g　　　　　　　　　　　　　　　　　　　　　　　）

○午後　　運動内容：平地歩行 0分
　　　　　運動前　時間　時　分　　運動前　血糖値　23　自・⊜　14時 30分　ブドウ糖10g
　　　　　　　　　　　　　　　　　　　　　　　　　　　　　　　　　　　　　　　（14時 35分）
　　　　　運動後　時間　時　分　　運動後　血糖値　29　自・⊜　15時　　　　ブドウ糖10g
　　　　　　　　　　　　　　　　　　　　　　　　　　　　　　　　　　　　　　　（15時 05分）
　　運動前後の特記事項（運動中止　15時15分 血糖値101　15時30分 血糖値110　16時30分 血糖値130）

**12月4日（土）** 特記事項（夜中2回下痢あり　朝2回下痢あり　　　　　　　　　　　　　　）

○午前　　運動内容：平地歩行 0分
　　　　　運動前　時間　時　分　　運動前　血糖値　67　⊜・看　10時 15分
　　　　　運動後　時間　時　分　　運動後　血糖値　　　　自・看
　　運動前後の特記事項（運動中止　11時40分 血糖値78　　　　　　　　　　　　　　　　　　）

○午後　　運動内容：平地歩行 40分
　　　　　運動前　時間 15時 10分　　運動前　血糖値 166　⊜・看
　　　　　運動後　時間 15時 50分　　運動後　血糖値　94　⊜・看
　　運動前後の特記事項（17時30分 血糖値58　ブドウ糖10g　17時50分 血糖値74　眠前 血糖値113）

ことを考えた．

## エキスパートへのワンポイント講座

▶1型糖尿病において筋力増強後に有酸素運動を実施した際は，有酸素運動後に筋力増強を実施した時より，血糖が下がりすぎず，回復期に上昇しすぎないということと，有酸素運動先行は就寝時に低血糖気味となるため（明け方には上昇する），筋力増強先行のほうが比較的に血糖が安定すると報告されている[8]．

▶1型糖尿病を対象にしたメタアナリシスでは，血糖コントロールに対する身体活動の急激な影響は十分に定量化されていないと報告されている[9]．

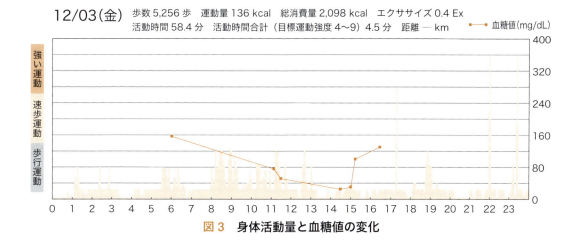

図3 身体活動量と血糖値の変化

##  理学療法計画の評価および検証（Check）

### 1．低血糖の評価
- 理学療法を実施した当初，歩行10分後に低血糖（50 mg/dL）が生じた（**表2**）．
- 血糖チェック表から運動前の血糖値が74 mg/dLであった．
- 主治医および看護師と相談のうえ，血糖値100 mg/dL以下の際は，運動中止を指導した．

### 2．症例への指導内容
- 高血糖のみならず，重度の低血糖が頻回に生じると血糖コントロールが不良となり，かえって合併症が発生しやすく，低血糖からの回復のためにブドウ糖を摂取することで高血糖が生じる．つまり，低血糖の頻度が多いだけでも合併症のリスクとなることを伝え，まずは重度の低血糖予防のためにできることを一緒に考えましょうと指導した．

### 3．身体活動量の評価
- 症例が運動と認識していない朝の生活活動（売店までの歩行と院内歩行）とともに低血糖を認めた（**図3**）．
- 1日の歩数が7,000歩を超えると低血糖がみられ，関連している傾向が認められた．

##  臨床推論

- 血糖値が74 mg/dLであれば低血糖症状が出現し始める値であるが，本症例は頻回に重度の低血糖を経験しており，低血糖の自律神経症状（自律神経障害も合併しているため）の発現閾値が下がっていると考えた．
- 自覚症状を感じていないために，まずは血糖のコントロールと低血糖の出現を抑えることが重要であると説明することが必要と判断した．
- 運動以外の生活活動などを含めた非運動性活動熱産生（NEAT：non-exercise activity thermogenesis）は，血糖コントロールや肥満予防に重要とされている．し

かし，本症例においては生活活動の一つである，売店への買い物の際に実施した階段昇降がきっかけとなり，低血糖が生じている．このため血糖変動が不安定で低血糖が生じやすい症例においては，NEATの中でも比較的に強度の高い階段昇降などは注意すべきであると考えた．

## エキスパートへのワンポイント講座

▶生活活動を含む身体活動量は，糖尿病発症予防につながり，運動ではなくとも身体活動の重要性は，近年注目を浴びている．

▶肥満と座位時間の関連なども報告され，身体活動の中でも立っている時間はNEATといわれ，生活習慣病予防や死亡率に関連するとの報告が数多くある．

## 理学療法計画の改善および再計画（Action）

### 1．リスク管理
- 活動前（特に運動前）にできるだけ血糖測定を実施し，100 mg/dL以下であれば運動は中止する．

### 2．身体活動量
- 1日の合計歩数は5,000歩までとする．

### 3．運動プログラム
- 血糖が100 mg/dL以上であれば，平地歩行20分程度とする（朝・夕で合計40分）．
- 疲労回復のための有酸素運動として足踏み運動を屋内で実施する．
- 血糖不安定が改善されるまで，階段昇降は実施しない．

### 臨床推論

- 自律神経障害による胃腸の蠕動運動の低下が影響し，血糖上昇してくるタイミングを知ることが困難〔食べ物の種類別にグライセミックインデックス（GI：glycemic index）[※4]が異なる〕な症例と考えられた．
- リスク管理としては，低血糖を未然に防ぐ手段として血糖の自己測定を習慣化させ，これにより血糖不安定が改善されれば急激な低血糖の予防にもつながるため，血糖が安定化するまでは血糖自己測定を習慣化させることが重要と考えた．
- 運動の影響が血糖に反映しやすいグルカゴン，成長ホルモン，アドレナリン，糖質コルチコイドなど，血糖上昇に関するホルモンの分泌不全や作用不足が背景に存在する可能性は否定できない．
- 歩行の運動量を朝・夕合計40分とし，身体活動量を加速度計で5,000歩以下（図4）

---

※4　グリセミックインデックス（GI）とは，（食品である）さまざまな炭水化物50 gを摂取した際，血糖値が上昇する度合いについて，ブドウ糖を100とした場合の相対値を示す．GIが55以下の食品を低GI食品，GIが56〜69の食品を中GI食品，GIが70以上を高GI食品と定義している

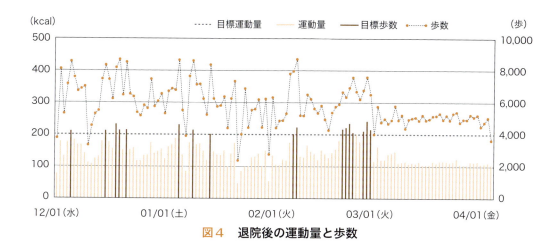

図4　退院後の運動量と歩数

と一定にして，強度のきつい活動（階段昇降）を中止したことが，急激な低血糖による意識障害を予防したと考えられた．

- 推測の範囲であるが，身体活動の影響による血糖変動が大きく出やすい症例であったと考える．そのため，運動強度を有酸素運動の範囲内にし，運動量を 120 kcal 前後に調整して，（低血糖のリスクが少ない）血糖値 100 mg/dL 以上の時のみ，運動を取り入れたことが功を奏したと考えた．

## エキスパートへのワンポイント講座

▶ 1型糖尿病を対象とした大規模臨床研究の DCCT（diabetes control and complications trial）/EDIC（epidemiology of diabetes interventions and complications）により報告された重症低血糖のリスク因子を検討したサブ解析においては，HbA1c を強力に下げようとすることが重症低血糖のリスクになることが明らかにされ，低血糖を起こしやすいサブグループ（DCCT 期間中に重症低血糖を生じ，DCCT 期間中の治療法にかかわらず HbA1c が低い）は知っておくべきである．

▶ 重症低血糖を1度でも起こしている場合は，本症例のように予防のための患者教育を実施すべきである．

## 本症例を振り返って

　本症例では，いわゆる身体活動・運動制限を中心とした関わりを行い，最終的には重症低血糖の予防という目的を達成することができた．しかし，長期的にみれば身体活動の制限は合併症を引き起こすリスクを高めるかもしれず，今回の介入が本症例における合併症の進展，新たな合併症の発症を予防する介入とはなっていないと考えられた．また，その他の問題点である身体能力（筋力，筋量，バランス）の低下には十分に対応できなかった．次のステップとしては，筋力および筋量の増加やバランス能力の維持・改善のための理学療法も必要と

なるであろう．本稿では詳細に触れていないが，足病変予防への対策も必要不可欠である．

　本症例は特殊なケースであるが，血糖変動が大きい場合に運動量を増やすのではなく，本人の生活習慣などに合わせて，生活活動を含めての身体活動量を適切化することが一つの手段であるということを学んだ．また，NEAT を考慮するためには身体活動量計（近年では，脈拍などのデータも集積できるスマートウォッチなどのツールもある）を用いると，患者へのフィードバックが可能であり，かつ情報通信技術（ICT：information and communication technology）を併用できれば，理学療法士によるフォローも容易になるのではないかと考える．特に近年普及が進んでいる持続血糖測定器などを利用すれば，血糖変動を考慮した身体活動や運動をさらに効果的に介入することができるだろう．

## 文　献

1) 岡浩一朗：中年における運動行動の変容段階と運動セルフ・エフカシーの関係．公衛誌　**50**：208-215, 2003
2) 平澤有里，他：健常者の等尺性膝伸展筋力．PT ジャーナル 38：330-333, 2004
3) 日本糖尿病学会（著）：糖尿病診療ガイドライン 2016，南江堂，東京，2016
4) ADVANCE Collaborative Group, et al：Intensive blood glucose control and vascular outcomes in patients with type 2 diabetes. *N Engl J Med*　**358**：2560-2572, 2008
5) Action to Control Cardiovascular Risk in Diabetes Study Group, et al：Effects of intensive glucose lowering in type 2 diabetes. *N Engl J Med*　**358**：2545-2559, 2008
6) Lu CL, et al：A Population-Based Study of All-CauseMortality and Cardiovascular Disease in Association With Prior History ofHypoglycemia Among Patients With Type 1 Diabetes. *Diabetes Care*　**39**：1571-1578, 2016
7) Turner D, et al：Impact of single and multiple sets of resistance exercise in type 1 diabetes. *Scand J Med Sci Sports*　**25**：e99-109, 2015
8) YardLey JE, et al：Effects of performing resistance exercise before versus afteraerobic exercise on glycemia in type 1 diabetes. *Diabetes Care*　**35**：669-675, 2012
9) García-García F, et al：Quantifying the acute changes in glucose with exercise in type 1 diabetes：a systematic review and meta-analysis. *Sports Med*　**45**：587-599, 2015
10) Gubitosi-Klug RA, et al：Diabetes Control and Complications Trial（DCCT）/Epidemiology of Diabetes Interventions and Complications（EDIC）Research Group. Risk of Severe Hypoglycemia in Type 1 Diabetes Over 30 Years of Follow-up in the DCCT/EDIC Study. *Diabetes Care*　**40**：1010-1016, 2017
11) 野村卓生：糖尿病治療における理学療法—戦略と実践．南江堂，2015
12) 野村卓生，他：糖尿病自律神経障害を有する糖尿病患者へのリハビリテーション．保健医療学雑誌 **5**：52-57, 2014

よく迷い苦しむ難渋症例の攻略

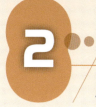

# 糖尿病足病変リスクの高い脳卒中片麻痺症例

◆河辺信秀[*1]

## Summary

脳卒中片麻痺（以下，片麻痺）に対する理学療法は，理学療法士にとって最も一般的な介入場面の一つである．一方で，脳卒中患者は糖尿病を合併している場合が多い．糖尿病の合併がどのようなリスクを内包しているか，特に糖尿病足病変の観点から解説を行う．片麻痺患者に対する理学療法は，いかに運動機能を向上させるかが最も重要なポイントであるが，これらの介入が足病変の発症を通じて患者の歩行能力を低下させるリスクにもなりうる．本稿では，糖尿病足病変の病態を理解し，片麻痺患者に対する効果的な理学療法を行いつつ，リスクを回避する方略を解説する．

## Key Words

糖尿病足病変，脳卒中片麻痺，糖尿病神経障害，足底負荷量上昇，フットウェア

## 基礎的情報と医学的情報

**診断名**：脳梗塞（ラクナ梗塞）左片麻痺．
**年齢・性別・身長・体重・BMI**：48歳，男性，180 cm，83.3 kg，25.7 kg/m$^2$．
**嗜好**：喫煙1箱/日，飲酒ビール500 mL/日
**現病歴**：某年2月，仕事中に左上肢の力の入りづらさを自覚し，A病院へ救急搬送された．受診時，顔面を含めた左片麻痺が認められた．MRIにて右放線冠に高信号域が認められ，脳梗塞（ラクナ梗塞）の診断で入院となった．また腎機能障害が認められたため，アスピリンで治療され，悪化なく経過した．同年3月にリハビリ

[*1] Nobuhide Kawabe/城西国際大学 福祉総合学部 理学療法学科

#### 表1 糖尿病性腎症病期分類（改訂）[※1]（文献1）より転載）

| 病　期 | 尿アルブミン値（mg/gCr）あるいは尿蛋白値（g/gCr） | GFR（eGFR）(mL/分/1.73 m²) |
|---|---|---|
| 第1期（腎症前期） | 正常アルブミン尿（30 未満） | 30 以上[※2] |
| 第2期（早期腎症期） | 微量アルブミン尿（30〜299）[※3] | 30 以上 |
| 第3期（顕性腎症期） | 顕性アルブミン尿（300 以上）あるいは持続性蛋白尿（0.5 以上） | 30 以上[※4] |
| 第4期（腎不全期） | 問わない[※5] | 30 未満 |
| 第5期（透析療法期） | 透析療法中 | |

※1 糖尿病性腎症は必ずしも第1期から順次第5期まで進行するものではない．本分類は，厚労省研究班の成績に基づき予後（腎，心血管，総死亡）を勘案した分類である（URL：http://mhlw-grants.niph.go.jp/，Wada T, et al：The Research Group of Diabetic Nephropathy, Ministry of Health, Labour, and Welfare of Japan. Clinic impact of albuminuria and glomerular filtration rate on renal and cardiovascular events, and all-cause mortality in Japanese patients with type 2 diabetes. Clin Exp Neohrol. 2013 Oct 17. [Epub ahead of print]）

※2 GFR 60 mL/分/1.73 m² 未満の症例は CKD に該当し，糖尿病性腎症以外の原因が存在しうるため，他の腎臓病と鑑別診断が必要である

※3 微量アルブミン尿を認めた症例では，糖尿病性腎症早期診断基準に従って鑑別診断を行ったうえで，早期腎症と診断する

※4 顕性アルブミン尿の症例では，GFR 60 mL/分/1.73 m² 未満から GFR の低下に伴い腎イベント（eGFR の半減，透析導入）が増加するため注意が必要である

※5 GFR 30mL/分/1.73 m² 未満の症例は，尿アルブミン値あるいは尿蛋白値にかかわらず，腎不全期に分類される．しかし，特に正常アルブミン尿・微量アルブミン尿の場合は，糖尿病性腎症以外の腎臓病との鑑別診断が必要である

【重要な注意事項】　本表は糖尿病性腎症の病期分類であり，薬剤使用の目安を示した表ではない．糖尿病治療薬を含む薬剤特に腎排泄性薬剤の使用にあたっては，GFR などを勘案し，各薬剤の添付文書に従った使用が必要である

（2013 年 12 月　糖尿病性腎症合同委員会）

　テーションの目的で B 病院の回復期リハビリテーション病棟に入院となった.

**既往歴：**2 型糖尿病（推定罹病期間は不明，4 年前より治療を開始，2 年前に光凝固療法を実施，脳梗塞発症直前にインスリン療法を導入），糖尿病網膜症（増殖期），糖尿病神経障害，糖尿病性腎症（病期分類 4 期：**表1**），ネフローゼ症候群，慢性腎臓病（CKD：chronic kidney disease；CKD 重症度分類 G5A3；p201 の図1を参照），高血圧，脂質異常症.

### 医学的情報

①**胸部 X 線**：心胸郭比（CTR：cardiothoracic ratio）45.5%.

②**肺音**：正常.

③**安静時心電図**：虚血変化なし，不整脈なし，運動負荷時の変化は不明.

④**血液・生化学検査**：空腹時血糖値 140 mg/dL（正常値 80〜110 mg/dL），HbA1c 6.8%（正常値 4.6〜6.2%），総コレステロール 182 mg/dL（正常値 142〜248 mg/dL），中性脂肪 264 mg/dL（正常値 40〜234 m/dL），HDL コレステロール 27 mg/dL（正常値 38〜90 mg/dL），LDL コレステロール 92 mg/dL（正常値 65〜163 mg/dL），アルブミン（Alb）2.1 g/dL（正常値 4.1〜5.1 g/dL），クレア

チニン（Cr）3.5 mg/dL（正常値 0.65〜1.07 mg/dL），推算糸球体濾過量（eGFR）3.9 mL/min/1.73 m²（正常値 60 mL/min/1.73 m² 以上）．
⑤ **尿定性検査**：尿蛋白は高度蛋白尿，尿糖は陽性．

**治療方針と治療経過**：脳梗塞は保存的治療とし，再発予防を目的に薬物療法（クロピドグレル硫酸塩）が実施されていた．糖尿病治療は，食事療法として腎臓食 1,800 kcal，塩分 6 g 未満，蛋白 60 g であった．薬物療法は，超速効型インスリン 6-4-4-0 単位（朝・昼・夕・眠前），持効型インスリン 8-0-0-0 単位（朝・昼・夕・眠前），アカルボース 300 mg/日，ロスバスタチンカルシウム 2.5 mg/日であった．慢性腎不全に対しては，塩分・蛋白制限および血圧コントロールが行われていた．

**社会的情報**：職業は理髪店を経営し，家族構成は妻，娘 2 人（大学生，高校生）である．家屋環境は店舗つき住宅で，1 階が理髪店，2 階が住居であり，住居への出入りには階段昇降が必須である．

## 初期の理学療法評価と臨床推論

### 初期の理学療法評価

- **意識障害**：なし．
- **精神・心理機能および高次脳機能**：問題なし．
- **膝蓋腱反射**：正常．ほか病的反射の出現なし．
- **Modified Ashworth scale**：左足関節 1．
- **Brunnstrom stage**：左上肢Ⅳ，左手指Ⅴ，左下肢Ⅵ．
- **感覚**：左上肢，左大腿，下腿ともに表在覚および運動覚に著明な低下なし．
- **徒手筋力検査（MMT）**：股関節外転は右 5/左 4，股関節伸展は右 5/左 4，膝関節屈曲は右 5/左 4，足関節背屈は右 5/左 3，足関節底屈は右 5/左 2．
- **固定用ベルト付き徒手筋力測定機器（μTasF-1，アニマ）**：膝伸展筋力は右 38.3/左 28.2 kgf．
- **関節可動域**：足関節背屈は右 10°/左 5°，足部外がえしは右 10°/左 5°，足部内がえしは右 25°/左 25°，第 1 中足趾節関節伸展は右 50°/左 40°．
- **バランス能力**：立ち直り反応は左股関節戦略低下および左足関節戦略低下，ステッピングは左側方および左後方低下，ロンベルグ立位は開眼 30 秒以上/閉眼 30 秒以上．マン肢位は左下肢後方立位（2 秒，左側へ転倒）および右下肢後方立位（20 秒），片脚立位は右 5 秒/左 0 秒．運動失調はなし．
- **寝がえりから立ち上がり**：自立．
- **立位**：開脚立位は自立（5 分程度）．
- **歩行**：屋内歩行はフリーハンドで自立．屋外歩行は近位監視レベル（左下肢支持性低下，坂道，不整地でのふらつきあり）．10 m 歩行時間は 14 秒．階段昇降は

16 cm，1足1段，監視レベル（左下肢支持期にふらつきあり）．
- 病棟内ADL：自立
- 糖尿病足病変リスク：足部に潰瘍の既往，小切断，胼胝は認めない．糖尿病神経障害の検査では，アキレス腱反射は右低下/左低下，両側内果の振動覚は右7秒/左5秒，自覚症状はしびれや電撃痛はなしであった．足関節上腕血圧比（ABI：ankle brachial pressure index）は右1.03/左0.98で，足部変形，胼胝形成，皮膚乾燥，爪病変も認められなかった．

## 初期の臨床推論

### 1．脳梗塞
- 放線冠におけるラクナ梗塞では，錐体路症状による運動障害が中心であるが，本症例では運動麻痺は軽度であると考えられた．
- 治療も保存的に行われており，脳梗塞としては軽症であったと考えられた．

### 2．糖尿病
- 治療期間は約4年と短いが，すでに神経障害，増殖期の網膜症，4期の腎症を呈しており，罹病期間は長期にわたると予測できた．
- これらの観点から動脈硬化の進展は著しい状態にあると考えられたため，脳梗塞の再発のみでなく，心血管疾患などの合併も予測された．

### 3．腎機能障害
- 糖尿病性腎症病期分類は4期，CKD重症度分類はG5A3であった．
- 末期腎不全（ESRD：end stage renal disease）であるため，理学療法の視点では自尿の有無の確認が必要であると考えられた．
- トイレ動作の頻度に影響を及ぼすため，ADLのゴールを設定するうえでは重要な情報であると判断した．
- eGFRは13.9 mL/min/1.73 m$^2$であり，透析導入直前の状態であると推測されるため，透析導入をいかに遅らせるかを考える状況にあった．
- ESRDに限らずCKDでは，腎性貧血の合併も多いため，定期的な血液データの確認が必要であると考えられた．

### 4．心腎連関
- ESRDであれば当然，心機能低下を疑うべきであり，理学療法を行ううえでは把握すべき重要な危険因子であると考えられた．
- 腎機能障害の存在は，高度の動脈硬化の合併を意味しており，心血管および脳血管に加えて下肢の動脈閉塞を引き起こす末梢動脈疾患（PAD：peripheral arterial disease）の合併も疑われた．

### 5．糖尿病足病変
- 糖尿病足病変は，下肢慢性創傷の主要な要因であり，創傷は下肢切断の原因となるため，その発症をいかに予防するかが重要である．

- 片麻痺などの運動機能障害を呈する症例において，下肢切断が加わることは著しい ADL の低下を引き起こすため，本症例のように片麻痺患者において糖尿病を合併している場合，足病変リスクの確認は必須であると考えられた．

## エキスパートへのワンポイント講座

- 脳卒中の危険因子として，年齢，男性，高血圧，糖尿病，脂質異常，喫煙，心房細動，大量飲酒などがあり[2]，本症例では多くの危険因子を有しており，脳梗塞再発予防の観点では，これらの動脈硬化進展因子に対する理学療法介入が必要である．
- 糖尿病の存在は，脳梗塞の発症リスクが 2〜3 倍となる[1]．
- 腎機能障害の進展予防のためには，高血圧の是正が重要であり，糖尿病診療ガイドライン 2016[3] では，糖尿病腎症のすべての病期において有効であるとしている．
- エビデンスに基づく CKD ガイドライン 2013[3] においては，糖尿病合併の CKD 症例の降圧目標は 130/80 mmHg 未満，第 1 選択薬はレニン・アンジオテンシン系阻害薬が推奨されている．
- 糖尿病診療ガイドライン 2016[3] では，糖尿病性腎症の進展には脂質コントロールも重要であるとされているが，腎機能の低下例では有効ではない可能性も指摘されている．
- 腎疾患と心疾患が相互に影響を及ぼし合う心腎連関という考え方が定着しつつある．Go ら[5] の米国における報告では，eGFR 60 mL/min/1.73 $m^2$ 未満の CKD 患者では，eGFR が 15 mL/min/1.73 $m^2$ 減少するごとに心血管イベントの頻度が上昇するとされている．つまり，一方の臓器の機能低下が他方の機能を低下させる要因になると考えられており，2 つの疾患は動脈硬化という共通したリスクが発症の要因となっているため，一方の障害が存在していれば，他方も障害されている可能性が高い．
- 透析患者では PAD の合併率が高いが，透析導入前の CKD 患者においても，PAD（Rutherford PAD 分類 5 および 6；表 2）の合併率が 1.8 倍高かったと報告されている[7]．
- 腎疾患が認められる場合，下肢虚血という意味でも足病変リスクが高いと考えられ，切断率の観点では糖尿病患者一般と比較して，ESRD では 3.7 倍の切断リスクが存在すると報告されている[8]．

## 理学療法 PDCA サイクルから考える臨床推論

### 理学療法計画（Plan）

#### 1．問題点の抽出

- 脳梗塞片麻痺により歩行能力が低下し，復職が困難である．

表2 Fontaine分類とRutherford分類 （文献6）より転載）

| Fontaine 病期 | Rutherford 重症度 | 細分類 | 臨床所見 | 客観的基準 |
|---|---|---|---|---|
| I度 | 0 | 0 | ・無症状：血行動態に有意な閉塞性病変（−） | ・トレッドミル試験あるいは反応性充血試験は正常 |
| II度 | I | 1 | ・軽度の間欠性跛行 | ・トレッドミル試験は終了可<br>・運動後APは50 mmHg以下で安静時に比し25 mmHg以上低下 |
| | | 2 | ・中等度の間欠性跛行 | ・細分類1と3の間 |
| | | 3 | ・重症の間欠性跛行 | ・トレッドミル試験は不可能，APは50 mmHg以下 |
| III度 | II | 4 | ・安静時痛 | ・安静時APは40 mmHg未満，足関節部や足背部でPVRはほとんど平坦，TPは30 mmHg未満 |
| IV度 | III | 5 | ・軽度組織欠損：非治癒性潰瘍<br>・広範足趾虚血を伴う限局性潰瘍 | ・安静時APは60 mmHg未満，足関節部や足背部でPVRはほとんど平坦，TPは40 mmHg未満 |
| | | 6 | ・広範囲組織欠損：中足骨部より近位に及ぶ足部の機能回復不可能 | ・細分類5と同様 |

AP：収縮期足関節血圧，PVR：容積脈波測定，TP：収縮期足趾血圧，トレッドミル試験（傾斜12%，速度2 mph，5分間）

### 2．理学療法のゴール設定
- 復職．
- 屋外歩行の自立．
- 糖尿病合併症の進行予防（網膜症，腎症，足病変）．

### 3．考えられるリスク
- 運動中の無自覚性低血糖および無痛性心筋虚血の出現．
- 理学療法実施による腎障害および網膜症の進行．
- 糖尿病足病変の発症．

## 臨床推論

### 1．ゴール設定
- 本症例には学齢期の子どもが2名おり，経済的な役割が大きいため，理髪師への復職が求められる状況と判断した．
- 片麻痺は，上肢IV，手指V，下肢VIであり，筋緊張亢進も認められず，特に下肢は十分な分離運動の獲得が見込まれると考えられた．
- 48歳と年齢も若く，この点からも回復が見込めると考えられた．
- 一方で，持続性蛋白尿による低アルブミン血症（アルブミン2.1 g/dL）がみられるため，易疲労性や筋力の回復予備能の低下などが疑われた．そのため，食事

におけるタンパク質摂取量の変化とアルブミン値の定期的な確認が必要であると判断した．

### 2．低血糖への配慮と心血管リスクイベントの回避

- インスリン治療中であることに加えて，腎機能低下による影響を考慮すると，低血糖リスクが非常に高いと考えられた．
- 腎機能が低下している本症例では，腎臓における糖新生の低下，インスリン代謝の低下，クリアランスの低下などにより低血糖が引き起こされやすくなると考えられた[3]．
- 糖尿病神経障害による自律神経障害を考慮する必要があると考えられた．例えば，自律神経障害の合併例では，低血糖の初期症状である自律神経症状が発現せず，意識消失などの中枢神経症状がいきなり出現する無自覚性低血糖を引き起こす可能性がある．そのため，本症例では自律神経障害が存在する可能性を念頭におき，理学療法を実施する必要があると判断した．
- 心腎連関の観点では，安静時心電図は不整脈および虚血変化ともに認められていないが，運動時の変化は不明であるため，理学療法実施時のモニター管理は必須であると考えられた．
- 心機能の面でも自律神経障害がリスクとなる．低血糖と同様に，虚血発作時に痛みを感じなくなる無痛性心筋虚血に注意が必要であると考えられた．

### 3．足病変のリスク管理

- 本症例は著明な下肢虚血，潰瘍および小切断の既往が認められず，糖尿病神経障害による防御機構の低下のみが認められるため，発症予防の段階であると判断できた．
- 損傷の引き金となる外的要因に関しても，足底負荷量上昇の原因となる足部変形，足底負荷量上昇の結果である足底胼胝は認められず，皮膚病変，爪病変に関しても異常なしであったことから，疾患背景としてリスクが高いといえるが，具体的な危険因子で該当するものは糖尿病神経障害のみであると考えられた．
- 糖尿病足病変リスクの管理としてフットウェアの作成を行う必要はなく，定期的な観察のみで十分であると考えられた．

## エキスパートへのワンポイント講座

▶ 糖尿病神経障害の診断は，神経伝導速度などが用いられるが，臨床的には簡易診断基準が用いられる（表3）．判定はアキレス腱反射検査，128 Hz 音叉による振動覚検査，自覚症状から判定する．重要なポイントは，両側性，靴下状に進行する糖尿病神経障害の特徴と症状がマッチしているかであり，判定は両側の異常で判断する．

▶ 本症例は，自覚症状は認められないが，アキレス腱反射，振動覚には両側で異常が認められるため，簡易診断基準の要件を満たしている．

**表3　糖尿病神経障害の簡易診断基準**（文献9)より転載）

| 必須項目 | 1. 糖尿病が存在する<br>2. 糖尿病性多発神経障害以外の末梢神経障害を否定しうる |
|---|---|
| 条件項目 | 1. 糖尿病性多発神経障害に基づくと思われる自覚症状<br>2. 両側アキレス腱反射の低下あるいは消失<br>3. 両側内果の振動覚低下 |

必須項目を満たし，かつ条件項目の2項目以上を満たす場合，神経障害あり

【注意事項】
①糖尿病性多発神経障害に基づくと思われる自覚症状とは，①両側性，②足趾先および足底のしびれ，疼痛，異常感覚のうちいずれかを訴える
②アキレス腱反射の検査は膝立位で確認する
③振動覚低下とは128 Hz音叉にて10秒以下を目安とする
④高齢者については老化による影響を十分に考慮する

【参考項目】
以下の参考項目のいずれかを満たす場合は，条件項目を満たさなくても神経障害ありとする
①神経伝導検査で2つ以上の神経でそれぞれ1項目以上の検査項目（伝導速度，振幅，潜時）の明らかな異常を認める
②臨床症候上，明らかな糖尿病性自律神経障害がある．しかし，自律神経機能検査で異常を確認することが望ましい

## 理学療法計画の実行（Do）

### 1．脳卒中片麻痺に対する運動療法
- 麻痺側下肢のトレーニング．
- 非麻痺側下肢の筋力トレーニング．
- 歩行および階段昇降の練習．

### 2．リスク管理
- 双極誘導の心電図を装着し，運動負荷時の虚血変化および不整脈の出現を監視する．
- 実施時には，血圧を定期的に測定しモニタリングを実施する．
- 簡易自己血糖測定器を持参してもらい，低血糖が疑われる場合には自己血糖測定を行う．

### 3．足病変への介入
- 実施前後での足部の定期的な観察を行う．
- 異常が生じたら，必ず報告するように指導を行う．
- 下肢虚血のスクリーニングとして足背動脈，後脛骨動脈の脈拍触知を実施する．

### 臨床推論
- 心血管，血圧，低血糖に対するリスク管理は，実際に数値をモニタリングできる体制を整えることが重要である．特に血圧および血糖値に関しては，病棟での数値の

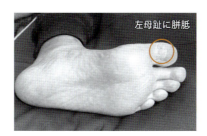

**図1 左母趾足底に認められた足底胼胝**

変化も常に把握し，運動中の変化を予測することが重要であると考えられた．
- 本症例は脳梗塞発症後の回復段階にあり，今後，身体活動量が増加していく状況にあると判断した．
- 身体活動量の増加は，足部への負荷量増加へとつながり，足部の損傷を引き起こす要因となりかねないため，感覚障害を呈する本症例においては足部の注意深い観察が必要であると考えられた．

##  エキスパートへのワンポイント講座

▶ 片麻痺患者に対する理学療法として，裸足での歩行練習を行うこともあるが，本症例のように足病変のリスクが疑われる腎障害合併例や糖尿病神経障害による知覚障害を伴う例では，皮膚の損傷を起こしかねないため裸足での歩行練習は禁忌である．

▶ リスクが疑われる場合は，知覚障害の状態を Semmes-Weinstein monofilament (SW モノフィラメント) などを用いて定量的に確認する必要がある．

##  理学療法計画の評価および検証（Check）

### 1．評価実施の理由[10]
- 入院 24 日目までは順調に理学療法プログラムを実施し，屋外歩行や階段昇降などの動作に改善がみられ，また身体活動量の改善も認められた．
- 入院 25 日目に，本人より「左母趾足底に固いものができた気がする」との訴えがあり，裸足で観察を行った．その結果，左母趾足底（IP 関節部）に胼胝形成が認められた（図 1）．
- 足底胼胝の存在は，潰瘍形成の独立した危険因子[3]であるため，なんらかの対処が必要であると考えられた．

### 2．糖尿病足病変リスクの評価[9]
- 初期評価の段階でアキレス腱反射は両側とも低下，また振動覚も低下が認められた．
- 左母趾足底の表在覚検査では，「何かが一枚貼られている上から触られているような感じがする」との訴えがあった．
- 5.07 SWF モノフィラメント（10 g の圧がかかるフィラメント）による触圧覚検査では，左母趾足底は無感覚であった．

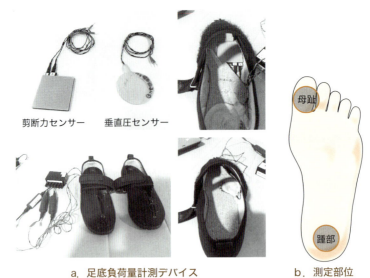

a. 足底負荷量計測デバイス　　b. 測定部位

**図2　足底負荷量計測デバイスと本症例の測定部位**

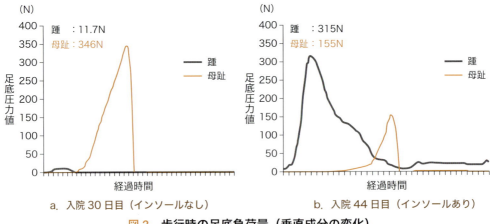

a. 入院30日目（インソールなし）　　b. 入院44日目（インソールあり）

**図3　歩行時の足底負荷量（垂直成分の変化）**

- 胼胝の存在は，形成された部位の足底負荷量上昇を反映しているため，図2のデバイスを用いて，足底負荷量の計測を実施した〔垂直成分と剪断力（前後成分・内外側成分）の測定が可能である〕．測定部位は，踵と母趾足底とした．その結果，垂直成分 peak force（最大圧力値）は，踵で11.7N，母趾足底で346Nであった（図3a）．母趾足底においては，立脚の初期から荷重が開始されており，立脚期全体で荷重が認められた．
- 剪断力では，母趾足底は前後成分の波形がほとんど出現しなかった（図4a）．
- 左下肢において片麻痺特有の異常歩行が認められ（図5），遊脚期で股関節外旋位，および尖足位（drop foot）での振り出し，立脚期ではヒールコンタクトが消失し，つま先接地が認められ，またヒールオフも減少しており，フォアフットロッカー機能が減少していた．なお，10m歩行時間は10.35秒であった．

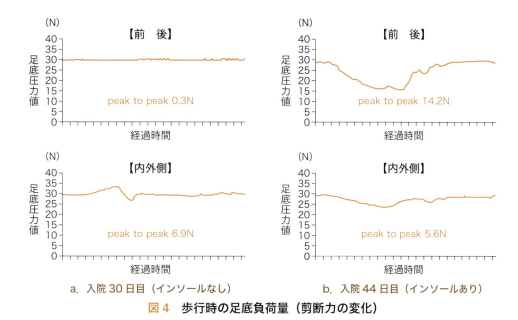

a. 入院30日目（インソールなし）　　　b. 入院44日目（インソールあり）

図4　歩行時の足底負荷量（剪断力の変化）

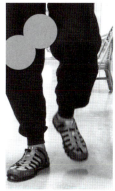

a. 立脚期　　b. 遊脚期

図5　症例の歩容（評価時）

つま先接地，トウアウトが認められる（a），股関節外旋位，drop footが認められる（b）

 臨床推論

- 足底胼胝が形成された原因は，左母趾足底に強い知覚障害が認められ，かつ運動機能の回復に伴う身体活動量の増加が影響していると考えられた．
- 歩行では片麻痺特有の異常歩行が認められ，負荷量上昇に影響していると考えられた．
- 立脚期のヒールコンタクトの消失，つま先接地という歩容の変化は，垂直成分peak forceが，踵で11.7N，母趾足底で346Nであった結果に反映されていると考えられた．
- 荷重のタイミングも，立脚初期から母趾足底に負荷が加わっており，つま先接地という異常歩行を反映していると判断された．
- 健常者であれば，踵への荷重が先行して出現し，母趾と同等か，それ以上の負荷量

が認められるはずである．
- 母趾の前後方向の剪断力は消失しており，股関節外旋位歩行のため，母趾足底の剪断力は前後方向よりも左右方向に力の方向が変化した可能性があると考えられた．
- 一方で，歩容においてはヒールオフが消失しており，剪断力そのものが減少していた可能性もあると推測された．また，第1中足趾節関節伸展可動域も40°と制限も認められた．これらがフォアフットロッカー減少の要因の一つである可能性もあった．

## エキスパートへのワンポイント講座
▶ 健常者においては，前後の剪断力は歩行の推進力を得るための摩擦力を反映している．
▶ 糖尿病足病変における足底負荷量の上昇は，関節可動域制限や足部変形などの局所の運動機能障害を主要な要因とする．
▶ 本症例では，片麻痺という運動機能障害が引き起こす異常歩行が，足底負荷量の変化を引き起こしていると考えられた．
▶ これらに身体機能の回復による活動量の増加が加わり，胼胝形成という潰瘍形成リスクの上昇へとつながった．
▶ このような発生機序は，一般的な糖尿病足病変の病態とは合致しないが，知覚障害が存在している症例においては，どのような要因であろうと歩容や関節機能の異常が生じた場合，足底負荷量の上昇を引き起こし，潰瘍形成につながるリスクがあると考えられる．

## 理学療法計画の改善および再計画（Action）

### 1．理学療法の再計画[10]
- フットウェアの作成（インソールの作成，靴の新規購入）．
- 足関節および第1中足趾節関節の可動域練習．
- 歩行練習（踵接地なし，股関節外旋位での歩行，立脚後期のヒールオフへの介入）．

### 2．経　過[10]
- 入院30日目に足底負荷量計測を実施し，インソールの採型を行った．
- 入院37日目にインソールが完成し，靴はウォーキングシューズを新規で購入した（図6）．病棟内歩行でもフットウェアを使用することとした．
- 入院44日目に1週間のフットウェアの使用で左母趾足底の胼胝が消失した（図7b）．
- 入院60日目に屋外歩行が自立し，階段昇降も自立したため自宅退院となった．退院後は，通所リハビリテーションにて週1回のフォローアップを行う予定である．当面は通所リハビリテーション時に足部の確認を行うこととした．

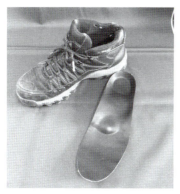
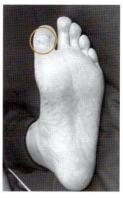
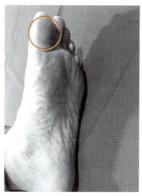

図6　使用したフットウェア

a．入院30日目　　　　b．入院44日目
（インソール採型時）　（フットウエア使用7日後）

図7　足底胼胝の変化

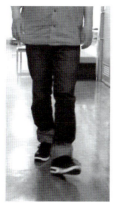
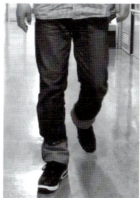

a．立脚期　　　　　　b．遊脚期

図8　症例の歩容（再評価時）

つま先接地が改善し，踵接地が認められる（a）．また股関節外旋位およびdrop footの改善が認められる（b）

## 3．再評価の結果[10]

- 足底負荷量の計測では，インソール装着下で母趾足底の垂直成分peak forceが155Nと著明に軽減していた（図3 b）．
- 踵のpeak forceは315Nに変化した（図3 b）．負荷量の出現タイミングも踵の負荷量が先行し，母趾の負荷量が立脚後期に出現する二峰性の波形となった．母趾足底の剪断力では，前後成分が14.2N認められた（図4 b）．
- 歩容は，つま先接地および股関節外旋位での歩行が改善し，またヒールコンタクトの出現とトウアウトの改善も認められた（図8）．
- 退院時，膝伸展筋力は右45.1 kgf/左40.8 kgf，足関節背屈可動域は右20°/左15°，第1中足趾節関節伸展可動域は右70°/左60°，片脚立位時間は右10秒/左5秒，10 m歩行時間は7.1秒へと改善がみられた．

### 臨床推論

- 糖尿病神経障害による知覚障害，足底負荷量の上昇および胼胝形成が認められる場合は，潰瘍形成の独立した危険因子であるため，off loading（免荷）を目的とした介入が必要となる．
- 本症例のように足底負荷量の上昇が胼胝形成の要因であることが明確な場合は，フットウェアは off loading という点では効果的であると考えられた．
- これらに加えて，負荷量上昇の要因である関節可動域と歩容に対して，改善を目的とした理学療法が必要である．
- 再評価における足底負荷量垂直成分の変化は，①踵で増加し，母趾足底で軽減，②接地は踵が先行し，母趾足底は立脚後期で負荷量が出現の2点であった．
- これらは関節可動域の改善に加えて，左片麻痺によるつま先接地および股関節外旋位での歩行の改善，ヒールコンタクトの出現とトウアウトの改善を反映していると考えられた．

### エキスパートへのワンポイント講座

- ▶ インソールを含めたフットウェアは，負荷量を軽減するために最も重要な介入方法であり，フットウェアの装着により再発は50％程度減少することが報告されているが，発症予防に関するエビデンスは存在しない．
- ▶ 片麻痺患者においては，運動機能の改善を目的に短下肢装具などの装具療法が行われている場合も多い．
- ▶ 糖尿病神経障害による知覚障害が認められる場合，装具のフィッティング不良は即座に潰瘍形成へとつながるので，フィッティングの確認および皮膚との接触部分への除圧素材の貼り付けなどの工夫が必要である．

## 本症例を振り返って

　多くの脳梗塞患者と同様に糖尿病，高血圧，脂質異常症などの動脈硬化進展因子を複数もった症例であった．このような危険因子をもつ症例の場合，腎機能や心機能の異常に加えて，糖尿病足病変リスクも高い状況にあるといえる．また，本症例のように糖尿病神経障害のみで認められる足病変の発症予防期である症例が最も多く存在していると考えられる．特に小切断および潰瘍の既往が認められる症例の場合，非常に再発リスクが高いことが証明されているため，無条件で介入を行う必要がある．一方，本症例のように発症予防期の症例においては，介入のエビデンスが乏しいため，標準化された介入は不可能である．しかし，たとえ潰瘍および壊疽の既往が認められなくとも，なんらかの要因による運動機能障害が加わることで，非常に発症リスクの高い状況が生み出されてしまう．したがって，足病変リスクが認められる症例の場合，常に異常が生じていないか，理学療法士も症例本人も観察を行うことが重要である．本症例でも，開始時にリスクを確認し，定期的な観察と本人からの情報

を適切に収集していたことで，潰瘍化する前の段階で改善を得ることができたと考えられる．糖尿病や動脈硬化症の進行が疑われる症例に関わる時には，常に足病変リスクを意識することが重要だと考えられる．

## 文　献

1) 糖尿病性腎症合同委員会：糖尿病性腎症病期分類の改訂について（https://cdn.jsn.or.jp/academicinfo/ckd/dm_nephro.pdf）2018 年 11 月 22 日閲覧
2) 日本脳卒中学会脳卒中ガイドライン委員会（編）：脳卒中治療ガイドライン 2015. 協和企画，2015
3) 日本糖尿病学会（編）：糖尿病診療ガイドライン 2016. 南江堂，2016
4) 日本腎臓学会（編）：エビデンスに基づく CKD 診療ガイドライン 2013. 東京医学社，2013
5) Go AS, et al：Chronic kidney disease and the risks of death, cardiovascular events, and hospitalization. *N Engl J Med* **351**：1296–1305, 2004
6) Rutherford RB, et al：Recommended standards for reports dealing with lower extremity ischemia：revised versionJ Vasc Surg **26**：517–538, 1997
7) Luders F, et al：CKD and Acute and Long-Term Outcome of Patients with Peripheral Artery Disease and Critical Limb Ischemia. *Clin J Am Soc Nephrol* **11**：216–222, 2016
8) Leese G, et al：Scottish Foot Ulcer Risk Score Predicts Foot Ulcer Healing in a Regional Specialist Foot Clinic. *Diabetes Care* **30**：2064–2069, 2007
9) 糖尿病性神経障害を考える会：糖尿病性多発神経障害の診断基準と病期分類．末梢神経 **23**：109–111, 2012
10) 河辺信秀：リハビリテーション対象患者に対するフットケアの実際．脳血管疾患患者．野村卓生，他（編）：身体機能・歩行動作からみたフットケア．文光堂，2016, pp212–220

# よく迷い苦しむ難渋症例の攻略

## 3　運動行動が定着しないプラダー・ウィリー症候群症例

◆永嶋道浩[*1]

### Summary

　プラダー・ウィリー症候群（PWS：Prader-Willi syndrome）は，まれな疾患であるが，理学療法を行ううえでの問題点は「肥満」「糖尿病」「転倒」などである．また，精神面に対する配慮も必要となる．完治しない先天疾患であることから，治療継続は不可避であり，理学療法士も根気強く関わっていくことが重要であると考えている．本稿では，理学療法士が通常行う身体機能の評価よりも，症例との「かかわり方」に重点をおいて述べている．医療者が患者に信頼されることは，治療を継続する（治療を中断させない）うえで重要なことだと考えている．

### Key Words

プラダー・ウィリー症候群（PWS），肥満，糖尿病，転倒，コミュニケーションスキル

## 基礎的情報と医学的情報

**診断名：**プラダー・ウィリー症候群（PWS）．
**年齢・性別・身長・体重・BMI：**9歳，女性，144 cm，118.5 kg，57.2 kg/m$^2$．
**現病歴：**出生時にPWSを指摘される．高校生の時，体重140 kgを超え，21歳の時に糖尿病を指摘されて他院にて治療を開始し，血糖コントロール目的で何度も入退院を繰り返していた．遠方であり通院が困難であるために転院となり，34歳の時に当院へ初診となった．

---

[*1] Michihiro Nagashima/市立伊丹病院 医療技術部 医療技術室

**医学的情報**

①血液・生化学検査：入院時において，空腹時血糖 363 mg/dL（正常値 80〜110 mg/dL），HbA1c 10.1％（正常値 4.6〜6.2％），グリコアルブミン 23.3％（正常値 11〜16％），血中 C-ペプチド 2.2 ng/mL（正常値 1〜3 ng/mL），1,5-アンヒドロ-D-グルシトール 1,5-AG 3.4 μg/mL（正常値 14.0 μg/mL 以上），C 反応性蛋白（CRP）0.76 mg/dL（正常値 0.30 mg/dL 以下）．

**治療方針**

①食事療法：指示エネルギー 1,600 kcal/日（糖尿病食の指示）．
②薬物療法：インスリン療法に加えて経口剤（アマリール®，メトグルコ®，ジャヌビア®）の併用療法．

**治療経過**：4 日目よりスーグラ®の内服が開始され，メトグルコ®およびジャヌビア®が中止された．14 日目の夕方からはメトグルコ®を再開し，21 日目にはメトグルコ®を中止してジャヌビア®を再開した．28 日目には退院となった．

## 初期の理学療法評価と臨床推論

### 初期の理学療法評価

- ノルディックポールを使用してリハビリテーション室に来室した．
- 2 年前に骨折した左足関節に若干の痛みを訴えることがあった．また左股関節も，ときどき痛みを感じることがあった〔ともに NRS（numerical rating scale）2〜3〕．
- 下肢の徒手筋力検査（MMT）は 4 レベル．
- 体重 118.5 kg（BMI 57.2 kg/m$^2$）．

### 初期の臨床推論

1. **診断名**
   - PWS の臨床的症状（詳細は p178 の「エキスパートへのワンポイント講座」を参照）のうち，理学療法の適応となるのは，肥満と糖尿病である．
   - 過度の体重と筋緊張の低下により，本症例のように転倒による外傷（骨折）なども理学療法の対象となる可能性が考えられる．

2. **医学的情報**
   - 肥満に関しては食事療法について把握し，運動習慣についての聞きとりは理学療法士として重要と考える．
   - 糖尿病に関しては，低血糖を起こしやすい薬剤（インスリンやスルホニル尿素薬など）が処方されているかを把握することが運動療法を進めるうえで重要と判断される．
   - 転倒歴についても，問診を行っておく必要があると思われる．いつ，どんな時に，

どのように転倒したかを把握することで，今後の転倒予防に向けた指導に役立てられる．
- 本症例においても，PWSに認められるいわゆる人見知りが強い性格であり，相手によっては心を開かない（拒否する）傾向がみられた．よって，いかに本症例に受け入れられるかということも重要と考えられる．

###  エキスパートへのワンポイント講座

- ▶ PWSは，15番染色体長腕の異常による先天症候群であり，内分泌学的異常としては肥満，糖尿病，低身長，性腺機能不全などを，神経学的異常としては発達遅滞，筋緊張低下，特徴的な性格障害，異常行動などを特徴とする[1]．
- ▶ 発生頻度は10,000～15,000人に1人といわれている[2]．
- ▶ PWSは稀有な疾患であるが，それぞれの病態や問題点について個別に考えていくことがポイントとはいえ「木をみて森をみない」，言い換えると「病気（障害）をみて患者をみない」となってしまってはいけない．
- ▶ 一番大切なのは，「患者をみる」ことであることを忘れてはならない．症例との良好な人間関係を構築し，絶対に治療を中断させてはならないことを覚えておいてほしい．

## 理学療法PDCAサイクルから考える臨床推論

###  理学療法計画（Plan）

#### 1．問題点の抽出
- 過体重（入院時118.5 kg，退院時112.6 kg）．
- 血糖コントロールの不良（空腹時血糖363 mg/dL，HbA1c 10.1％，グリコアルブミン23.3％，血中C-ペプチド2.2 ng/mL，1,5-AG 3.4 μg/mL，CRP 0.76 mg/dL）．なお，退院時は空腹時血糖109 mg/dL，HbA1c 9.1％，グリコアルブミン15.8％，血中C-ペプチド2.5 ng/mL，1,5-AG 1.3 μg/mL，CRP 0.35 mg/dL．
- 運動習慣が定着しておらず，運動方法も理解できていない．

#### 2．理学療法の目標設定
- 減量．
- 血糖値の改善．
- 運動の習慣化．

#### 3．考えられるリスク・リスク層別化
- 低血糖．
- 転倒．

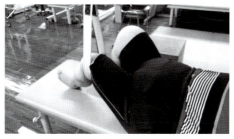 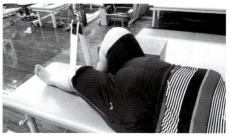

a. 膝関節屈曲運動（踵をすべらせるようにゆっくりと行う）　b. 膝関節伸展運動（踵をすべらせるようにしっかりと膝を伸展させるようにゆっくりと行う）

**図1　オーバーヘッドフレームを用いた膝関節屈曲・伸展運動**

### 臨床推論

- 今回の入院目的が減量と血糖コントロールであることから，食事療法に併せて運動療法を実施することとした．
- 体脂肪の減量および基礎代謝を上げるために，有酸素運動とレジスタンス運動を組み合わせて行うこととした．糖尿病の運動療法においても近年，有酸素運動とレジスタンス運動の併用がよいとされている[3]．
- 過去に入退院を頻回に繰り返していることから，自宅での運動を再度指導する必要もあると考えた．

### Point エキスパートへのワンポイント講座

▶ 入院中は決まった時間にリハビリテーションが実施されるので，運動を習慣づけるためにはよい環境である．しかし，"運動"自体が本人の重荷となり，嫌悪感を抱かせてしまっては逆効果となってしまうので，リハビリテーション開始当初は，やや少ないと感じる程度の運動負荷量から始めるのがよいと考える．

▶ 過体重であることから，下肢への負担を考慮した運動プログラムを実施することが重要である．

### 理学療法計画の実行（Do）

　金曜日の入院であったため，翌月曜日（入院4日目）より理学療法を開始し，まずは運動に慣れてもらうために低強度の運動より開始した．また，過体重による下肢関節への負担を考慮して，臥位での運動を多く取り入れた．まず，①オーバーヘッドフレームを用いた膝関節屈曲・伸展運動（図1）を3.5 kgの重垂負荷にて左右各5分ずつ行った．②背臥位でセラバンドおよびゴムボールを用いた下肢の内転・外転運動（図2）を5分間行った．③背臥位にて殿部挙上運動を5分間行った．④リカンベント型エルゴメーターによる運動（図3）を0.5 kg·mの最低負荷で10分間行った．

　理学療法開始1週間目より，リハビリテーションを午前のみから午後にも追加した．午後からはリカンベント型エルゴメーターのみとし，午前の実施分よりもペダル負荷

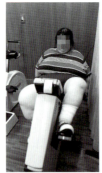 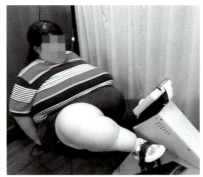

図2 セラバンドおよびゴムボールを用いた下肢内転・外転運動

図3 リカンベント型エルゴメーターによる運動

および時間ともに増量して実施した（0.6 kg・mの負荷で12分間行った）．その後，毎回の負荷量はその日の問診にて決め，微調整を行った．退院2日前（入院26日目）の午前のリハビリテーション終了直後，リハビリテーション室を出たところで転倒した．しかし，この日の午後のリハビリテーションもやや負荷を軽減して実施できた．翌日も，午前午後と通常どおりリハビリテーションを実施し終了となった．

### 臨床推論

- 体調や気分によって理学療法に対する意欲もかなりの浮き沈みがみられたと感じた．
- 無理に運動を強要するなどの指導は避け，本人の意欲の向上に合わせて運動負荷をアップさせていくように考えた．

### Point エキスパートへのワンポイント講座

- ▶運動によるカロリー消費量は，それほど多くなく，運動のみで減量を図るのは不可能であるので，食事療法も含めてトータルで効果を出すことを考えていかなければならない．
- ▶トランスセオレティカルモデル（TTM：transtheoretical model）を考慮した行動変容アプローチの手法が重要である．詳細は割愛するが，TTMのうち特に「プロズとコンズ」を考えたアプローチをすると，効果的な指導ができる（図4）．
- ▶また前記したとおり，PWSによる「特徴的性格」も十分に考慮して接していくことも重要である．

### C 理学療法計画の評価および検証（Check）

#### 1．体重の推移および血糖値（図5）

- 入院期間全体としてはどちらも改善しているが，日々の変化では増減がみられる．

3. 運動行動が定着しないプラダー・ウィリー症候群症例

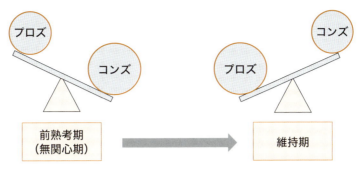

**図4 意志のバランス（プロズとコンズ）**（文献4）より転載）

トランスセオレティカルモデル（TTM：transtheoretical model）における行動変容ステージが上がると，プロズ（恩恵）のほうがコンズ（コスト）よりも大きくなってくる

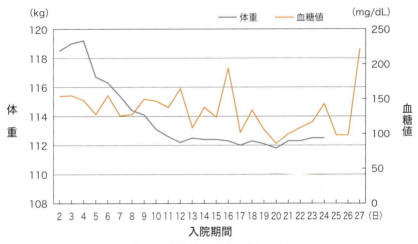

**図5 体重・血糖値の推移（朝食前に測定）**

全体として改善傾向がみられるが，特に血糖値に関してはある程度のばらつきがある．27日目の血糖値の急激な上昇は，前日の転倒が影響しているかもしれない

 臨床推論

- 再評価は，ほぼ毎日，本人の訴えから行っていた．具体的には，本人の自覚的な「しんどさ」や「できる（やってみる）」という訴えを考慮して，運動負荷量を微調整した．

- 日々の体重や血糖値の変動は，運動プログラム変更の参考にはしなかったが，後述のとおり，理学療法開始の約1週間目と2週間目には理学療法プログラムの見直しを行った．これは，日々の変動をセラピストが気にしすぎると，本人もわずかな体重増減や血糖値の変動を気にしすぎてしまうのではないかと考えたからである．加えて，体重はほぼ順調に下降傾向であったのと，血糖値の増減も運動プログラムに影響するほどの大きな変動ではなかったと判断したからである．

- 運動中に，食事の状況などについての質問なども会話に織り交ぜて行い，療養生活全般を把握できるように心がけた．また管理栄養士による栄養指導に加えて，補足

表1　医療者と患者の会話にみるコーチングテクニック的考察

【前提要件】
1. 傾聴すること（コーチングの基本ともいえる．しっかりと話を聞くことが大切である）
2. "オウム返し"や"相槌"を適度にいれる
3. 肯定的な指導をする

【会話例1】
- 患者　体重が減ってきたよ
- ＰＴ　そうなんだ．体重が減ってきたんだ．よかったね．この調子でがんばっていこうね
- 解説　オウム返しで話した後，褒めている

【会話例2】
- 患者　体重が増えていた
- ＰＴ　あら，そうなんだね．（飲んだ）水分の量とかで変化する時もあるからね．増え続けているんだったら考えないといけないかもしれないけど，昨日と今日の変化だったら気にすることはないよ
- 解説　なぜ増えたのか，その原因を探索したり，反省を促す必要はない．また，過度な励ましもしない

【会話例3】
- 患者　早く退院したい．いやなことをいうおじさんが（同じ病棟の入院患者で）いるの
- ＰＴ　そうなんだ．いやなこといわれるんだ．それはつらいよね．そんな人もときどきいるからね．気にしないでいいと思うんだけど，やっぱり気になってしまうよね
- 患者　うん．だから，あまり顔合わさないようにしている
- ＰＴ　そうだね．それが一番いいね．でも，もしまた会ってしまって，その時にまた嫌なことをいわれるようだったら，看護師さんに相談したらいいよ
- 解説　患者の気持ちに寄り添いつつ，例えば「ひどいおじさんだね！」というような，その「いやなことをいうおじさん」を評価するようなことはいわない．そして，本人のとった行動を肯定しながら適切なアドバイスをする

的な指導を理学療法士としても実施することが本症例にとって重要であると考えた．その際，職域を超えない範囲であることが前提であるが，複数のスタッフからの指導のほうがより有効であると考える．

## エキスパートへのワンポイント講座

▶運動中の何気ない会話の中で，重要な指導やアドバイスをできることが多々ある．詳細については，表1を参照してほしい．

## 理学療法計画の改善および再計画（Action）

### 1．理学療法の再計画
- 実施1週間目に，理学療法プログラムの見直しを実施した．本人の意欲も向上してきたことから，1日2回の実施とし，活動量の増加を図った．
- 実施2週間目には，リカンベント型エルゴメーターの負荷と時間を増やした．

### 2．経　過
- 実施約3週間目（退院2日前）の午前のリハビリテーション後に，リハビリテーション室前で転倒した．両膝を打ったとのことであったが，午後のリハビリテーションに関しては，リカンベント型エルゴメーターの時間を若干減らすのみで問

3. 運動行動が定着しないプラダー・ウィリー症候群症例

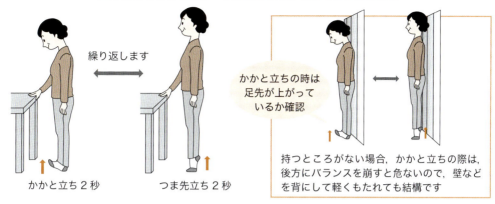

**図6 かかと立ちつま先立ち交互運動**（文献5）より改変転載）

①まずは，しっかりとしたテーブルなどを持って立ちます．なければ壁から20cmくらい離れたところに立ちます
②両足に均等に体重をかけた状態で，かかと立ち，つま先立ちを繰り返します．可能なら2秒に1回ぐらいのペース（4秒でかかと立ち，つま先立ちを1回終える）で，30回を目標に行います
★かかと立ちの時は，足先が上がっているか，確認しながら行います

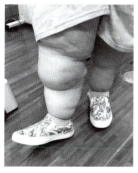

**図7 つま先上げ運動**
立位でのかかと立ち運動がやや困難だったので，つま先立ちのみ反復して行い，それとは別に片足ずつつま先を上げる運動を行うように指導した

題なく実施できた．
- 退院前日に，自宅での自主運動について指導した．複数のプログラムを指導しても継続性に疑問があると考え，立位での「かかと立ちつま先立ち交互運動（図6，7）」の種類のみを指導した．これは，4秒に1回の割合でつま先立ちとかかと立ちを交互に30回を目標に繰り返してもらうものである[4]．

 **臨床推論**

- 足関節のROM維持と下腿筋力の強化を図ることで，転倒予防に対しても，多少なりとも有効ではないかと考えた．
- 1週間目，2週間目の理学療法プログラムの見直しは，いずれも本人自らそうしたいと思えるような問いかけで，一方的な提案は行わなかった．
- 今回の転倒で骨折などを起こさなかったのは不幸中の幸いであり，また転倒後の恐

### 表2 オペラント行動 (operant behavior)

・その行動が生じた直後の環境の変化（刺激の出現もしくは消失）に応じて、その後にその行動が生じる頻度が変化する行動をいう．
・「先行刺激」「行動」「後続刺激」の3項目によって成立し、このような環境刺激と行動の関係を行動随伴性という．

### 表3 オペラント条件づけにおける刺激

強化：オペラント行動の自発頻度の高まりをいう
弱化：オペラント行動の自発頻度の低まりをいう
好子（強化子・強化刺激）：出現したことによって直前のオペラント行動の自発頻度を高めた刺激である
嫌子（嫌悪刺激）：出現したことによって直前のオペラント行動の自発頻度を低めた刺激である

怖心から，運動や療養生活へのモチベーションの低下とならなかったことも同様に幸いなことであった．

- 今回の転倒事象を「転ばないように足の筋力をつけようね」とオペラント行動における強化子（表2，3）として，自宅での自主運動の意欲向上へとつなげることができたと考えられた．

##  エキスパートへのワンポイント講座

▶ 転倒は，院内事故としてしばしばみられる事象であり，その予防は重要である．一方で，転倒事故をまったくなくすことは不可能であり，いかに減らすか，また発生したとしても，いかに有害事象（けが）を少なくするかが重要となってくる．

▶ 筆者が所属している当院の転倒予防チームにおいては，毎週回診を行っており，前週に起こった転倒事例を検討している．その際，一番に考えるのは「防げた転倒か否か」である．本症例の転倒について考えると，「防げなかった転倒」であるといえる．

▶ 院内回診においても，ほとんどの事例において「防げなかった転倒」と判断することが多い．もちろんどの転倒も「防ぎたかった転倒」であることに変わりないが，現実的には不可避であったケースが多い．

▶「防げた転倒」と判断されるのは，離床センサーのスイッチを入れ忘れるといったような明らかな環境設定のミスや，医療者が付き添っている場合における不注意などである．

▶ 今回の転倒事例のように，マイナス要因になりえることも，違う見方をすればプラス要因になることもある．本症例に限らず，理学療法を進めるうえで視点を変えて考えることは，たいへん重要である．

## 本症例を振り返って

　本症例との初対面時，性格的に合わない医療者に対しては嫌悪感を示すとの情報があったため，コミュニケーションスキルは非常に重要であると感じた．幸いにも，筆者は行動変容アプローチやコーチングテクニックなどの知識があったため，良好な関係を構築することができたと考える．その後，頻回に入退院を繰り返しているが，PWS の特性上，ある程度は仕方のないことであり，治療中断をさせないことが最重要であると考える．本題である運動行動の定着について，それほど言及していないが，どのような運動をどの程度の量なら自己で実施できるのかの判断は，たいへん難しい．今回，1 種類の運動方法のみ指導したが，その後，内科への外来受診時にたまたま出会った時には，「足の運動やっているよ」とのことであった．しかし，この運動を今後も継続できるかは不明である．次回また入院加療にて理学療法を実施することがあるなら，その時にわかるであろうが，もしその時にこの運動を継続できていなかったとしても，「なんでできなかったの？」との問いは無意味であり，次の方法を探っていく必要がある．その繰り返しの結果，運動行動が少しずつでも定着できていけば，それがベストではないかと考えている．

## 文　献

1) Scheimann AO：Clinical features, diagnosis, and treatment of Prader-Willi syndrome（http://www.uptodate.com）2018 年 7 月 12 日閲覧
2) Prader-Willi 症候群（PWS：プラダウィリー症候群：平成 23 年度）．難病情報センター（http://www.nanbyou.or.jp/entry/2410）2018 年 7 月 12 日閲覧
3) 日本糖尿病療養指導士認定機構（編）：糖尿病療養指導ガイドブック 2015. メディカルレビュー社，2015
4) 永嶋道浩：膝 OA の患者教育のポイントを見極める．松尾善美（監），橋本雅至（編）：臨床実践 変形性膝関節症の理学療法．文光堂，2016，p167
5) 永嶋道浩：運動不足になりがちな寒い冬にお部屋でできる運動．糖尿病ライフさかえ **57**：18-22，2017

よく迷い苦しむ難渋症例の攻略

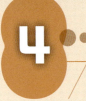

# 4 下肢救済後,歩行再獲得を目指した末梢動脈疾患症例

◆林 久恵[*1] ◆伊藤沙夜香[*2]

## Summary

足部潰瘍を伴う末梢動脈疾患に対しては,末梢動脈に対する治療と潰瘍に対する治療が行われる.血行再建が成功すれば,筋活動を高め下肢血流促進に向けた運動が可能となるが,痛みや感染の増悪,潰瘍治療過程で小切断が行われる場合など,一時的に運動制限を要し,下肢機能が低下することもある.治療のゴールが歩行再獲得である場合は,潰瘍治療過程の禁忌事項を遵守し,運動耐容能に応じ,物理療法を取り入れた理学療法プログラムを立案する.維持透析患者においては,疾患特異性を考慮した下肢切断・死亡リスクの評価を行い,現実的な治療目標を設定する.

## Key Words

末梢動脈疾患,足部潰瘍,維持透析患者,下肢動脈外科的血行再建術

## 基礎的情報と医学的情報

**診断名**:閉塞性動脈硬化症(Fontaine 分類 Ⅳ,Rutherford 分類 5;p166 の表 2),右第 4 趾潰瘍〔WIfI(wound, ischemia, and foot infection)分類 W1,I1,fI0(図 1)〕.
**年齢・性別・身長・体重・BMI**:70 歳,男性,163.3 cm,59.1 kg,22.2 kg/m²。
**現病歴**:1 カ月半前に右第 4 趾に潰瘍を形成し,外来通院で治療中であった.虚血の進行に伴い潰瘍の増悪を認め,血行再建術(下腿動脈)および右第 4 趾の治療目的にて入院となった.
**既往歴**:2 年前に僧帽弁置換術,冠動脈バイパス術(3 枝)を施行した(左内胸動脈-

---

[*1] Hisae Hayashi/星城大学リハビリテーション学部,[*2] Sayaka Itou/名古屋共立病院リハビリテーション課

| | ABI ≥ 0.80 | | | | ABI 0.6~0.79 | | | | ABI 0.4~0.59 | | | | ABI ≤ 0.39, tcPO$_2$ < 30 | | | |
|---|---|---|---|---|---|---|---|---|---|---|---|---|---|---|---|---|
| | I0 | | | | I1 | | | | I2 | | | | I3 | | | |
| W 0 | VL | VL | L | M | VL | L | M | H | L | L | M | H | L | M | M | H |
| W 1 | VL | VL | L | M | VL | L | M | H | L | M | H | H | M | M | H | H |
| W 2 | L | L | M | H | M | M | H | H | H | H | H | H | H | H | H | H |
| W 3 | M | M | H | H | H | H | H | H | H | H | H | H | H | H | H | H |
| | fl 0 | fl 1 | fl 2 | fl 3 | fl 0 | fl 1 | fl 2 | fl 3 | fl 0 | fl 1 | fl 2 | fl 3 | fl 0 | fl 1 | fl 2 | fl 3 |

W：潰瘍　I：虚血　fl：感染　ABI：足関節上腕血圧比　tcPO$_2$：経皮的酸素分圧

W 0：潰瘍なし
W 1：小さい潰瘍，壊死なし
W 2：深い潰瘍（骨，関節，腱）
W 3：深い潰瘍，広範壊死

VL（非常に低い）＝clinical stage1　＜ 5%
L （低い）＝clinical stage2　＜10%
M （中等度）＝clinical stage3　＜25%
H （高い）＝clinical stage4　≒50%

下肢切断リスク

fl 0：感染兆候なし
fl 1：皮膚，皮下組織の感染（限局）
fl 2：皮膚，皮下組織より深層に達する感染（表層の広範囲感染）
fl 3：上記の局所感染に全身性炎症反応症候群を伴う

**図1　WIfI 分類（WIfI classification system）—虚血・潰瘍/壊疽・感染の状態と下肢切断リスク**（文献1）より改変転載）

＃12，大動脈-＃8，大動脈-＃3，＃8と＃3のグラフトは左大伏在静脈）．また，1年6カ月前には左第4趾の切断術を施行した．

**併存疾患**：2型糖尿病（22年前），狭心症・心房細動（発症時期不明），末期腎不全（6年前より糖尿病性腎症にて血液透析導入）．

**医学的情報**

①**下肢動脈超音波検査（図2 a, b）**：両側とも前脛骨動脈および後脛骨動脈では遠位から flow type Ⅱで，右足趾領域では flow type Ⅲ〜Ⅳと著明な血流低下が確認された（図2 a）．また，バイパス遠位側の吻合部にプラークあり，前脛骨動脈遠位で flow type はⅡ，右足趾領域は前述に比べてわずかに改善がみられるも flow type Ⅲであった（図2 b）．

②**足部の皮膚灌流圧（SPP：skin perfusion pressure；図3 a, b）**：左右とも低値だが，右下肢血行再建術後はわずかに改善がみられた．

③**足関節血圧（AP：ankle pressure）および足関節上腕血圧比（ABI：ankle brachial pressure index）**：AP は血行再建術前後で右97〜107 mmHg，左64〜91 mmHg，ABI も同様に右0.70〜0.80，左0.46〜0.71 に改善していた．

④**心臓・頸部超音波検査，肝動脈造影検査，頭部 CT 検査**：心臓超音波検査では，僧帽弁逆流はⅠ°，左室駆出率は59％，推定肺動脈圧は31 mmHg（肺高血圧なし）である．壁運動は中隔，前壁で軽度の低下がみられた．頸部超音波検査では左右頸動脈に有意な狭窄はなかった．冠動脈造影検査では有意な狭窄はなかった（バイパス部開存）．頭部 CT では大脳白質に軽度の加齢性虚血性の変化がみられた．

⑤**血液・生化学検査**：ヘモグロビン（Hb）10.1 g/dL（正常値14.0〜18.0 g/dl），C

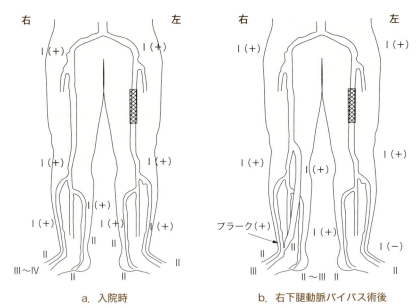

a. 入院時　　　　　　　　　　　b. 右下腿動脈バイパス術後

**図2　下肢動脈超音波検査**

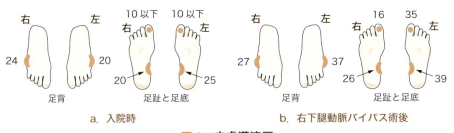

a. 入院時　　　　　　　　　　　b. 右下腿動脈バイパス術後

**図3　皮膚灌流圧**

反応性蛋白（CRP）0.1 mg/dL（正常値0.1 mg/dL以下），白血球4,800/μL（正常値3,500〜9,000/μL），HbA1c 6.6%，（正常値4.6〜6.2%），N末端プロB型ナトリウム利尿ペプチド（NT-proBNP）3,871 pq/mL（正常値125pq/mL未満）．

**栄養状態：**栄養状態は，透析患者のスクリーニング法として使用されるgeriatric nutritional risk index（GNRI）を用いた[2]．本症例は，ドライウェイト58.6 kg，血清アルブミン値3.2 g/dLであり，GNRIは89.6であった．なお，GNRIの算出方法は「GNRI＝14.89×血清アルブミン値（g/dL）＋41.7×（ドライウェイト/標準体重）」であり，ドライウェイトより標準体重が多い場合は「ドライウェイト/標準体重」は1（BMI 22）とする．GNRIは92未満で栄養障害リスクありと判断する[3]．

**治療経過（図4）：**入院初日に各種検査を施行した．入院2日目には，腓骨動脈に対し血管内治療（EVT：endovascular treatment）を施行するも，不成功にて同日，外科的の血行再建術（右膝窩動脈-前脛骨動脈バイパス，グラフトは右大伏在静脈）を実施した．入院3日目に理学療法の評価を実施した．入院19日目には，バイパス創部は治癒し，右第4趾潰瘍は悪化なく，自宅退院となった．そして2週間後，

|  |  | 経　　　過 ||
| --- | --- | --- | --- |
|  |  | 初回入院 19 日 | 再入院 50 日 |
| 検　査 |  | 下肢動脈超音波検査，SPP 測定，下肢動脈造影検査，血液検査 | 下肢動脈造影検査，血液検査 |
| 血行再建術・切断術 |  | 血管内治療<br>外科的バイパス術 | 第 4 趾切断 |
| リハビリテーション | 評　価 | 初回評価 | 再評価 |
|  | 運動療法 右／左 | 歩行練習<br>下肢筋力トレーニング<br>関節可動域練習 | 歩行練習<br>下肢筋力トレーニング<br>関節可動域練習 |
|  | 物理療法 左 | 人工炭酸泉足浴 |  |
|  | 装具療法 | 治療用サンダル | 治療用サンダル |

図 4　治療経過

　右第 4,5 趾の色調不良がみられ，第 4 趾の切断目的にて再入院となった．再入院 3 日目に右第 4 趾の切断（開放創）が施行され，再入院 10 日目に理学療法の再評価を行った．再入院 18 日目には右第 4 趾切断創の縫縮を行い，31 日目に全抜糸が行われた．その後，創の哆開を認めるも，再入院 50 日目に本人の希望にて自宅退院となった．なお，退院時の創感染は認められなかった．

**投薬内容：**内服薬として，抗血小板薬（クロピドグレル硫酸塩），抗不整脈薬（アミオダロン塩酸塩），強心薬（ピモベンダン），Ca 拮抗薬（ジルチアゼム塩酸塩），鎮痛剤（ロキソプロフェンナトリウム水和物）が処方された．インスリン療法として，超速効型インスリン 6-6-6 単位（朝・昼・夜），時効型溶解インスリン 18 単位（就寝前）が処方された．

**社会的情報：**息子と 2 人暮らしだが，非透析日の日中は独居となる．透析日は血液透析施設まで送迎バスを使用して通院している．自宅は集合住宅の 6 階で（エレベーターあり），家事は調理を担当しており，その他の家事は息子が行っている．介護保険は未申請であった．

# 初期の理学療法評価と臨床推論

## 初期の理学療法評価

- **視診：**足部の変形・胼胝はなく，右膝関節より遠位に軽度浮腫があった．バイパス術創は右大腿内側（右大伏在静脈採取部）および右下腿上部内側，足関節前面中央部（バイパス吻合部）にあった．足部潰瘍は右第 4 趾に 10 mm×10 mm の上皮欠

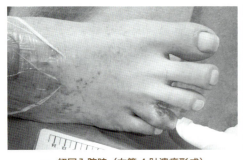 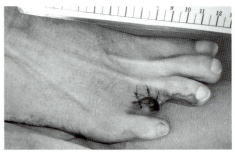

a. 初回入院時（右第4趾潰瘍形成）　　b. 再入院18日目（右第4趾切断）

図5　創部写真

損があった．なお，感染兆候は観察されなかった（図5 a）．
- 触診：両側の足背動脈および後脛骨動脈は触知可能で，足部には冷感はなかった．
- 末梢神経障害：あり（自覚症状・振動覚は内果10秒未満，腱反射は消失，足部表在感覚は鈍麻）．
- 疼痛：右第4趾には安静時および運動時ともになし．バイパス術創部は安静時にnumerical rating scale（NRS）2，運動時にNRS 7であった．
- 徒手筋力検査（MMT）：膝関節伸展は右4/左5，足関節背屈は右4/左5であった．
- 固定用ベルト付き徒手筋力測定機器（μTasF-1，アニマ）：膝関節伸展筋力は右25.2 kgf/左27.1 kgf，体重比は右42.6%/左45.9%であった．
- 関節可動域：足関節背屈は右0°/左0°であった．
- 日常生活動作：機能的自立度評価法（FIM）は95点（減点項目は整容，清拭，トイレ動作，移乗，階段，移動）であった．
- バランス：片脚立位は，左で不能，右で未評価であった．タンデム立位では軽度ふらつきがみられた．
- 歩行（バイパス創部痛の改善後に評価）：ふらつきがみられ，軽介助〜近位監視を要するも連続120 m程度（歩行速度0.68 m/s）の杖歩行（2.0 METs程度の運動）が可能であった．終了時には下肢の疲労出現がみられた．

## 臨床推論

### 1．治療対象下肢（右）および対側下肢（左）の下肢切断リスク

- 本症例の治療対象である右足部の潰瘍，虚血，感染の重症度は，WIfI分類ではW1，I1，fI0であり，1年後の下肢切断リスクはステージ1（5%未満）に分類されるが（図1），透析症例である点を考慮し，下肢切断および死亡リスクを想定する必要があると考えられた．
- 透析患者の疾患特異性を考慮したprognosis amputation or death for hemodialysis patient（PAD for HD）リスクスコア[4]で，下肢切断および死亡リスクを予測すると，4ポイント（図6）にて中等度リスク群に分類され，WIfI分類よりリスク

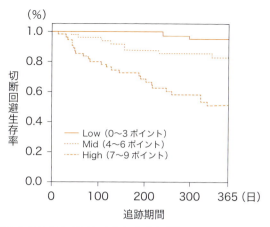

| 項目 | 得点 | |
|---|---|---|
| 歩行不能 | 3 | 0 |
| 潰瘍/壊死 | 2 | 2 |
| GNRI＜92 | 2 | 2 |
| CRP＞0.3 mg/dL | 1 | 0 |
| 年齢≧75歳 | 3 | 0 |

**図6 PAD for HD リスクスコア**（文献4）より改変転載）

症例は，初回入院時には歩行可能および第4趾に潰瘍があり，geriatric nutritional risk index（GNRI）は89.6，炎症反応を示すC反応性蛋白（CRP）は0.1 g/dL以下，年齢70歳であり合計スコアは4ポイントとなる．PAD for HD：prognosis amputation or death for hemodialysis patient

が高い群に属することが確認された．しかし，1年後の下肢切断および死亡リスクは20％以下であり，リスクの是正に向けて潰瘍の治癒を促すことに加え，栄養状態の悪化，歩行能力の低下，感染による炎症反応の亢進を回避する必要があると考えられた．

- 対側下肢（左）は，虚血性潰瘍による第4趾の切断既往があるため，右下肢のみでなく，左足部の虚血・神経障害の評価は不可欠と考えられた．

### 2. 心機能の低下

- 2年前に心臓外科手術（僧帽弁置換術，冠動脈バイパス手術）を受けていることから，心機能検査（超音波，冠動脈造影）や血液・生化学検査の結果を確認し，運動制限および末梢循環障害の増悪につながる心ポンプ機能の低下を確認することが必要である．

## エキスパートへのワンポイント講座

▶ 足部潰瘍（慢性創傷）に起因する下肢切断のリスクは，創の深さ，虚血，感染の程度により異なるため，理学療法評価時に確認することが必要である．特に虚血については，末梢動脈に関する検査（超音波，動脈造影，皮膚灌流圧など）結果を確認し，血行再建術による改善の程度を正確に把握する．なお，WIfI分類[1]は「潰瘍（wound：W）」「虚血（ischemia：I）」「感染（foot infection：fI）」の重症度をグレード0〜3の4段階で評価した後，下肢切断リスクをステージ1〜4の4段階で層別化する．

▶ 閉塞性動脈硬化症は，下肢動脈の狭窄または閉塞により下肢への血流が減少し，歩行時あるいは安静時に虚血症状が出現することで活動が制限される．重症度分類はFontaine分類およびRutherford分類が用いられる．

▶本症例は，右第 4 趾に潰瘍が形成されていることから，Fontaine 分類 Ⅳ，Rutherford 分類 5 に該当し，治療はまず下肢血流の改善を目的とした血行再建術が行われる[5]．

▶閉塞性動脈硬化症は，全身の動脈硬化病変の一部分症であるため，冠動脈疾患および脳血管疾患をはじめ，併存する全身の動脈硬化性疾患についても確認が必要である．

▶足部潰瘍形成の既往および原因は，治療過程におけるリスク管理に不可欠な情報となるため必ず確認する．

▶糖尿病足潰瘍の再発率は，治癒後 1 年間に約 40％であり，末梢神経障害および下肢動脈疾患を呈する場合や創傷治癒後の領域で再発リスクが高いとの報告があり[6]，理学療法実施に際して末梢循環障害に関する情報収集および末梢神経障害に関する評価を確実に行い，問題点の検出につなげる．

▶ABI が 0.9 以下であれば末梢動脈疾患が強く疑われる[7]．また，ABI の低下は心血管疾患発症リスクのマーカーであることが指摘されており[8]，不整脈がみられる場合や AP の著明な低下がみられる場合には，測定値の再現性が良好なドプラ法による AP 測定が推奨される[9]．

▶透析患者は，電解質代謝異常によって血管壁が石灰化し[10]，血管狭窄があっても ABI が 1.4 を上回る症例が一定割合に存在する[11]．同症例においては，皮膚灌流圧（SPP：skin perfusion pressure）測定または経皮的酸素分圧（tcPO$_2$：transcutaneous oxygen tension）測定が不可欠である．なお，足部の潰瘍治癒には SPP が 40 mmHg 以上[12]，断端（創）治癒には tcPO$_2$ が 34 mmHg 以上[13] 必要であるとされている．

▶透析患者でも心不全の重症度評価として NT-proBNP が使用される．しかし，NT-proBNP の代謝はほとんどが腎臓からの排泄に依存しているため，腎不全例では血中濃度が高値となる．そのため，透析患者においては治療経過における NT-proBNP の相対的変化量において心負荷の程度を推察する．

# 理学療法 PDCA サイクルから考える臨床推論

## 理学療法計画（Plan）

### 1．問題点の抽出
- バイパス創部痛および末梢神経障害による歩行困難．
- 運動耐容能の低下．

### 2．理学療法の目標設定
- 創部免荷での杖歩行の自立．
- 歩行距離の延長（200 m）．

### 3．考えられるリスク
- 荷重による第4趾創部の治癒遷延．
- 着衣および靴による術創の圧迫，それに伴う術創治癒の遷延と哆開．
- 動作時および歩行時の転倒
- 移乗動作や歩行時の対側足部への負荷増加，それに伴う創傷形成．

## 臨床推論

### 1．ゴール設定
- 症例は息子と2人暮らしであり，入院前は家事（調理）を行っていた．また，週3回の通院透析が必要であり，自宅内だけでなく屋外歩行の獲得も必要と判断した．
- 右下肢筋力の低下原因については，疼痛により筋出力が一時的に低下している可能性が高く，立位や歩行の安定性は疼痛の改善とともに回復すると考えられた．

### 2．足部の潰瘍発生や治癒遷延のリスク
- 第4趾の創部保護のため，歩行練習には歩行補助具の使用や治療用サンダルの着用が必要と考えた．
- 下腿動脈バイパス術後に足関節前面に術創部がある場合，靴や靴下着用時に患部を圧迫して治癒を阻害しないよう配慮が必要と考えた．
- 転倒予防のためにも歩行補助具を検討し，病室環境を整える必要があると考えられた．
- 症例は対側下肢の血流障害も認めるため，理学療法中には虚血症状や疼痛を確認し，創傷形成のリスクを減らす配慮が必要と判断した．

## エキスパートへのワンポイント講座
▶ 維持透析患者は週3回の通院が必要となるため，通院方法を検討する必要がある．介護保険サービスの調整や通院病院の変更などが必要な場合もあり，他職種との情報共有や連携が重要となる．

## 理学療法計画の実行（Do）

### 1．運動療法
- 下肢の筋力トレーニング．
- 両側足関節の関節可動域運動．
- 歩行練習．

### 2．物理療法
- 人工炭酸泉足浴（湯温37〜38℃，$CO_2$濃度1,000 ppm以上，浸漬領域は足部および下腿部）．

### 3．リスク管理
- 創部の保護および免荷．

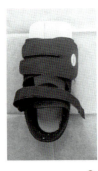 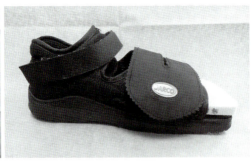 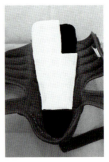

a．Med Surg Shoe（DARCO 社製）　　　　　　　　　b．表面材の整形

**図 7　治療用サンダル**

治療用サンダルの中敷きには整形が容易な表面材（プラスタゾート®）を使用した．本症例は第 4 趾に潰瘍を認めたため，踵部と足趾部外側を切り取り患部に荷重がかからないように整形した

- バイパス創部の位置を把握し，筋力トレーニングや関節可動域運動時にグラフトを圧迫しないよう，徒手抵抗の位置や患肢の把持する位置の配慮．また，運動時は創部周囲の皮膚伸長に注意．
- 右第 4 趾創部の保護のために，杖や治療用サンダル（図 7）の使用．

##  臨床推論

### 1．両足関節の関節可動域運動

- 足関節背屈の関節可動域制限により，歩行時のアンクルロッカー（ankle rocker）が十分に作用せず，立脚後期に前足部足底圧が上昇すると報告されている．本症例のような糖尿病合併症例では，胼胝形成や潰瘍形成のリスクが高いと考えられた．また足部潰瘍の再発予防のため，足関節の背屈可動域制限の改善は重要と考えた．

### 2．歩行練習

- 自家静脈を使った下腿動脈バイパス術後は，グラフト血流を維持し，バイパス閉塞予防に向けた運動（歩行が望ましい）を早期より実施する．本症例は，創部痛の影響や動作時は治療用サンダル（図 7）を着用する必要があり，そのため歩行練習は平行棒内から開始し，T 字杖へと段階的に進めていく必要があると考えた．

### 3．人工炭酸泉足浴

- 左足の ABI は 0.7 であり下肢虚血が疑われたため，重症化を予防する必要があると考えられた．しかし，本症例においては運動耐容能の低下，右足患部の疼痛による歩行制限により，下肢の血流改善に必要な歩行トレーニングの適応はないと判断し，心負荷および対側患部の疼痛を伴うことなく下肢血流を改善できる人工炭酸泉足浴を行った．

**エキスパートへのワンポイント講座**

- ▶ 術創部や潰瘍部位はガーゼや包帯にて保護されているため，創部の確認が困難である場合が多い．そのため，創の位置，周囲の皮膚状態を直接みて確認し，理学療法の実施時に創部に圧迫やズレの力がかからないよう配慮する．
- ▶ 同側自家静脈グラフトによる下腿動脈バイパス術後は，動脈血流の改善に伴い，下腿浮腫が出やすいため，歩行練習後は長座位または背臥位で休むことを推奨するとともに，長時間におよぶ端座位保持は避けるよう指導する．
- ▶ 中足趾節間関節の伸展が制限される治療用サンダル（図7）を着用し，右足先行の揃え型歩行を行うことで，右下肢立脚後期に最大となる前足部への負荷を確実に軽減することができる．
- ▶ 人工炭酸泉足浴の実施時は，左足部の皮膚の状態や色調の変化を確認し，異常の早期発見や創傷の形成予防に努める．
- ▶ 血液透析後は，循環血漿量や電解質の急激な変化のために血圧低下や不整脈が生じやすい．特に心疾患の既往のある患者に対して透析後に運動を行う場合は，循環動態の変化に留意し，運動強度を調整する．

 ## 理学療法計画の評価および検証（Check）

### 1．評価実施の理由
- 右下腿動脈バイパス術後に退院となったが，2週間後に右第4,5趾の色調不良が出現し，再検査を行った結果，遠位グラフト吻合部にプラークによる狭窄が認められたため，右第4趾の切断目的にて再入院となった．切断術後，理学療法の介入開始に伴い評価を実施した．

### 2．右第4趾断端部の感染
- 感染兆候は認められなかった（図5b）．

### 3．疼痛評価
- 右第4趾断端部の疼痛はNRS 8，バイパス術創部の疼痛はNRS 2であった．

### 4．筋力評価
- 膝関節伸展筋力は右23.4 kgf/左25.8 kgf，体重比は右39.6％/左43.7％で，初期評価時に比べ低値であった．

### 5．関節可動域評価
- 足関節背屈は右−5°/左0°で，初回評価時に比べて右足関節で可動域制限の悪化を認めた．

### 6．日常生活動作評価
- 下衣更衣および清拭動作は自立していた．

### 7．歩行評価
- 軽介助下で連続100 m程度（歩行速度0.62 m/s）の杖歩行（2.0 METs程度の運動）が可能であったが，下肢疲労に加え，息切れが認められた．

## 臨床推論

- 膝伸展筋力は初回評価時に比べて低値であり，入院時と同程度の運動で息切れが出現していたことから，2週間の在宅生活で活動量が低下し，廃用性変化をきたしたものと考えられた．
- 右足関節背屈角度は，初回評価時に比べて低下しており，在宅生活での廃用性変化に加え，創部痛に伴う右下肢荷重量の減少による影響が考えられた．
- バイパス術創の疼痛軽減に伴い，筋出力が改善し，日常生活動作の下衣更衣および清拭動作が可能になったと考えられた．

 ## エキスパートへのワンポイント講座

▶ 切断術後の疼痛管理のために神経ブロックが行われることがある．その場合，ブロックの影響が及ぶ領域の筋力低下や感覚障害が出現し，理学療法の進行を阻害することがあるため，定期的な評価が必要である．

▶ 下肢虚血性潰瘍を有する透析患者は，複数の循環器疾患が併存するため，運動負荷試験による運動耐容能の評価が困難なことが多い．そのような場合は，連続歩行距離や歩行速度を測定する際に，自覚症状の聴取や呼吸数，脈拍数の測定を同時に行い，それらの変化から運動耐容能を推定する．

 ## 理学療法計画の改善および再計画（Action）

### 1．理学療法の再計画

- 下肢の筋力トレーニング．
- 両側足関節の関節可動域運動．
- 歩行練習（右揃え型歩行の習得）．
- 自転車エルゴメーターによる有酸素運動．

### 2．経　過

- 再入院後，右第4趾切断となるが，皮膚表在の血流障害が残存していたためか（術後 SPP 37 mmHg）創治療が得られなかった．しかし，早期退院の希望が強いこと，創感染を疑う所見がないこと，創処置は血液透析施設にて継続可能なことから，再入院50日目に自宅退院となった．

### 3．退院に向けた歩行指導

- 本症例は，創の治癒を待たずに自宅退院となったため，退院に向け創保護のための歩行指導が必要であった．屋内歩行時は移動距離が短いため治療用サンダルは着用せず，T字杖の使用下で揃え型歩行を徹底するよう指導し，屋外歩行時は杖の使用と治療用サンダルの着用による揃え型歩行を行うよう指導した．

### 4．再評価の結果

- **疼痛**：右第4趾断端部の疼痛はNRS 1，バイパス術創部の疼痛はNRS 0と改善した．

- **筋力**：膝伸展筋力は右 24.8 kgf/左 26.8 kgf，体重比は右 42.0％/左 45.3％で，初回入院時と同程度まで回復した．
- **関節可動域**：足関節背屈は右 0°/左 0°で，右足関節において改善を認めた．
- **歩行**：揃え型歩行にて 200 m 程度の杖歩行が可能となった（歩行速度 0.76 m/s）．2.5 METs 程度の運動（約 4 分）にて下肢疲労が出現するも，初回入院時に比べて改善していた．

### 臨床推論

- 切断術後は，術創部疼痛により筋出力が十分に得られず，疼痛軽減に合わせて筋力トレーニングを開始する必要があると考えられた．
- 術後の断端は開放創にて経過観察となっており，術後の歩行練習は術創の止血および手術時の神経ブロックの影響が残存していないことを確認し，疼痛を評価したうえで開始する必要があると考えられた．
- 術創部への荷重による再出血や創治癒の遅延を避けるため，治療用サンダルの着用下で，右下肢先行の揃え型歩行を行い，確実に負荷を軽減する必要があると考えられた．
- 足部潰瘍を有する症例において，自転車エルゴメーターは患部への負荷を避けて持続的な運動が行えるため有効と考えられた．本症例は心疾患の既往歴があるため，運動負荷量の設定には注意が必要であり，運動時は脈拍数，不整脈の出現を考慮し，モニター心電図を装着する必要があると判断した．
- 創治癒の経過を外来にてフォローする場合は，創部の保護および免荷ができ，移動を安全に行える手段を検討するとともに，患者の生活に合わせて歩行補助具の選択や屋内外の履物の調整などを行う必要があると考えられた．

 エキスパートへのワンポイント講座

- ▶ 右足関節に対して他動運動を行う際は，術創部周囲の皮膚へ負荷がかからないように，把持する部位や抵抗をかける部位に注意する．
- ▶ 断端治療過程において，より近位側での小切断あるいは大切断が必要となる場合もあり，フットウエアや装具の作製時期については医師・看護師・義肢装具士を含めて慎重に検討する．

## 本症例を振り返って

　本症例は，下肢虚血性潰瘍の治療目的に下腿動脈血行再建を行った後，足趾切断により再入院が必要となった 70 歳の男性透析患者である．透析患者は重篤な末梢動脈疾患や足部潰瘍による下肢切断および治療過程での死亡リスクが高いため，本症例においてもリスクスコアを用いて予後の見通しを立てたうえで，創傷治癒と歩行能力の維持を目標とした理学療法

を行った.

　特に虚血性潰瘍の治癒過程では，重篤な重複障害への対応に苦戦することが多い．本稿ではその1例を提示したが，年齢や性別，併存疾患が異なれば，症例に応じた工夫や対策が必要になる．また，多様な障害像を呈する慢性創傷患者の治療過程においては，創治癒に不可欠な血流の確保，感染の制御，患部の負荷軽減に加え，心機能，栄養状態，下肢機能（歩行状態含む）を評価し，下肢救済に向けた理学療法プログラムを立案する力が求められる．

## 文　献

1) Mills JL Sr, et al：The society for Vascular Surgery Lower Extremity Threatened Limb Classification System：risk stratification based on wound, ischemia, and foot infection（WIfI）. *J Vasc Surg* **59**：220-234, 2014
2) Yamada K, et al：Simplified nutritional screening tools for patients on maintenance hemodialysis. *Am J Clin Nutr* **87**：106-113, 2008
3) Bouillanne O, et al：Geriatric Nutritional Risk Index：a new index for evaluating at-risk elderly medical patients. *Am J Clin Nutr* **82**：777-783, 2005
4) 山崎遥人，他：外科的血行再建術後の透析患者の死亡/下肢切断リスクスコア—歩行能力を考慮した検討．脈管学　**56**：85-91, 2016
5) Norgren L, et al：Inter-Society Consensus for the Management of Peripheral Arterial Disease（TASC II）. *J Vasc Surg* **45**：Suppl S：S5-67, 2007
6) Armstrong DG, et al：Diabetic foot ulcers and their recurrence. *N Engl J Med* **376**：2367-2375, 2017
7) Gerhard-Herman MD, et al：2016 AHA/ACC Guideline on the Management of Patients With Lower Extremity Peripheral Artery Disease：Executive Summary：A Report of the American College of Cardiology/American Heart Association Task Force on Clinical Practice Guidelines. *Circulation* **135**：e726-e779, 2017
8) Hyun S, et al：Ankle-brachial index, toe-brachial index, and cardiovascular mortality in persons with and without diabetes mellitus. *J Vasc Surg* **60**：390-395, 2014
9) 血管機能の非侵襲的評価法に関するガイドライン（http://www.j-circ.or.jp/guideline/pdf/JCS2013_yamashina_h.pdf）2018年4月25日閲覧
10) Raggi P, et al：Association of pluse wave velocity with vascular and vavular calcification in hemodialysis patients. *Kidney Int* **71**：802-807, 2007
11) Aboyans V, et al：The association between elevated ankle systolic pressures and peripheral occlusive arterial disease in diabetic and nondiabetic subjects. *J Vasc Surg* **48**：1197-203, 2008.
12) Yamada T, et al：Clinical reliability and utility of skin perfusion pressure measurement in ischemic limbs—comparison with other noninvasive diagnostic methods. *J Vasc Surg* **47**：318-323, 2008
13) Faglia E, et al：Predictive values of transcutaneous oxygen tension for above-the-ankle amputation in diabetic patients with critical limb ischemia. *Eur J Vasc Endovasc Surg* **33**：731-736, 2007

## よく迷い苦しむ難渋症例の攻略

# 5 安全限界のみえない慢性腎臓病症例

◆平木幸治[*1]

## Summary

　透析を行っていない保存期の慢性腎臓病（CKD：chronic kidney disease）患者の運動療法は，腎機能の悪化や尿蛋白排泄量の増加が懸念され，これまでは運動制限をするなど積極的に行われてこなかった．一方，そのような運動制限に臨床的なエビデンスはなく，現状では保存期CKD患者に対する確立された運動処方はない．本稿では腎機能の重症化予防を目的として，外来にて1年間の運動療法を実施し，CKDのリスクファクターがコントロールでき，腎機能の低下を抑制できた症例について，その方法や経過を解説する．

## Key Words

慢性腎臓病（CKD），透析，糖尿病腎症，推算糸球体濾過量（eGFR），尿蛋白

## 基礎的情報と医学的情報[1)]

**診断名：**：慢性腎臓病（CKD），原疾患は糖尿病腎症，CKD重症度分類G3bA3.
**年利・性別・身長・体重・BMI：**70歳，男性，155.0 cm，71.0 kg，29.6 kg/m$^2$.
**現病歴：**60歳の時に糖尿病と診断され，当院へ外来通院（経口血糖降下薬の内服）していた．一時，糖尿病の自覚症状がないことから通院を自己中断していた時期もある．67歳でインスリン導入し，69歳ごろより徐々に血清クレアチニン値と尿蛋白排泄量が上昇傾向となり，腎臓内科の外来へ紹介となった．今回，糖尿病およびCKDに対する運動指導目的に外来での理学療法が開始となった．

---

[*1] Koji Hiraki/聖マリアンナ医科大学病院　リハビリテーション部

表1 臨床検査値の1年間の推移

| 検査項目 | 基準値 | 初回 | 2カ月 | 4カ月 | 6カ月 | 8カ月 | 10カ月 | 12カ月 |
|---|---|---|---|---|---|---|---|---|
| 血清クレアチニン | 0.61〜1.04 mg/dL | 1.51 | 1.52 | 1.70 | 1.77 | 1.87 | 1.59 | 1.44 |
| 推算糸球体濾過量(eGFR) | 90 mL/min 以上 | 36.5 | 36.3 | 32.1 | 30.7 | 28.9 | 34.5 | 38.3 |
| 尿蛋白 | 150 mg/g・Cr 未満 | 1,657 | 1,894 | 1,013 | 733 | 315 | 288 | 392 |
| 空腹時血糖値 | 80〜110 mg/dL | 176 | 259 | 180 | 120 | 149 | 96 | 86 |
| HbA1c | 4.6〜6.2% | 6.7 | 7.0 | 7.4 | 7.1 | 6.7 | 6.6 | 6.4 |
| LDLコレステロール | 65〜139 mg/dL | 132 | 148 | 168 | 95 | 98 | 98 | 99 |
| ヘモグロビン | 14〜17 g/dL | 13.6 | 14.2 | 14.0 | 13.1 | 12.5 | 13.4 | 14.3 |
| カリウム | 3.6〜4.8 mEq/L | 3.9 | 4.6 | 4.4 | 4.1 | 4.2 | 3.8 | 4.9 |

**既往歴**：2型糖尿病（推定罹患期間：10年），高血圧，両白内障術後，糖尿病網膜症なし，糖尿病腎症あり（第3期），糖尿病神経障害あり．

**医学的情報**

① **血液生化学検査**（表1）：血清クレアチニン 1.51 mg/dL（基準値 0.61〜1.04 mg/dL），推算糸球体濾過量（eGFR）36.5 mL/min/1.73 m$^2$（基準値 90 mL/min/1.73 m$^2$ 以上），尿蛋白 1,657 mg/g・Cr（基準値 150 mg/g・Cr 未満），ヘモグロビン 13.6 g/dL（正常値 14〜17 g/dL），カリウム 3.9 mEq/L（基準値 3.6〜4.8 mEq/L），LDLコレステロール 132 mg/dL（正常値 65〜139 mg/dL），空腹時血糖値 176 mg/dL（基準値 80〜110 mg/dL），HbA1c：6.7%（正常値 4.6〜6.2%）

② **負荷心電図検査**：異常なし．

③ **心臓超音波検査**：左室駆出率 70%，壁運動異常なし．

④ **血圧**：146/80 mmHg．

**治療方針**

① **食事療法**：指示エネルギー 1,600 kcal/日，食塩制限あり（6 g/日），蛋白制限あり〔40 g/日（0.8 g/kg）〕．

② **薬物療法**：インスリン〔ノボラピッド® 5-5-6 単位（朝・昼・夕）〕，降圧薬〔ミカルディス® 80 mg/日，アダラートCR® 20 mg/日〕．

**社会的情報**：職業は無職で，家族構成は妻と2人暮らしである．

## 初期の理学療法評価と臨床推論

### 初期の理学療法評価

- 認知機能障害：なし．
- 日常生活動作：全自立．

| 原疾患 | 尿蛋白区分 | | A1 | A2 | A3 |
|---|---|---|---|---|---|
| 糖尿病 | 尿アルブミン定量 (mg/日) | | 正常 | 微量アルブミン尿 | 顕性アルブミン尿 |
| | 尿アルブミン/Cr比 (mg/gCr) | | 30未満 | 30〜299 | 300以上 |
| 高血圧<br>腎炎<br>多発性嚢胞腎<br>移植腎<br>不明<br>その他 | 尿蛋白定量 (g/日) | | 正常 | 軽度蛋白尿 | 高度蛋白尿 |
| | 尿蛋白/Cr比 (g/gCr) | | 0.15未満 | 0.15〜0.49 | 0.50以上 |
| GFR区分 (mL/分/1.73 m²) | G1 | 正常または高値 ≧90 | | | |
| | G2 | 正常または軽度低下 60〜89 | | | |
| | G3a | 軽度〜中等度低下 45〜59 | | | |
| | G3b | 中等度〜高度低下 30〜44 | | | 本症例 |
| | G4 | 高度低下 15〜29 | | | |
| | G5 | 末期腎不全 (ESKD) <15 | | | |

**図1 慢性腎臓病（CKD）の重症度分類**（文献1）より改変転載）

CKDの重症度が進行するほど，死亡，末期腎不全，心血管死亡発症のリスクが上昇する．CKDの重症度分類は，原因「Cause：C」，腎機能「GFR：G」，尿蛋白「アルブミン尿：A」によるCGA分類で評価する．本症例はCKD（糖尿病）G3bA3に分類される

- 運動習慣：なし．
- 握力：23 kg（JAMAR dynamometer, PRESTON社）．
- 等尺性膝伸展筋力体重比：0.44 kgf/kg（$\mu$TAS MF-01，アニマ）．
- 開眼片脚立位時間：4.3秒．
- 身体活動量：2,993歩/日（ライフコーダ，スズケン社）．

## 臨床推論

### 1．慢性腎臓病

- 本症例のCKDの重症度（図1）は，原疾患は糖尿病で，GFR区分はG3b，尿蛋白区分はA3であり，末期腎不全への進展や心血管疾患発症のリスクは非常に高い状態であることが考えられた（CKD重症度分類G3bA3）．
- 原疾患が糖尿病であり，尿蛋白排泄量も多いことから，腎機能が悪化しやすい病態であると推察された．

## 2．医学的情報

- 透析を導入していない保存期CKD患者に対する運動療法は，その病期や病態に応じて内容を調節する必要があるので，開始前にはCKDの原疾患，臨床検査値にて腎機能障害の重症度，尿蛋白排泄量を診療記録より情報収集しておくことが重要である．
- 糖尿病の罹病期間が10年を超えていることから，すでに他の糖尿病合併症を有している可能性が高いと推察された．そのため，糖尿病の合併症（網膜症，神経障害）の有無やその重症度を確認する必要があると判断した．
- 臨床検査値（血清クレアチニン，eGFR，尿蛋白，ヘモグロビン，カリウム，HbA1c，血清脂質など）は，運動療法の安全性や有効性をみるために重要な情報[2]となるため，各外来診察日の臨床検査値を毎回確認する必要があると判断した．
- 負荷心電図検査や心臓超音波検査の結果より，運動療法の実施は可能と判断した．

## 3．初期の理学療法評価

- 運動指導をする前は，まず身体機能評価を客観的な指標で測定し，患者と同性同年代の身体機能の基準値（健常値）と比較した結果の説明を行うことが重要である[3]．
- 身体機能評価を実施する目的としてCKD患者は，透析導入前の保存期の段階からすでに身体機能が低下している症例が多く[4]，患者に体力低下の現状を理解してもらうことで今後の運動療法の動機づけとして活用するためである．
- CKD患者の身体機能の低下は，最近では生命予後不良の危険因子になることが明らかとなっており，CKD患者の身体機能評価を実施する意義は高いと考える．
- 握力と膝伸展筋力は80歳の男性レベルの健常値[5]に相当しており，10歳程度筋力が低下している状態であった．また，バランス機能は片脚立位時間4.3秒と不良であった．
- 普段の生活の身体活動量は2,993歩/日と，70歳以上の日本人男性の1日の平均歩数5,518歩[6]と比較すると低値であり，この身体活動量の増加を目標とする必要があると考えた．

## エキスパートへのワンポイント講座

▶ CKDは，糖尿病腎症など慢性的に持続する腎障害すべてを捉える包括的な疾患概念である．

▶ CKDは，透析などの末期腎不全への進行リスクだけでなく，心筋梗塞や脳卒中など心血管疾患の強力な発症リスクとなることが問題とされている[1]．

▶ CKDの定義は，①尿異常，画像診断，血液異常，病理所見で腎障害の存在が明らか（特に尿蛋白の存在が重要），②腎機能低下（eGFR 60 mL/min/1.73 m$^2$未満），③①と②のいずれかまたは両方が3カ月以上持続した状態である[1]．つまり，日常の臨床では尿蛋白とeGFR60 mL/min/1.73 m$^2$未満で診断される．

- ▶CKD の重症度（図1）は，原因（Cause：C），腎機能（GFR：G），尿蛋白量（アルブミン尿：A）によるCGA分類で評価する[1]．
- ▶CKD発症や進展の危険因子には，肥満，糖尿病，高血圧，脂質異常症，メタボリックシンドロームなどがあげられる．
- ▶CKD治療の目的は，末期腎不全への進行阻止と心血管疾患の発症を抑えることである．
- ▶尿蛋白の多いCKD患者は，心血管疾患の発症リスクが高いことから，運動療法を開始する際には負荷心電図検査など虚血性心疾患のスクリーニング検査を行うことが推奨されている[7]．
- ▶Roshanravan ら[8]の観察研究では，CKDステージ2〜4の保存期CKD患者の身体機能指標（通常歩行速度，timed up and go test，6分間歩行，握力）の結果が低値な人ほど生命予後も不良であることが示されている．
- ▶運動療法を実施する前には，その効果判定の指標として上下肢筋力，バランス機能などの身体機能評価を客観的な指標で測定しておいたほうがよい．
- ▶Robinson-Cohen ら[9]の観察研究では，歩行運動を行っている群は行っていない群と比較して腎機能の低下を抑制でき，1週間の身体活動量が多い（週150分以上）人ほどeGFRの低下率が低く抑えられることが示されている．
- ▶約6,000例の保存期CKD患者での検討において，歩行運動を行っている人は，全死亡や腎代替療法移行の累積発生率が低値であることが示されている[10]．

## 理学療法PDCAサイクルから考える臨床推論

### 理学療法計画（Plan）

#### 1．問題点の抽出
- 腎機能の低下（eGFRが低値，尿蛋白が高値）．
- CKDのリスクファクターを複数保有（肥満，糖尿病，高血圧，脂質異常症）．
- 身体活動量の低下（運動習慣なし）．
- 身体機能の低下（上下肢筋力の低下，バランス機能の低下）．

#### 2．理学療法の目標設定
- 腎機能の低下防止（糖尿病腎症の重症化予防）．
- 身体活動量の増加．
- 身体機能の改善（フレイルおよびサルコペニア予防）．

#### 3．考えられるリスク・リスク層別化
- 運動による腎機能の悪化や尿蛋白排泄量の増加の可能性．
- 運動開始に伴う有害事象の出現（筋肉痛や関節痛）．
- 腎性貧血や低血糖症状の出現．

臨床推論

### 1. 目標設定
- 糖尿病腎症は，わが国の透析導入に至る原因疾患の第1位である．また，糖尿病腎症は透析導入後の生存率も不良であることから，腎機能の低下を防止することが最上位の目標と考えた．
- 腎機能が悪ければ悪いほど心血管疾患の発症リスクが高まるため，腎機能低下を防止する関わりは重要であると考えた．
- 末期腎不全と心血管疾患の発症を抑制するためには，CKDに対する集学的治療が必要である．そのため，CKDの治療には食事や運動療法による生活習慣病（高血圧，糖尿病，脂質異常症）の改善，尿蛋白・尿アルブミンの減少，貧血に対する治療などを広く行う必要があると思われた．
- 腎機能を保護するためには身体活動量を増加することが必要と考えられた．
- 保存期CKDや透析患者の身体機能低下は，生命予後不良の因子と報告されていることから，CKD患者のフレイル，サルコペニア対策も必要であると判断した．

### 2. 運動療法の安全性
- 過度な運動負荷は，腎血流量の低下や尿蛋白排泄量の増加により腎機能悪化を誘発する可能性が考えられた．
- 保存期CKD患者を対象に，腎機能をアウトカムにした運動介入効果を検討したものは少ないため，運動療法を開始・継続する際は腎機能の悪化がないことを確認しながら実施する必要がある．
- 外来受診の際は，毎回，表1に示す内容の臨床検査が実施された．つまり運動による腎機能の悪化がないか，血清クレアチニン，eGFR，尿蛋白など腎機能指標の推移をモニタリングする必要があると判断した．

### 3. 運動療法を実施する際のリスク管理
- 運動習慣がなく，普段の身体活動量も低いことから，運動開始時に筋肉痛や関節痛（腰や膝）が発生する可能性を考えた．
- 貧血になると倦怠感，めまい，労作時の動悸や息切れが出現するようになる．そのため，臨床検査値のヘモグロビン値を確認し，運動療法を実施する際には自覚症状の変化やバイタルサインの確認を行いながら実施する必要がある．
- 腎機能の低下したCKD患者ではインスリンの半減期が延長[11]するため，低血糖の出現のリスクが高いことが予想される．本症例はインスリンを使用しているため，低血糖のリスクは高いものと判断した．

 ## エキスパートへのワンポイント講座

▶ 日本透析医学会が毎年行っている統計調査によると，慢性透析患者数は2011年末にはじめて30万人を超え，2016年末には329,609人と，年々その数は増加し続けている[12]．

**表2 慢性腎臓病（CKD）患者の管理目標値**

| 血圧 | 130/80 mmHg 未満（高齢者：140/80 mmHg 未満） |
|---|---|
| 脂質（LDLコレステロール） | 120 mg/dL 未満 |
| 血糖コントロール | HbA1c 7.0%未満 |
| 貧血（ヘモグロビン） | 10〜13 g/dL |
| カリウム | 4.0〜5.4 mEq/L |
| 血清リン | 各施設の基準値内（目安：2.5〜4.5 mg/dL） |
| 血清カルシウム | 各施設の基準値内（目安：8.4〜10.0 mg/dL） |
| 副甲状腺ホルモン（intact PTH） | 各施設の基準値内（概ね65 pg/mL 未満） |

▶ 糖尿病腎症は，透析導入に至る主要原因疾患の約半数（43.7％）を占めている．また，すでに維持透析療法を行っている患者の主要原疾患においても，糖尿病腎症が最も多い．

▶ 透析患者の増加は，医療経済的にも大きな問題であることから，糖尿病腎症の重症化予防は，わが国の重要な課題であるといえる．

▶ 腎臓からはエリスロポエチンという造血ホルモンが分泌されている．このホルモンは，骨髄の造血幹細胞に働いて赤血球の数を調整している．腎機能が低下するとエリスロポエチンの分泌が少なくなり，赤血球も減少するため，腎性貧血が出現しやすくなる[13]．

▶ 保存期CKD患者のヘモグロビンの管理目標値は，10〜13 g/dL程度が推奨[14]されている（**表2**）．

▶ 糖尿病を合併したCKD患者に運動療法を実施する際には，低血糖を生じる可能性のある使用薬剤の有無を確認することが必須である．

▶ 腎機能の低下とともにインスリン必要量は低減するため，血糖コントロールに応じて適宜投与量の減量が必要となる場合もある．

## 理学療法計画の実行（Do）

糖尿病腎症の重症化予防，身体活動量の増加，身体機能の改善を目的に，以下のような関わりを外来にて1年間継続した．なお，診療報酬の問題もあるため，外来診察日の待ち時間を利用し，その間にリハビリテーション室に来てもらい，在宅での運動療法の実施状況を評価および確認する方法をとった[15]．

### 1．有酸素運動（歩行運動）
- 加速度計付き歩数計の装着時間は，起床後より装着し，入浴もしくは就寝時間以外は装着するように患者へ説明した．
- 1週間程度，加速度計付き歩数計を装着させ，普段どおりの生活の活動量を評価し，その後1日の平均歩数（歩/日）を算出した（開始前のベースラインの歩数）．

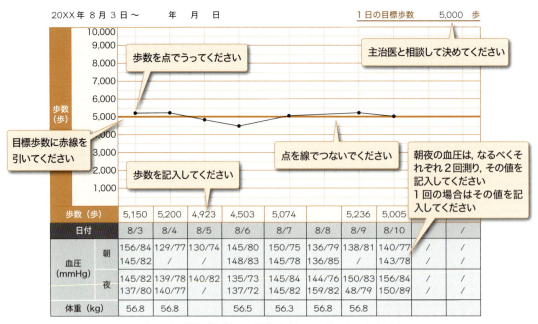

図2 運動記録手帳の記録方法（文献17）より転載）

- ベースラインの歩数（開始前の歩数：2,993歩）をもとに，1日1,000歩の増加（2,993歩→4,000歩）を指導した．

## 2．レジスタンス運動

- 頻度は週に2〜3回，低〜中等強度の負荷で主要な筋群の筋力トレーニング（スクワット，カーフレイズ）を10〜20回，1日に1〜2セット行った．

## 3．行動変容技法

- 運動記録手帳（図2）を用いた身体活動量のセルフモニタリング方法の指導を行った[16]．
- レジスタンス運動は，運動パンフレットにカレンダーを付記し，在宅で運動を行った日には患者に印をつけてもらい，1カ月の運動実施率を調査した[3]．

## 4．減量目標設定

- 現体重（71 kg）の5％減である67 kgを目標とした．

## 5．リスク管理

- 低血糖症状を確認した．

臨床推論

- 在宅での運動療法は，非監視下となるため安全性やアドヒアランス，運動内容の定量化などの問題点があげられる．
- 在宅での運動実施内容を定量化するには工夫が必要となることから，有酸素運動の実施には歩数計を用いることが有効である．また，歩数計は運動量を客観的な数値で示すことができるため運動の動機づけが得られやすく，安価で簡便なツールであ

るので本症例にも活用した.
- 具体的な目標歩数を設定したほうが身体活動量は増加しやすくなり，最終的には年齢や体力を考慮し，1日1万歩を目標とした.
- 運動記録手帳（図2）を用いた身体活動量のセルフモニタリング方法は，1～3カ月に1度しか外来受診がない場合でも，在宅ベースでの非監視下の運動量を評価する方法として非常に有効であり，もしくは外来受診時に持参する血圧手帳や糖尿病手帳のメモ欄へ歩数の記載をすることでもよいと伝えた.
- 在宅での運動を継続するために重要となる運動の動機づけとして，目標歩数に到達していれば患者を褒めて賞賛するようにした．患者自身も目標の歩数に到達していれば達成感も得られ，その後の運動の定着化が得られるものと考えられる.

## エキスパートへのワンポイント講座

▶ 2012年度の診療報酬から糖尿病透析予防指導管理料（350点）が算定できるようになり，2016年度の診療報酬改定から，その管理料の一環で運動指導を行うと100点の加算（腎不全期患者指導加算）ができるようになった.

▶ 糖尿病透析予防指導管理料の算定要件は，外来通院中の糖尿病患者が対象となっており，月1回のみ算定が認められている．そのため現在の診療報酬では，CKD患者は病院への通院型の運動療法の実施は困難である．よって，CKD患者の運動療法は在宅ベースで，患者が主体的に実施できる運動処方を行うことが現実的である.

▶ 保存期CKD患者の運動療法の効果には，運動耐容能の改善，筋力・筋肉量の改善，高血圧・脂質代謝の改善，糸球体濾過量の維持改善，微量アルブミン尿・尿蛋白排泄の改善，栄養状態の改善，炎症の軽減，QOLの改善があげられている[18].

▶ CKDの腎障害進行のリスクファクターには，肥満，糖尿病，高血圧，脂質異常症などの生活習慣病があげられる．本症例は，これらリスクファクターをすべて保有しており，このような生活習慣病に対する運動療法は有酸素運動とレジスタンス運動を併用した介入が有効である.

▶ 保存期CKD患者に対する運動処方は十分に確立されたものはないが，米国スポーツ医学会[19]ではCKD患者に対する運動処方の標準的なメニューとして，中等度強度（Borg scale 11～13）の有酸素運動を週3～5日，20～60分/日，および最大筋力の60～75%強度のレジスタンス運動を週2～3日，10～15回を1～数セットの実施を推奨している.

## 理学療法計画の評価および検証（Check）

### 1. 運動指導後のフォローアップ

- 外来診察日に合わせて臨床検査値の推移，運動療法の実施状況，運動療法による有害事象の出現の有無を確認し，1年間経過を追った.
- 本症例の外来診察は，2カ月に1度の頻度であった.

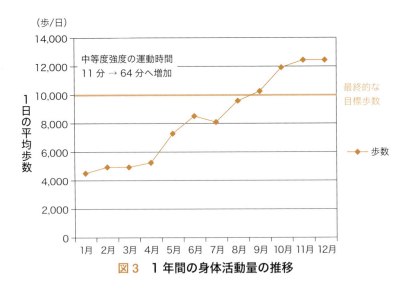

図3 1年間の身体活動量の推移

## 2. 運動療法による有害事象
- 運動開始に伴う有害事象（筋肉および関節痛の出現の有無，低血糖の出現の有無）の出現の有無を問診にて確認したが，特に問題はなかった．

## 3. 運動療法の実施状況
- 毎回，運動記録手帳から1カ月間の平均身体活動量を算出し，目標歩数と比較しながらその結果をフィードバックした．
- 1年間の身体活動量の推移（図3）は，初期は4,000～5,000歩/日で停滞する時期もあったが，徐々に歩数は増加し9カ月時点で1万歩に到達し，12カ月後には12,000歩台を維持できるまでに増加することができた．
- 中等度の負荷強度での運動時間も初期は11分/日だったのが，12カ月後には64分/日へと，適度な負荷強度での運動療法もしっかり実施できていた．
- レジスタンス運動の実施率は，1カ月で40～50％あったことから非監視下でも週に3～4回実施できていた．

## 4. 運動療法の安全性
- 理学療法計画にて，考えられるリスクとして運動による腎機能の悪化や尿蛋白排泄量の増加をあげた．

## 5. 運動療法の効果判定
- 体重は1年間で71 kgから65 kgへと6 kgの減量が達成でき，高血圧は降圧薬の増量なく改善し，管理目標値にコントロールされた（表3）．
- 血糖コントロールは肥満の是正や身体活動量の増加により改善し，かつインスリンの使用量も減量でき（表3），脂質異常症はLDLコレステロールが管理目標値である120 mg/dL未満で推移できた．
- 生活習慣病のリスクファクターを運動療法開始後より徐々に改善することができた（表1）．

表3 各臨床指標の1年間の変化

|  | 初期評価 | 最終評価（12カ月後） | 評価 |
|---|---|---|---|
| 体重（kg） | 71 | 65 | 改善 |
| 血圧（mmHg） | 146/80 | 114/60 | 改善 |
| 薬物療法<br>・ノボラピッド　単位（朝・昼・夕）<br>・ミカルディス（mg）<br>・アダラートCR（mg）<br>・アムロジピン（mg） | 5-5-6<br>80<br>20<br>— | 4-2-4<br>80<br>—<br>2.5 | 改善 |
| 握力（kg） | 23 | 28 | 改善 |
| 膝伸展筋力（kgf/kg） | 0.44 | 0.54 | 改善 |
| 片脚立位時間（秒） | 4.3 | 14.4 | 改善 |

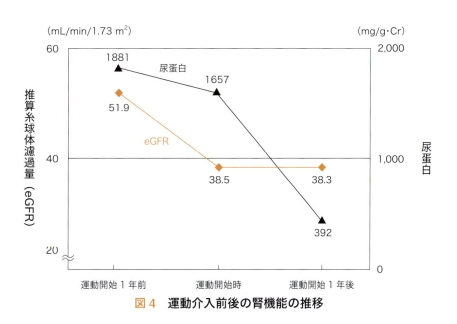

図4　運動介入前後の腎機能の推移

- 図4に示すように，今回の運動療法開始1年前から腎機能は徐々に悪化（eGFR 51.9 → 38.5 mL/min/1.73 m$^2$）傾向にあったところ，運動開始1年後では腎機能は低下することなく安定しており，むしろ尿蛋白は 1657 → 392 mg/g・Cr へと減少することができた．
- 1年間の運動介入により握力，膝伸展筋力，片脚立位時間のすべてに改善を認め，筋力に関しては80歳レベルだったのが70歳レベルへと同年代の筋力水準までに体力が改善した（表3）．

## 臨床推論

- 介入頻度は2カ月に1回であったが，歩数計の使用や目標歩数の提示により，1年

を通じて身体活動量の増加が得られたものと考えた．
- レジスタンス運動は，運動パンフレットを用いてその実施頻度をセルフチェックしてもらい，診察日に運動の内容を評価した．その結果，週に3～4回の頻度で実施できており，筋力は改善した．そのため，今回の運動パンフレットを用いた介入方法は有効であったと思われた．
- このように，日ごろの運動療法の成果を患者にフィードバックすることが重要と考えられた．
- 運動介入後より，血清クレアチニンやeGFRはほとんど横ばいで推移しており，尿蛋白は徐々に減少を認めた．運動開始に伴う腎機能の悪化や有害事象はみられなかったことから，今回の運動療法は安全に実施できたものと判断した（**表1**）．
- 本症例は，運動療法を開始する前は1年間でeGFRは13 mL/min/1.73 m$^2$ の低下を認めていた．しかし，身体活動量を高めることで複数保有していたCKDのリスクファクターのすべてが改善し，腎機能の低下防止が図られたものと考えた．糖尿病腎症の重症化予防に，今回の運動介入は有効であったと判断した．
- 身体機能評価は運動療法の介入期間にもよるが，初期と最終，もしくは長期間の介入であれば6～12カ月に1度は評価を実施するのが望ましいと考える．

##  エキスパートへのワンポイント講座

▶ これまで保存期CKD患者における運動療法は，積極的には勧められてこなかった．その理由は，運動による腎血流量や糸球体濾過量の低下，尿蛋白排泄量の増加など，腎機能へのネガティブな影響があるからと考えられている．

▶ このような背景からCKD患者における運動療法は，腎機能がさらに悪化するのではないだろうかと懸念され，わが国では諸外国に比べて安静や禁忌など過剰な運動制限が行われてきた．しかし，このような運動制限に臨床的な根拠はない．

▶ Hirakiら[15]は，CKDステージ3～4の保存期CKD患者に対する在宅での1年間の運動療法の安全性とその有効性についてランダム化比較試験にて検討を行っている．その結果，保存期CKD患者に対する運動療法は，実行可能的であり，腎機能に悪影響がないことから安全に実施でき，かつ上下肢筋力も改善できることが示されている．

▶ 最近では，中等度の有酸素運動とレジスタンス運動により腎機能（eGFR）は改善するという報告[20]もみられるようになってきた．

▶ 保存期CKD患者の腎機能に対する運動療法の長期的な影響を検討した報告は，まだ少ないため，現状では個々の症例において，腎機能や尿蛋白など臨床検査値の推移を注意深く観察しながら運動療法を実施・継続することが望ましい．

## 理学療法計画の改善および再計画（Action）

### 1．理学療法の再計画
- 在宅での運動療法でも身体活動量が増加でき，かつ CKD のリスクファクターのコントロールにより腎機能も安定していたので，運動療法の内容は変更することなく 1 年間継続した．

### 2．経　過
- 身体活動量（歩数）は目標値に到達したら，さらに 1,000 歩を上乗せした目標値に再設定し，活動量が徐々に増加するように指導した．
- 運動開始 10 カ月時点で 12,000 歩に到達（図3）してからは，運動による疲労や低血糖リスクが高まることから，運動のやりすぎにも注意した．
- 身体活動量が増加し，血糖コントロールが改善してからは低血糖も出現するようになったので，インスリン量が減量された（表3）．
- 1 年間の運動療法を実施および経過観察し，在宅での運動療法が定着し，腎機能も安定していたので外来でのフォローアップは終了とした．

 ## 臨床推論

- 在宅の運動療法でも身体活動量が増加できた要因は，歩数計を用いて運動量を数値化したこと，患者の生活の中に運動を組み込むことができたこと，毎回の診察日にその結果をフィードバックしたことで運動の動機づけが与えられたことなどが考えられた．
- 有酸素運動は，在宅でも中等度の負荷強度の運動が 1 日 30 分以上実施できた（図3）．加速度計付きの歩数計を用いることで，非監視下の運動でも客観的に運動強度や運動時間を示すことができた．
- 在宅でのレジスタンス運動は，客観的な負荷強度の設定が困難となりやすい．今回のレジスタンス運動は，自重負荷を利用したため負荷強度は軽度〜中等度であったと推察された．ただし，その実施頻度は週 3〜4 回行えたことから，低強度の運動でも筋力が改善したものと思われた．
- 肥満を改善することは，インスリン抵抗性の改善とともに糸球体内圧上昇（過剰濾過）を是正し，尿蛋白を減少させることから，本症例の肥満の是正は CKD の進展抑制に寄与したものと推察された．

 ## エキスパートへのワンポイント講座

▶ 糖尿病腎症の予防には，肥満の是正，厳格な血糖，血圧，脂質の管理が最も重要とされている[11]．
▶ 糖尿病腎症の発症予防や進展抑制を目的とした管理目標値は，血糖コントロールが HbA1c 7.0％未満，血圧が 130/80 mmHg 未満である．また，高血圧治療には減塩指導が重要であり，食塩摂取量は 1 日 6 g 未満とされている[1]．

▶降圧薬は，アンジオテンシン変換酵素（ACE：angiotensin converting enzyme inhibitor）阻害薬，アンジオテンシンⅡ受容体拮抗薬（ARB：angiotensin Ⅱ receptor blocker）が腎症発症初期の GFR の上昇を防止し，尿蛋白の増加や腎機能の低下を抑制することから第一選択薬とされている[1].

▶降圧と同時に尿蛋白を減少させることは，腎保護のみならず心血管疾患の発症抑制につながる.

▶わが国では，日本腎臓学会による「エビデンスに基づく CKD 診療ガイドライン 2009」[21] から CKD 患者にも腎機能の進行抑制および心血管疾患の予防目的に中等度までの運動療法が推奨されるようになった.

▶保存期 CKD 患者の臨床検査値は，毎回ある程度変動するものである.

▶臨床検査値の結果より腎機能指標が悪化していた際でも，運動療法が悪影響を及ぼしていると悪いほうばかり考えるのではなく，脱水や血圧などその他の要因の影響も考察したほうがよい.

▶夏場は脱水や血圧が下がりやすく，冬場は寒冷により血圧が上昇しやすいため，腎機能は季節性に変動することもある.

## 本症例を振り返って

　数年前までは，本症例のような病期の CKD 患者は運動をすると腎機能が悪化するのではないかと懸念され，運動制限が指導されるなど積極的に行われていなかった．しかし，CKD 患者に対するそのような運動制限に臨床的な根拠はない．このような背景もあり，透析を導入していない保存期 CKD 患者に対する確立された運動処方はまだない．そのため運動療法を行う際には，毎回腎機能に関連する臨床検査値を確認しながら実施する必要があった．また，これまで保存期 CKD 患者に対する運動療法の効果として腎機能をアウトカムにした報告は少なく，また 1 年間という長期間の介入効果を検討したものはほとんどない．今回，在宅での運動療法を 1 年間という比較的に長期間外来にてフォローアップしたところ，身体活動量は増加し，レジスタンス運動も継続して実施できた．その結果，体重の減少，血糖，血圧，脂質が改善したことにより，1 年後の尿蛋白排泄量は減少し，腎機能（eGFR）の低下も抑制でき，運動療法により腎機能の重症化予防が得られたものと考えられた．最近では運動療法で腎機能が改善するという報告もみられてきていることから，今後は保存期 CKD 患者に運動を制限するのではなく，むしろ積極的に運動療法を実施し透析患者の増加を抑制する必要があると考えられた.

　ただし，運動習慣のない人が単発の運動指導で運動が継続できるようになるほど，運動の習慣化は簡単なものではない．糖尿病や CKD に対する運動療法は診療報酬算定の問題はあるが，患者に運動習慣を獲得させるため，理学療法士が運動療法の評価とその動機づけを定期的に行う必要があると思われる．今回行った外来での運動療法の関わり方は，診察の待ち時間でも短時間で評価することができ，かつ身体活動量も増加できることから効果的で，実

現可能性のある介入方法だと思われる.

## 文　献

1) 日本腎臓学会（編）：CKD 診療ガイド 2012. 東京医学社, 2012, pp1-4, 61-89
2) 平木幸治：腎不全 保存期慢性腎臓病. 内山　靖（編）：今日の理学療法指針. 医学書院, 2015, pp456-459
3) 平木幸治：リハビリテーションは何をどこまで行うの？ 海津嘉蔵（編）：CKD チーム医療のテキスト. 日本医事新報社, 2015, pp51-55
4) Hiraki K, et al：Decreased physical function in pre-dialysis patients with chronic kidney disease. *Clin Exp Nephrol* **17**：225-231, 2013
5) 平澤有里, 他：健常者の等尺性膝伸展筋力. PT ジャーナル　**38**：330-333, 2004
6) 国民健康栄養調査（http://www.mhlw.go.jp/file/04-Houdouhappyou-10904750-Kenkoukyoku-Gantai sakukenkouzoushinka/kekkagaiyou.pdf）2018 月 4 月 24 閲覧
7) Colberg SR, et al：Exercise and type 2 diabetes：American College of Sports Medicine and the American Diabetes Association：joint position statement. Exercise and type 2 diabetes. *Med Sci Sports Exerc* **42**：2282-2303, 2010
8) Roshanravan B, et al：Association between physical performance and all-cause mortality in CKD. *J Am Soc Nephrol* **24**：822-830, 2013
9) Robinson-Cohen C, et al：Physical activity and change in estimated GFR among persons with CKD. *J Am Soc Nephrol* **25**：399-406, 2014
10) Chen IR, et al：Association of walking with survival and RRT among patients with CKD stages 3-5. *Clin J Am Soc Nephrol* **9**：1183-1189, 2014
11) 平木幸治：糖尿病腎症に対する理学療法. 清野　裕, 他（監）：糖尿病の理学療法. メジカルビュー社, 2015, pp166-177
12) 日本透析医学会統計調査委員会：図説わが国の慢性透析療法の現況（http://docs.jsdt.or.jp/overview/）2018 年 4 月 24 日閲覧
13) 平木幸治, 他：腎臓理学療法と臓器連関. PT ジャーナル　**51**：665-671, 2017
14) 日本透析医学会：2015 年版　慢性腎臓病患者における腎性貧血治療のガイドライン. 透析会誌　**49**：89-158, 2016
15) Hiraki K, et al：Effects of home-based exercise on pre-dialysis chronic kidney disease patients：a randomized pilot and feasibility trial. BMC Nephrol：2017（PMID：28623895）
16) 平木幸治：脂質異常症に対する理学療法. 理学療法学　**40**：386-391, 2013
17) 平木幸治, 他（監）：慢性腎臓病患者さんの運動・血圧記録手帳. 中外製薬, 2016
18) 平木幸治：保存期慢性腎臓病（CKD）患者における理学療法. 西澤良記（監）：透析運動療法 健康長寿を実現するために. 医薬ジャーナル社, 2016, pp64-76
19) 日本体力医学会体力科学編集委員会（監訳）：運動処方の指針─運動負荷試験と運動プログラム 原書第 8 版. 南江堂, 2011, pp275-284
20) Greenwood SA, et al：Effect of exercise training on estimated GFR, vascular health, and cardiorespiratory fitness in patients with CKD：a pilot randomized controlled trial. *Am J Kidney Dis* **65**：425-434, 2015
21) 日本腎臓学会（編）：エビデンスに基づく CKD 診療ガイドライン 2009. 東京医学社, 2009, pp30-39

## ●注意

　本書の記載はガイドラインや文献等を参考にしていますが，個々の症例に対して本書に記載された情報が必ずしも適切とは限りません．読者の皆様には，医療に関する最新情報や製薬会社から提供される薬剤の推奨量，投与方法や期間，禁忌等に関する最新情報について確認することを推奨します．出版社および著者は，本書に記載された内容から生じたいかなる障害や損害に対してもその責を負うものではありません．

出版社

エキスパート理学療法 3

# PDCA 理論で学ぶ内部障害理学療法
## ―心血管疾患・内分泌代謝疾患・腎疾患編

| | | |
|---|---|---|
| 発　　　行 | 2019 年 1 月 7 日　第 1 版第 1 刷ⓒ | |
| シリーズ監修 | 福井　勉・山田英司・森沢知之・野村卓生 | |
| 責 任 編 集 | 森沢知之・野村卓生 | |
| 発 行 者 | 濱田亮宏 | |
| 発 行 所 | 株式会社ヒューマン・プレス | |
| | 〒 244-0805　神奈川県横浜市戸塚区川上町 167-1 | |
| | TEL 045-410-8792　FAX 045-410-8793 | |
| | https://www.human-press.jp/ | |
| 装　　　丁 | 関原直子 | |
| 印 刷 所 | 株式会社双文社印刷 | |

本書の無断複写・複製・転載は，著作権・出版権の侵害となることがありますのでご注意ください．

ISBN 978-4-908933-19-6　C 3047

**JCOPY** ＜(社) 出版者著作権管理機構　委託出版物＞

本書の無断複製は著作権法上での例外を除き禁じられています．複写される場合は，そのつど事前に，(社) 出版者著作権管理機構 (電話 03-3513-6969, FAX 03-3513-6979, e-mail：info@jcopy.or.jp) の許諾を得てください．

# エキスパート理学療法 2

## PDCA理論で学ぶ内部障害理学療法 —呼吸器疾患編

**待望の第2弾**
臨床を変える知力・実践力を身につけろ!!

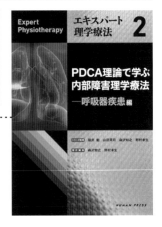

- シリーズ監修：福井 勉　山田英司　森沢知之　野村卓生
- 責任編集：森沢知之　野村卓生

● 定価(3,000円+税)／B5判・128頁／2018年
ISBN978-4-908983-18-9

　これまで内部障害の理学療法に関する書籍の多くは、各疾患の病態やエビデンス、診療ガイドラインを中心にまとめられているものが多く、これらは理学療法を実施する上でも重要な指針には間違いない。しかし、疾病の重症化や重複障害を有する患者が増加する現在において、ガイドラインでは対応できない患者も多く存在する。では、エキスパートといわれる臨床家は、どのように考え、治療プログラムを組み立てるのか、覗き見たいものである。

　本書では、エキスパートの頭のなかを鮮明に写し出し、誰もが知りたかった、標準的な患者から重症患者を診る上での具体的なポイントや効果的なアプローチの極意を時系列的に示した、今までの書籍とは一線を画す構成である。特に初期評価後、エキスパートは自ずと理学療法の計画(Plan)・実行(Do)・評価および検証(Check)・改善および再計画(Action)といった理論で臨床を組み立て完成させていくことがわかる。その門外不出のノウハウを明かした、成功への架け橋となる垂涎の一冊である。

## 目次

### 第Ⅰ章　内部障害専門の理学療法を考える
1. 呼吸器疾患の現状
2. クリニカルリーズニングとPDCAサイクル

### 第Ⅱ章　PDCA理論で学ぶ呼吸器疾患理学療法
1. 運動療法・リハビリテーションのエビデンス

【必ず遭遇するスタンダード症例の攻略】
1. 慢性閉塞性肺疾患の運動療法
2. 外科術前術後の呼吸理学療法

【よく迷い苦しむ難渋症例の攻略】
1. 人工呼吸器から離脱が困難な症例
2. 心不全由来による低酸素血症症例
3. 慢性閉塞性肺疾患の急性増悪症例
4. 運動誘発性低酸素血症を伴う間質性肺炎症例
5. ADL障害を伴う重度呼吸不全症例

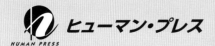

〒244-0805　神奈川県横浜市戸塚区川上町167-1
TEL：045-410-8792　　FAX：045-410-8793
ホームページ：https://www.human-press.jp/

# 疾患別リハビリテーション リスク管理マニュアル

編集 聖マリアンナ医科大学病院 リハビリテーション部

## リスク管理がリハビリテーションのゴールを変える!!

本書は、リハビリテーションのトップランナーとして走ってきた臨床集団のノウハウが凝縮した極意書である。常に今の常識は通用するのか、新しい常識が生まれていないのかを追及し、最大限の効果・結果を示してきた。その筆者らが、現場で遭遇することが多い疾患を厳選し、エビデンスに基づいた知識から考えられる特有のリスク、および重複する他疾患の禁忌事項を豊富な図表で分かりやすく解説。また近年、耳目を集めるICUおよび腎疾患、せん妄、がん、サルコペニアなどにおける具体的なリハビリテーションの流れと治療技術の全ノウハウを曝け出した臨床バイブルである。初学者だけでなく中堅セラピストにとっても、確認と研鑽に最適な一冊である。ぜひ、門外不出と噂される知識を手に入れ、効果が目に見えるリハビリテーションを展開してほしい。

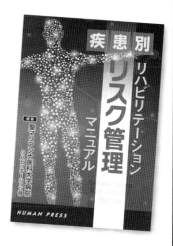

定価（本体 4,800 円+税）／A5 判・520 頁／2018 年　ISBN 978-4-908933-11-0

## CONTENTS

**第Ⅰ章　脳血管障害・せん妄**
- A. 脳梗塞
  1. 脳梗塞の概念
  2. 特異的リスク
  3. リスク管理とモニタリング
  4. 最近のトピックス
- B. 脳出血
  1. 脳出血の概念
  2. 特異的リスク
  3. リスク管理とモニタリング
  4. 最近のトピックス
- C. クモ膜下出血
  1. クモ膜下出血の概念
  2. 特異的リスク
  3. リスク管理とモニタリング
  4. 最近のトピックス
- D. 高次脳機能障害
  1. 高次脳機能障害の概念と定義
  2. 高次脳機能障害の分類
  3. 評価
  4. 最近のトピックス
- E. せん妄
  1. せん妄の概念
  2. 特異的リスク
  3. 評価方法
  4. 最近のトピックス

**第Ⅱ章　循環器疾患**
- A. 虚血性心疾患
  1. 虚血性心疾患の概念
  2. 特異的リスク
  3. リスク管理とモニタリング
  4. 最近のトピックス―虚血性心疾患における二次予防
- B. 心不全
  1. 心不全の概念と基礎疾患
  2. 特異的リスク
  3. リスク管理とモニタリング
  4. 最近のトピックス
- C. 心臓外科術後
  1. 心臓外科術後の概念
  2. 特異的リスク
  3. リスク管理とモニタリング
  4. 最近のトピックス
- D. 大動脈疾患
  1. 大動脈疾患の概念
  2. 特異的リスク
  3. リスク管理とモニタリング
  4. 最近のトピックス

**第Ⅲ章　呼吸器疾患**
- A. 急性呼吸不全
  1. 急性呼吸不全の概念
  2. 特異的リスク
  3. リスク管理とモニタリング
  4. 最近のトピックス
- B. 慢性呼吸不全
  1. 慢性呼吸不全の概念
  2. 特異的リスク
  3. リスク管理とモニタリング
  4. 最近のトピックス

**第Ⅳ章　腎臓病**
  1. 腎臓病の概念
  2. 特異的リスク
  3. リスク管理とモニタリング
  4. 最近のトピックス

**第Ⅴ章　糖尿病**
  1. 糖尿病とは
  2. 特異的リスク
  3. リスク管理とモニタリング
  4. 最近のトピックス

**第Ⅵ章　整形外科疾患**
- A. 観血的治療
  1. 観血的治療におけるリハビリテーションの概念
  2. 観血的治療におけるリスク
  3. リスク管理とモニタリング
  4. 最近のトピックス
- B. 非観血的治療
  1. 非観血的治療が選択される整形外科疾患
  2. リスク管理とモニタリング
  3. 最近のトピックス

**第Ⅶ章　加齢と転倒**
  1. 転倒の概要
  2. 転倒の危険因子
  3. 転倒予防のための主なパフォーマンステスト
  4. 最近のトピックス

**第Ⅷ章　摂食嚥下障害**
  1. 摂食嚥下障害の概念
  2. 評価
  3. リハビリテーションと治療
  4. リスク管理
  5. 最近のトピックス

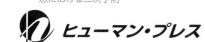

〒244-0805　神奈川県横浜市戸塚区川上町 167-1
TEL：045-410-8792　　FAX：045-410-8793
ホームページ：https://www.human-press.jp/

**10年の歳月と2万件以上の臨床データが導く、本邦初の実践書!!**

# 心臓血管外科リハビリテーション

**監修** Cardiovascular surgery Physiotherapy Network
**編集** 高橋哲也

2008年、心臓血管外科リハビリテーション領域に関する研究および教育と普及に努め、その発展を通して国民の健康・福祉の増進に寄与することを目的に活動を開始したCardiovascular surgery Physiotherapy Network。日進月歩の医療界をリードし研鑽してきた彼らが、これまで培った叡智と臨床技術をまとめ伝える。

本書は、術前、周術期、ICUから急性期、前期回復期、後期回復期、外来リハにおける、その要所で理解すべき、病態の特性,治療と管理方法、各種医療機器,薬剤、さらに生活を見据えた身体機能およびQOL改善など、最新の知見を交えながら実践的知識とプロセスが容易に学べる渾身の一冊である。セラピストだけでなく、看護師などの多くの医療従事者にとって必携のバイブルが遂に完成。

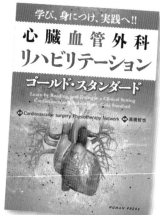

定価(本体 5,400 円+税)／ B5 判・280 頁／ 2018 年　　ISBN 978-4-908433-12-7

## CONTENTS

**第Ⅰ章　術後のリハビリテーションのために術前に集めるべき情報とプレハビリテーション**

【集めるべき術前情報とその意義】
1. 集めるべき術前情報
2. 術前情報をどう活かすか

【術前の理学療法評価とその意義】
1. 行うべき術前の理学療法評価
2. 術前の理学療法評価をどう活かすか

【術前における理学療法の実際】
1. 術後における理学療法のオリエンテーション
2. 呼吸練習
3. 筋力トレーニング
4. 創保護の練習
5. 身体活動の維持（制限）

**第Ⅱ章　術後のリハビリテーションのために集めるべき手術・周術期情報**

【手術・周術期情報をどう活かすか】
1. 手術（術式，開胸部位，定期手術，緊急手術）
2. 手術侵襲
3. 周術期管理

**第Ⅲ章　入院中のリハビリテーション**

【集中治療室における急性期リハビリテーション】
1. 急性期リハビリテーションの目的や基準
2. 急性期リハビリテーションの実際
3. 補助循環管理下の理学療法

【一般病棟における前期回復期リハビリテーション】
1. 前期回復期リハビリテーションとは
2. 前期回復期リハビリテーションの目的や基準
3. 前期回復期リハビリテーションの実際

**第Ⅳ章　外来におけるリハビリテーション**

【通院における後期回復期リハビリテーション】
1. 後期回復期リハビリテーションとは
2. 後期回復期リハビリテーションの目的や基準
3. 後期回復期リハビリテーションの実際

【運動負荷試験と運動耐容能評価】
1. 心臓血管外科手術後の運動耐容能の特徴
2. 心臓血管外科手術後の心肺運動負荷試験の特徴

**第Ⅴ章　特殊な疾患の術後リハビリテーション**
1. 小児心疾患
2. 心臓移植後
3. 植込み型補助人工心臓
4. 高度肥満
5. 高齢者
6. 透析患者
7. 不整脈治療後
8. Stanford A 型急性大動脈解離後（残存解離がある場合）
9. 胸部・胸腹部大動脈瘤に対する人工血管置換術後
10. 腹部大動脈瘤に対する人工血管置換術
11. EVAR/TEVAR
12. 経カテーテル的大動脈弁留置術後
13. 血管内カテーテル治療後
14. 重症下肢虚血

**第Ⅵ章　CPN 発の学術論文のサマリーと解説**
1. 心臓外科手術後のカテコラミン投与量およびリハビリテーション進行に対する術前腎機能障害ならびに術後急性腎障害の影響の検討
2. 心臓血管外科手術後リハビリテーション進行目安の検討
3. 術前栄養状態と心大血管手術後リハビリテーション進行の関連
4. 慢性腎臓病患者および非慢性腎臓病患者における待機的単独心臓外科手術後患者の心臓リハビリテーション進行の規定因子の検討
5. 冠動脈バイパス術後リハビリテーション遅延の特徴とその関連因子
6. 心臓外科手術後の 100m 歩行自立日は術前情報や手術情報から予測可能か？
7. 心臓手術後の人工呼吸器離脱遷延因子
8. 多施設共同研究による偽腔開存型 Stanford type A 急性大動脈解離術後患者の術後リハビリテーション進行の検討
9. 胸部および胸腹部大動脈瘤患者における術式別のリハビリテーション経過の特徴
10. 80 歳以上の高齢者における心大血管手術後 100 m 歩行自立阻害因子の検討
11. 腹部大動脈瘤の人工血管置換術後における早期歩行自立後の課題
12. 心臓外科手術後リハビリテーション遅延の特徴
13. 超高齢冠動脈バイパス術後患者のリハビリテーション進行特性の検討

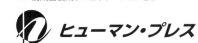

〒244-0805　神奈川県横浜市戸塚区川上町 167-1
TEL：045-410-8792　　FAX：045-410-8793
ホームページ：https://www.human-press.jp/